저속노화
마인드셋

• 일러두기 ───────────────────────────

외래어 표기의 경우 국립국어원의 외래어 표기법을 원칙으로 삼았으나 관용적으로 쓰이는 일부
표현은 관례를 따랐습니다.

저속노화 마인드셋

노년내과 의사가
알려주는,

내 몸의 주도권을 되찾고
무너진 삶을 회복하는 법

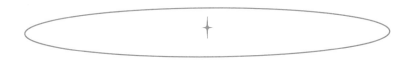

정희원 지음

whale books

저속노화는 삶의 선순환을 만드는 마인드셋이다

"우리에게 주어진 시간이 짧은 것이 아니라
우리가 그것을 낭비하고 있을 뿐이다."
_세네카

최근 몇 년 사이 몇 권의 단행본을 출간하고 유튜브 채널도 운영하며 '저속노화'를 한국 사회에 널리 알리고자 시도했다. 그사이 당시엔 대중들에게 다소 낯설었던 '저속노화'라는 개념이 한층 보편화됐음을 체감한다. SNS에 그날 먹은 저속노화 식단 사진이나 자기만의 저속노화 레시피를 공유하는 분들을 볼 때면 일일이 댓글을 달아드리진 못하지만 항상 응원의 마음을 보낸다. 바쁜 와중에도 저속노화를 실천하려 애쓰시는 분들의 이야기를 접할 땐 여전히 긴 노동시간에서 벗어나지 못하고 있는 대한민국의 현실에 안타까움이 밀려온다.

이처럼 저속노화가 유행하는 것은 두 팔 벌려 환영할 만한 좋은 일이다. 하지만 모든 일엔 명암이 존재한다. 많은 사람에게 관심을 받을수록 그에 대해 잘못되거나 왜곡된 정보가 빠르게 퍼지기 십상이다. 저속노화 역시 마찬가지였다. SNS상에 '저속노화 핵심' 등의 이름을 달고 공유되는 정보들이나 저속노화 관련 질문들을 살펴보면 그 쓰임에 잘못이 있곤 했다. 처음 몇 번은 그런 글들에 댓글을 달거나 글쓴이에게 메일을 보내는 등 직접 대처했지만 언제까지고 그럴 수는 없는 일이었다. 저속노화가 우리 사회에서 중요한 어젠다로 자리를 잡아갈수록 너무 늦지 않게 저속노화 개념을 재정립할 필요성을 느꼈다. 그래서 책을 내놓으면 저속노화를 둘러싼 오해와 혼란이 조금은 줄어들지 않을까 하는 기대감으로 집필을 시작했다.

내가 이 책을
쓰게 된 이유

우선 저속노화와 가속노화에 대한 회의나 오해를 해소하고 싶었다. 그동안 출간한 여러 책에서 온갖 생물학 용어를 들어가며 저속노화와 가속노화의 개념과 메커니즘 등을 자세히 설명했다고 생각했지만, 미흡한 면이 많았던 것 같다. 요즘도 매체와 인터뷰할 때면 적지 않은 분들이 첫 질문으로 "그래서 저속노화가 뭔가요?"라고 묻는다. 여러 책을 통해 전문가 입장에서 과학적 근거들을 촘촘히 제시하며 저속노화에 대해 정확히 설명했지만, 대다수는 한 문장으로 된 간결한 설명을 원하는 것이다.

이런 분들을 위해 저속노화의 핵심을 짧게 압축해 말하면 다음과 같다.

노화는 시간과 유전자, 환경이 상호작용하는 생물학적 과정으로 '속도' 개념으로 이해해야 한다. 저속노화는 생물학 용어인 '노화 지연(aging retardation)'을 번역한 말이다. 유튜브 비디오의 배속을 조절하듯 내가 이 속도의 배속을 상당 부분 조절할 수 있다. 이때 속도의 배속을 조절하는 근간이 생활습관이므로 저속노화를 언급하면서 생활습관 이야기를 하지 않을 수 없다. 이런 맥락에서 생활습관 이야기를 꺼내면 '어차피 다 아는 뻔한 이야긴데, 실천하기 어려운 것들' 정도로 매도하는 이들이 있다. 하지만 결코 그렇지 않다. 단도직입적으로 답하자면, 저속노화에 대한 나의 담론은 단순히 잘 먹고 잘 움직이라는 외침이 아니다.

노화는 속도 개념으로 이해해야 하며, 여러 가지 생활습관의 조합이 상당 부분 내 노화의 배속을 좌우한다는 사실에는 변함이 없다. 하지만 여기에 더해 우리가 놓치지 말아야 할 부분이 있다. 우리는 근본적인 인간의 작동 원리를 이해하고 내 몸이 최적의 생활습관을 자연스레 선택할 수 있는 환경을 만들어주기 위한 배려를 해야만 한다. 그러기 위해서는 마인드셋(mindset)부터 시작할 필요가 있다. 마인드셋은 쉽게 말해 어떤 상황에 대응하는 일련의 사고방식이다. 그럼 이쯤에서 다시 처음의 질문으로 되돌아가보자. 이제 누군가가 내게 "그래서 저속노화가 뭔가요?"라고 묻는다면, 나는 이렇게 답하겠다.

"저속노화는 삶의 선순환을 만드는 마인드셋입니다."

그림 1. 노화 속도와 관련이 있는 주요한 인자와 인간 시스템의 상호작용들

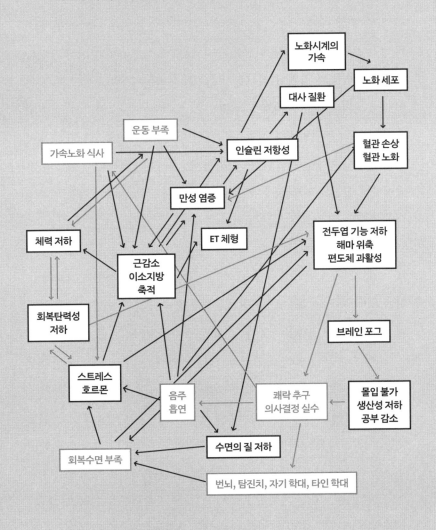

앞의 그림에서처럼, 내가 삶을 운영하는 방식에 따라 바깥쪽에 위치한 식사, 운동, 수면, 음주, 흡연 등은 서로 영향을 미치며 뇌의 작동 방식과 몸의 대사 시스템에도 영향을 준다. 스트레스를 비롯해 뇌의 상태는 나의 생활습관과 관련된 의사결정에 지대한 영향을 미친다. 그래서 한번 가속노화의 악순환에 빠진 사람은 그 늪을 빠져나오기가 무척 어렵다. 단편적이고 단발적인 생활습관 개선 노력은 내 삶에 통합되지 못하고 쉽게 튕겨져 나간다. 그래서 안타깝게도 뇌를 비롯한 인체 상태가 안 좋을수록 실천은 더 어렵다. 이 책을 통해 그와 같은 인간의 작동 원리에 대해서 조금 더 자세히 설명할 기회를 가지고 싶었다.

한편, 저속노화 개념을 잘못 쓰는 이들도 꽤 많아 보였다. 이들의 유형은 크게 두 가지로 나뉜다. 명백한 오남용과 모호한 오남용이 그것이다. 먼저 명백한 오남용의 경우, 모 화장품 광고가 이를 잘 보여주는 예시다. 해당 광고는 젊은 여성 바로 옆에 나이 든 여성을 배치한 이미지 위에 '저속노화'라는 문구를 적어놓았다. 나는 이 광고가 전하려는 메시지가 무엇인지 해석하기가 어려웠다. 나이 든 여성이 해당 브랜드 화장품을 쓰면 젊은 여성처럼 된다는 뜻일까? 만일 그런 의미로 저속노화를 사용했다면, 이 광고는 저속노화의 명백한 오남용 사례임이 분명하다.

일단 저속노화는 회춘과 다르다는 점을 지적해야겠다. 영화 〈서브스턴스〉를 본 분들이라면 이해하겠지만, 저속노화는 '서브스턴스'가 아니다. 데미 무어와 마가렛 퀄리가 주연한 이 영화에는 서브스턴스라는 극단적인 회춘 약물 프로그램이 등장한다. 주인공 엘리자베스(데미 무어)는 이 약물을 투여한 후 젊고 아름다운 수(마가렛 퀄리)로 변신한다. 이는 지금까지의 생명과학 영역에 존재하는 그 어떤 저속노화(노화 지연)나 역노화 개념과도 맞지 않는, 기괴한 상상의 산물이다.

　어쩌면 앞서 언급한 화장품 광고에서 나이 든 여성과 젊은 여성은 모녀 관계인데(AI 생성 이미지인 게 너무 티가 나서 이렇게 생각하기는 사실 어렵지만), 해당 화장품을 사용하면 딸과 비슷한 연배로 보일 정도로 느리게 나이 들 수 있다는 메시지를 전하려는 의도였을 수도 있다. 선크림 등 기능성 화장품을 적절하게 사용하면 저속노화에 도움이 되기 때문에 이러한 의도를 완전히 틀렸다고 말하기는 어렵다. 그러나 선뜻 맞다고 하기도 어려운데, 이러한 해석은 저속노화의 개념을 납작하게 만들어버리기 때문이다. 개념을 납작하게 만들어서 쓰면 원개념과 부합하지 않는다. 만일 그렇다고 한다면 이런 질문을 역으로 던지고 싶다. 원재료를 알아볼 수 없게 가공한 초가공식품은 식품으로 보아야 할까?

　우리 문화는 노화를 지나치게 혐오하기 때문에(사실 두려워하기 때문에) 언제 어디서나 안티에이징(anti-aging)을 외친다. 게다가 우리 사회는 역사상 유례없이 빠른 속도로 늙어가고 있기에, '늙지 않겠다'라는 조급함은 더욱 커질 수밖에 없다. 그러다 보니 노화 속도를 느리게 하자는 저속노화 개념을 안티에이징과 혼동하기 쉽다. 이 지점에서 저속노화 개념이 명백하게 오남용되곤 한다. 이를테면 건강식에 대한 과도한 집착(오소렉시아 너보사, orthorexia nervosa), 건강 염려증, 생활습관에 대한 교조

주의적 접근 등과 같이 극단적으로 흐르기 일쑤다.

그러나 아이러니하게도 이러한 건강 강박과 완벽주의적 생활습관은 또 다른 스트레스를 낳아 오히려 가속노화를 부추길 수 있다. 실제로 방송 작가나 기자들이 인터뷰를 요청해올 때면 '어떤 음식은 꼭 먹어야 하고, 또 어떤 음식은 절대 먹으면 안 된다' 하는 식의 극단적 조언을 기대하며 질문을 던질 때가 많다. 그런 자극적인 내용이 대중의 이목을 더 끄는 법이니 어쩌면 당연한 일이다. 문제는, 내가 충분한 설명을 곁들여 전달한 내용조차도 이렇게 자극적인 부분만 편집돼 '이것만 먹으면 저속노화 가능!' 또는 '이 음식 먹으면 노화 가속!'과 같은 영상이나 기사로 둔갑하기 십상이라는 점이다.

이런 일이 반복되다 보니, 어느새 나는 '렌틸콩 전도사' 같은 별칭으로 불리게 됐고, 외래 진료실에는 식단이나 영양제에 병적으로 집착하면서 건강 강박 증세를 보이는 이들까지 '상담'을 받겠다며 몰려들기 시작했다. 저속노화는 본래 건강하게 나이 들기 위한 방법을 설명하며 나온 개념인데, 개념에 대한 오남용이 오히려 사람들을 강박과 불안으로 몰아넣고, 그로 인해 건강을 해치는 악순환이 벌어진 셈이다. 이러한 답답함은 점차 문제의식으로 발전했고, 결국 내가 전하고자 하는 이야기를 처음부터 끝까지 온전히 담아내고자 2024년 여름, 유튜브 채널 '정희원의 저속노화'를 개설하기에 이르렀다.

하지만 아직도 소위 '방송국 사람'들은 나를 그저 노화를 혐오하는 괴짜쯤으로 오해하는 모양이다. 이들 중 대다수는 여전히 어떻게 해서

든지 자극적인 인터뷰 내용을 뽑아내 영상으로 만들려고 하니 말이다. 그래서 이 책에서는 저속노화 개념을 분명히 정의하고, 저속노화가 특히 사회 전반에 퍼져 있는 노화 혐오 정서나 안티에이징 담론과 어떻게 다른지를 짚어보고자 했다. 개념뿐 아니라 현실에서 저속노화가 잘못 적용되고 있는 부분들도 바로잡고자 했다. 저속노화라는 개념은 결국 일상의 실천을 전제로 하기에 이러한 오류에 더 신경이 쓰였다.

두 번째 유형인 저속노화의 모호한 오남용은 이 개념의 입체적인 본질을 간과하고 한쪽 면만 보는 데에서 비롯된다. 마치 정육면체를 위에서만 내려다보고 정사각형이라고 여기는 것과 같다. 많은 사람이 저속노화라는 개념을 받아들이는 과정에서 이런 단면만 취하는 일이 벌어진다. 가장 흔한 예로, 저속노화를 식단이나 운동 하나로만 설명하고 이해해버리는 것이다. 물론 식단 관리나 운동은 중요하지만, 나는 저속노화 개념에서 사회가 차지하는 부분을 결코 빠뜨려서는 안 된다고 생각한다. 우리가 살아가는 사회 환경 자체가 개인의 노화 속도에 큰 영향을 미친다는 점을 직시해야 한다. 경쟁과 과로를 미덕으로 여기는 직장 문화, 젊음과 생산성만을 숭상하는 분위기, 값싼 패스트푸드와 초가공식품이 넘쳐나는 생활환경 모두가 개인의 몸을 빠르게 늙게 만드는 요인들이다.

선순환하는 삶으로
나아가기 위해

모두가 알다시피, 요즘 젊은 층에서는 과거 중장년층에서나 많던 당뇨병이나 고혈압 같은 만성질환이 급증하는 추세다. 이러한 사회적 배경에서는 개인의 노력이 아무리 뛰어나도 한계가 있을 수밖에 없다. 동시에 사회는 개인들로 이루어진 만큼, 많은 사람이 저속노화를 지향하게 되면 거꾸로 사회의 모습이 바뀔 수 있다. 지금의 가속노화 사회가 언젠가는 저속노화 사회로 전환될 수 있다는 희망이다. 이렇듯 개인과 사회가 맞물려 돌아가는 복잡성을 이해하지 못한다면, 저속노화는 자칫 개인만 살피는 단순한 자기 계발 교리에 그치고 말 것이다. 세상에 그런 식의 '영생 교주'는 차고 넘치니 내가 굳이 하나를 더 보탤 필요도 없다. 무엇보다 쓸데없는 책을 펴내서 나무와 석유에 미안한 일은 더 만들고 싶지 않았다.

이러한 문제의식과 방향을 담아 이 책은 저속노화를 둘러싼 다양한 주제를 아우르고자 했다. 먼저 1장에서는 저속노화를 실천하지 않는 사람들, 다시 말해 이 개념이 낯설거나 회의적인 독자들을 위해 왜 느린 노화가 필요한지 이야기했다. 저속노화와 관련해 흔히 제기되는 의문들을 짚어보며, '워런 버핏도 콜라를 그렇게 마시면서도 장수 중인데 굳이 노력해야 하나?'라고 여기며 아직도 가속노화의 늪에서 빠져나올 생각이 없는 분들께 어떻게 답할 수 있을지 살펴본다. 더불어 저속노화에 대한 회의와 오해들도 바로잡고자 한다.

다음으로 2장에서는 이미 저속노화를 실천하고자 노력 중인 독자들을 위해 방향타를 잡아주는 정보들을 담았다. 건강을 챙기려다 오히려 건강을 해치는 일이 없도록, 지나친 완벽주의나 강박, 남에게 자신의 기준을 강요하는 태도 등 저속노화 실천 과정에서 빠지기 쉬운 함정들을 짚고 중용의 지혜를 강조한다.

이어서 3장에서는 가속노화를 부추기는 사회의 단면들을 들여다본다. 현대사회에 만연한 '갓생' 신드롬과 지나친 경쟁 풍조가 어떻게 우리를 지치게 만들어 노화를 앞당기는지, 그리고 개인이 이런 흐름에 맞서 삶의 속도를 조절할 때 사회에는 어떤 긍정적 변화가 일어날 수 있는지를 다룬다.

끝으로 4장에서는 누구나 일상에서 바로 실천할 수 있는 저속노화 생활 전략들을 정리했다. 거창하지 않더라도 '어쨌든 지금 당장 할 수 있는 일'부터 시작해보자는 취지다.

이 책에는 이전 책들에서 이미 선보인 적이 있는 주제들과 그림들이 다시 등장하기도 한다. 이전 책들의 원고를 쓴 시점에서 상당한 시간이 흘렀고, 그사이 부연하고 싶은 것들도 많아졌다. 중복을 줄이기 위해 모든 내용을 반복하지는 못했는데, 그런 부분은 나 스스로 '가속노화 책'이라고 부르는, 가속노화에 대해 우리 사회에 처음 경종을 울리고자 집필한 책《당신도 느리게 나이 들 수 있습니다》를 참조하면 보완되리라고 생각한다. 먹는 것을 비롯한 구체적인 실천 방법은《느리게 나이 드는 습관》이나《저속노화 식사법》을 참조할 수 있다.

사회구조가 어떻게 사람의 나이 듦에 영향을 미치는지, 과정과 속도인 노화가 어떻게 개인과 인구 집단에 영향을 주는지에 대해서는《왜 우리는 매일 거대도시로 향하는가》와《지속가능한 나이듦》에서 언급한 바 있다.

이 책은 이전 책들을 보완한 업그레이드 버전이며, 그동안 접했던 수많은 이의 질문에 대한 나의 대답이다. 더불어 많은 사람이 저속노화를 통해 내면 깊숙한 곳에서부터 자신을 바라보는 관점을 바꿔나갈 수 있으면 좋겠다. 히말라야처럼 높고 험준한 산을 오를 때는 짐을 나누어 들어주기도 하고 길도 안내해주는 셰르파(sherpa)의 존재가 필수다. 나는 저속노화가 우리 삶의 선순환을 만드는 데 도움을 주는 셰르파 역할을 하기를 희망한다. 이 책에 담긴 모든 내용은 그 희망을 실현하기 위한 나의 시도다.

이 책은 많은 분의 도움이 있었기에 세상에 나올 수 있었다. 우선, 이 책이 태어날 수 있도록 기획과 편집을 맡아주신 웨일북의 권미경 대표님과 김효단 팀장님께 깊이 감사드린다. 책 전반에 인사이트를 제공해주고, 집필에 도움을 준 김혜원 연구원께도 특별한 고마움을 전한다.

유튜브 채널 '정희원의 저속노화' 콘텐츠를 함께 만들어가며 수없이 머리를 맞댄 언볼트(Unbolt)의 정윤혜, 정누리, 한유래 PD님께도 감사한 마음이다.

늘 아낌없는 응원을 보내주시는 양가 부모님께도 감사드린다. 믿어주신 덕분에 여기까지 올 수 있었다. 무엇보다도, 오랜 시간 남편의 부재를 감당하며 가사와 육아를 도맡는 한편, 난임 의사로서 최선을 다하고 있는 아내 조유리 선생께, 그리고 몇 해째, 깨어 있는 동안 하루 한 번 아빠 얼굴도 못본 날이 대부분이었던 아들 정윤재에게는 늘 미안한 마음이다. 이 자리를 빌려 함께하지 못한 시간들을 말없이 견뎌준 것에 대해 진심 어린 고마움을 전한다.

몇 개월 전 내가 운영하는 유튜브 채널 '정희원의 저속노화'가 운 좋게도 구독자 10만 명을 넘겼다(2025년 5월 말 기준으로는 약 45만 명이다). 그런데 정작 유튜브 본사로부터 채널 성과를 기념하는 실버 버튼을 그 후 6개월이 지나도록 받지 못했다. 플랫폼의 알고리즘, 즉 AI가 '저속노화'를 '저속한 노화'로 오인한 탓이다. AI는 이렇게 제대로 뜻을 이해하지 못했지만, 이 책을 읽는 독자들은 부디 저속노화의 참뜻을 이해하고 올바르게 소비해주시길 바란다. 더 이상 저속노화가 피상적인 유행어나 상업적인 미끼로 전락하는 일은 막아야 하지 않겠는가. 그래도 사람이 AI보다 나은 구석이 있어야 하지 않을까?

2025년 초여름
정희원

2장 —— 저속노화를 실천하고 싶은 사람에게
건강에 대한 잘못된 통념들

3장 —— 가속노화를 권하는 사회
건강을 실천하지 못하게 하는 현실들

4장 ── 느리게 나이 드는 마인드셋
삶에 녹아든 저속노화의 장면들

1장

저속노화를
실천하기 싫은
사람에게

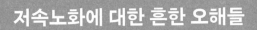

저속노화에 대한 흔한 오해들

01 오해 1 "워런 버핏은 콜라 먹고 장수한다."

건강관리를 회피하려는 인간의 심리

"인간은 어떤 한순간의 노력으로
특징지어지는 것이 아니라,
반복되는 행동에 의해 규정된다.
그러므로 위대한 것은 습관이다."

_아리스토텔레스

건강에 대해 이야기하다 보면 말문이 막힐 때가 자주 있다. "워런 버핏도 코카콜라를 마시면서 90세 넘게 장수하는데요?"라는 말을 들을 때가 그렇다. 반박할 수 없어서 그런 것이 아니다. 어디서부터 설명을 시작해야 할지 엄두가 나지 않아서다. 이 질문의 진짜 속뜻은 다음과 같을 것이다. '버핏처럼 건강에 해로운 생활을 해도 장수하는 사례가 있으니, 굳이 힘들게 노력하지 않아도 되는 거 아닌가요?' 사람들은 본능적으로 싫어하는 것을 피하고 싶어 하기 마련이다. 건강을 위해 하기 싫은 것들을 해야 한다는 조언이 달갑지 않으니, 하기 싫은 걸 하지 않고도 장수한 사람의 이야기가 달콤하게 들리는 것은 어쩌면 당연하다.

물론 논리적으로 반박할 수도 있다. 가령, 스카이다이빙 중 낙하산이 고장 난 채로 착지하더라도 생존하는 이들이 아주 없지는 않다. 그렇다고 해서 스카이다이빙의 표준 프로토콜에서 낙하산을 없애는 것이 현명하다고 생각하는 사람은 없다. 심지어 낙하산이 비행기에서 뛰어내릴 때 생존률을 증가시킨다는 고품질의 연구 기반 증거는 존재하지 않는다. 낙하산을 메지 않고 뛰어내리는 인구 집단을 대조군으로 설정해서 무작위 대조군 임상 연구를 실시하는 것은 비윤리적이므로, 증거를 만드는 일이 불가능하기 때문이다. 그럼에도 불구하고 낙하산 없는 스카이다이빙을 기꺼이 감행할 사람은 드물다.

의학을 이와 비교해보자. 의학은 과학적 사고방식에 기반을 두고 발전해왔고, 충분한 고품질 증거들이 어떠한 방식으로 삶을 영위하는 것이 노화를 느리게 만들고 질병의 발생을 예방하는 데 도움이 되는지를 구체적으로 알려준다. 이런 전체적인 경향성을 벗어난 예외적인 사례에만 집중해서 '반례'를 드는 것은 당연하게도 비이성적인 사고의 결과라 볼 수 있다. 물론 이렇게 반발하는 이들이 당연한 지식을 몰라서 그러는 것은 아니라고 생각한다. 감정적으로 싫은 것일 뿐이다.

건강하지 않은 식습관에도 불구하고
장수하는 이들의 비밀

조금 더 들어가 살펴보자. 버핏이 건강한 식습관을 가지고 있지 않은 것은 맞다. 2015년 경제지 〈포춘〉과의 인터뷰에서 버핏은 자신이 여섯 살짜리 아이처럼 먹는다고 말했다. 매일 코카콜라 다섯 캔을 마신다는 그는 "하루에 2700칼로리를 섭취한다면 그중 4분의 1은 코카콜라일 것"이라며 감자튀김 '우츠(Utz)'도 즐긴다고 말했다. 2017년 방영된 HBO 다큐멘터리 〈워런 버핏 되기〉에는 버핏이 맥도날드에서 아침을 먹는 장면이 담겼다. 가격은 3.17달러(한화로 약 4500원)로 소시지, 베이컨, 달걀, 치즈는 물론이고 콜라가 포함된 메뉴였다. 미국 금융사 웰스 파고(Wells Fargo)의 전 CEO 존 스텀프(John Stumpf)는 이렇게 증언했다. "버핏이 음식에 소금을 치는 것은 마치 '눈보라'가 치는 것 같다." 내가 늘 좋지 않다고 말하는 액상과당과 초가공식품에 과잉 염분까지 섭취하고도 버핏은 90세가 넘는 나이에도 건강하다(워런 버핏은 1930년생이다).

건강하지 않은 식습관을 가졌지만 장수한 여성 사례도 있다. 기네스 세계 기록에 (남녀를 통틀어) 역대 최고령자로 등재된 잔 루이즈 칼망이다. 122살까지 살다 세상을 떠난 칼망은 평소 쇠고기 요리를 즐겼고 맵고 짠 음식과 튀김을 선호했다. 거기에다 아주 긴 기간 동안 담배를 피우기까지 했다. 이처럼 생활습관이 좋지 않음에도 불구하고 장수하는 사람들이 있기는 하다. 이런 사례는 버핏과 칼망 같은 유명인뿐 아니라 우리 주변에서도 심심치 않게 찾을 수 있다. 담배와 술을 짧게는 몇 년에서 길게는 몇십 년간 했지만 끄떡없다는 사람들. 이들은 유전자에 로또라도 맞은 것일까?

로또 비슷한 게 있기는 하다. 영국 의학연구협의회의 연구에 따르면, 5만 명 이상의 흡연자를 조사한 결과, 폐의 기능을 강화하고 흡연의 부정적인 영향을 막아주는 DNA의 우호적 돌연변이를 발견했다고 한다. 이들이 연구한 결과, '좋은 유전자'를 지닌 흡연자는 '나쁜 유전자'를 지닌 흡연자에 비해 만성폐쇄성폐질환(Chronic Obstructive Pulmonary Disease, COPD)에 걸릴 위험이 낮았다.

음주에 강한 유전자도 있다. 아주대학교병원 가정의학과 김범택 교수팀이 한국인유전체역학조사(Korean Genome and Epidemiology Study, KoGES) 대상자 약 2만 명의 유전자를 분석한 결과, 알코올성 간염을 방어할 수 있는 간의 항산화 작용이 활발한 유전 요인이 있었다. 연구팀이 조사 대상자를 알코올성 간염이 있는 군과 없는 군 두 그룹으로 나누고, 각 그룹별로 비음주군, 적정 음주군, 중증 음주군으로 다시 나누어 비교 분석한 결과, 술을 적게 마시거나 많이 마시는 것과 상관없이 알코올성 간염 환자군에서 간 해독과 항산화 작용을 담당하는 한 효소의 유전자 변이가 공통적으로 보였다. 또 술을 많이 마시지 않는 적정 음주군 내에서도 알코올성 간질환이 있는 경우에는 또 다른 유전자의 발현이 억제된 것으로 드러났다. 즉, 같은 술을 마셔도 누구는 간질환에 걸리고 누구는 걸리지 않는, 유전적으로 타고난 금수저가 있었던 것이다.

타고난 장수 유전자도
해로운 생활습관을 넘어서긴 어렵다

하지만 이 연구에서도 분명히 지적하듯, 아무리 유전적으로 간이 튼튼해도 지나치게 술을 마시면 방어 체계가 무너져 결국 간 손상이 오고야 만다. 요약하면, 유전적 행운이란 드물 뿐 아니라 조건부라는 것이다. 아주 일부는 그런 유전자를 타고나 운이 좋을 수 있지만, 그조차도 건강에 해로운 생활습관의 영향을 100퍼센트 상쇄해주지는 못한다. 버핏이 장수한 건 유전 덕이 컸을 것이다. 그의 아버지는 비교적 이른 나이에 세상을 떠났지만, 어머니 레일리와 누나인 도리스는 90세 넘게 장수했고, 여동생도 90세 가까이 장수하는 중이다. 칼망도 마찬가지다. 그녀의 오빠인 프랑수아도 무려 97세까지 장수했으며, 부친인 니콜라는 92세, 모친인 마르그리트는 86세까지 살았다. 즉, 그녀 역시 장수의 유전자를 타고난 듯하다.

하지만 복권에 당첨되는 행운은 지극히 희박하다. 모두가 알고 있듯이 번호 여섯 개를 전부 맞춰야 하는 로또 1등 확률은 8,145,060분의 1로 사실상 0퍼센트에 수렴한다. 그럼에도 사람들은 당첨만 되면 한순간에 인생 역전이 가능하다는 달콤한 희망을 가지고 매주 로또를 산다. 이때 차가운 당첨 확률의 숫자는 간절한 내러티브 앞에서 힘을 잃는다. 나는 워런 버핏 이야기에 기대어 '생활습관 따위 안 바꿔도 된다'라고 생각하는 심리도 이와 비슷하다고 생각한다. 앞서 말한 대로 건강관리 조

26

언들은 어쨌든 싫어도 해야 하는 일투성이니까.

하지만 복권은 내가 정말 당첨될지 끝까지 알 수 없고, 대개는 꽝으로 끝난다. 건강도 마찬가지다. 내가 '건강 로또'에 당첨됐는지 여부는 살아보지 않으면 모른다. 문제는, 복권은 꽝이 나온다고 해도 돈 몇천 원을 잃고 잠깐의 허탈감을 느끼는 데 그치지만, 건강 로또는 꽝이 됐을 때 잃는 것이 너무나 크다는 사실이다. 어려운 생활습관 개선을 피하고 버핏처럼 마음껏 즐기며 살다가, 정작 본인은 '유전 로또'에 당첨되지 않은 평범한 사람이었음이 드러난다면 어떻게 될까? 아마도 중년 이후 만성질환에 시달리거나 노년에 병원을 들락거리며 힘겨운 삶을 보낼 가능성이 크다.

극단적인 사례이지만, 미국의 한 기자가 호기심에 5일간 워런 버핏처럼 식사해보고 실험기를 썼는데, 단 5일 만에 체중이 1.1킬로그램 늘고 전반적인 몸의 컨디션도 급격히 나빠졌다고 한다. 하물며 평생을 그렇게 산다면 그 대가는 불 보듯 뻔하지 않을까? 더구나 앞서 언급한 '건강 로또에 당첨된 사람들'도 모든 생활습관이 나빴던 건 아니다. 사람들은 버핏이 콜라와 패스트푸드를 즐기는 것만 거론하지만, 그는 규칙적인 수면과 생활 리듬을 유지한 것으로도 유명하다. 버핏은 밤에 8시간 숙면을 취한 후 아침 6시 45분에 일어나 신문을 읽고, 주식시장이 열리는 9시 30분 이후에 출근하는 일상을 수십 년간 지켜왔다. '갓생('신'을 의미하는 'God'과 '인생(人生)'을 합친 신조어로, 매일 계획적으로 열심히 살아가며 모범이 되는 삶을 뜻한다)'을 살겠다며 새벽부터 무리하지 않았고, 충분한 수면과 여유로운 독서로 하루를 시작한 것이다. SNS 같은 불필요한 정보 스트레스에서 자유로워 정신 건강을 해치는 일도 없었다. 부유하기에 최고 수준의 의료에 접근할 수 있다는 점도 고려해야 한다.

칼망 역시 운동과 사회 활동을 꾸준히 한 점이 장수 비결로 꼽힌다. 실제로 그녀는 85세에 펜싱을 배웠고 100세까지 자전거를 탔다. 게다가 평소 "웃음이 장수의 비결"이라고 말하며 매일 이웃들과 담소를 나눴다는 일화도 전해진다. 식습관을 돌아봐도, 칼망은 초콜릿을 매우 좋아해 일주일에 1킬로그램 정도 먹을 만큼 군것질도 즐겼지만, 한편으로 올리브유로 요리한 채소나 과일 샐러드도 빼놓지 않고 먹었으며 마늘 등 서구에서는 비교적 흔치 않은 다양한 식재료를 즐겼다고 전해진다. 즉, 이들의 사례는 단순히 '나쁜 생활습관에도 멀쩡했다'라고 볼 게 아니라 유전적 이점에 더해 나름의 균형과 관리가 있었기 때문에 장수가 가능했던 예외적 사례인 셈이다.

'가늘고 짧은 삶' vs. '굵고 긴 삶', 당신이 원하는 인생은?

만약 이 글을 읽는 분 중에 여전히 '그래도 혹시 모른다. 나도 유전 복권에 뽑혔을지…' 하고 미련을 버리지 못하는 분이 있다면, 마지막으로 이 이야기를 하고 싶다. 장수에는 '7 대 3의 법칙'이 적용된다는 것이다. 여기에서 7은 후천적으로 관리할 수 있는 부분(생활습관 등)을, 3은 타고난 유전 등의 통제 불가능한 부분을 뜻한다. 세계적인 장수 연구 권위자인 토마스 펄스(Thomas Perls) 박사가 수십 년간 뉴잉글랜드 지역의 100세인(centenarians) 연구를 통해 내린 결론도 이와 동일하다. 펄스 박사는 "90세까지 사는 것은 약 30퍼센트가 유전, 70퍼센트가 생활 방식에 달려 있다"라고 분석한다. 다만, "만약 110세 이상까지 사는 초장수의 경우 유전적 영향이 70퍼센트까지 높아진다"라고 했다.

요컨대 일반적인 수명 범위에서는 생활습관 요인이 유전보다 훨씬 크게 작용하며, 극단적인 초장수에 이르러서야 비로소 유전자의 영향력이 두드러진다는 뜻이다. 여기에서 그치지 않고, 기본적인 생활습관 조합의 실천 여부 차이가 40세 정도를 기준으로 기대 수명을 20년 이상 바꿔놓을 수도 있다는 대규모 인구 집단 연구들도 차고 넘친다. 여기에는 늘 뻔한 요소들이 들어간다. 식사, 운동, 수면, 스트레스, 술, 담배, 사회적 고립, 마약중독 같은 것들이다.

이쯤 이야기하면, "내가 내 인생 굵고 짧게 살겠다는데 왜 시비를 거느냐"라며 반문하는 이들도 있다. 당장의 즐거움이 삶의 굵기를 결정하지는 못한다. 그 이유는 앞으로 이 책에서 자세히 다룰 예정이다. 한마디로 표현하면, 삶의 굵기는 나의 내재역량(intrinsic capacity, 신체, 인지, 정서, 사회, 감각기능 등 전반적인 내적 기능의 총합)이 결정한다. 젊어서는 별로 티가 나지 않는 것 같지만, 정교한 도구로 측정해보면 45세 이하에서도 이미 내재역량 격차가 벌어지기 시작한다. 분자적으로 측정한 노화 속도가 빠른 이들은 인지 및 신체 기능이 동년배보다 떨어지고, 얼굴 나이도 더 들어 보이는 경향이 있다.

어느 선 이하로 이 기능이 떨어지면 처음에는 사회생활과 외출이 어려운 정도이지만 점차 누군가 나를 씻겨주어야 하고, 기저귀를 채워주어야 한다. 그 끝에는 침상에 완전히 의존하는 생활이 있다. 나는 앞서 출간한 책들에서 이렇게 돌봄 요구를 경험하는 기간이 길어지면 삶의 질뿐 아니라 경제적 부담도 커지기 때문에, 젊어서부터 평생 모아온 은퇴 자금이 눈 녹듯 사라져버릴 수 있음을 이야기하기도 했다. 하지만 돈 한두 푼에는 목숨을 걸면서 나의 노화 궤적에는 아낌없이 학대를 가하는 것이 사람의 심리다.

그림 2. 굵고 긴 삶과 가늘고 짧은 삶. 당신은 어떤 삶을 살고 싶은가?

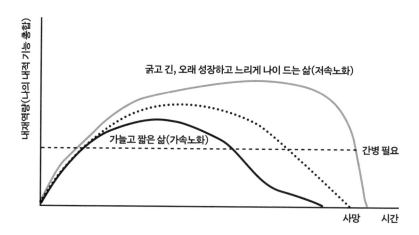

이 노화 궤적 역시 생활습관이 지대한 지분을 차지하는데, 노화 속도가 빨라지게 놔두면 '정속 노화'를 경험할 때 나의 기능이 예컨대 연간 1퍼센트씩 감퇴할 것이 2퍼센트씩도 감퇴할 수 있다. 빠르게 총명함을 잃는 데에서 끝나지 않는다. 장기 기능의 감퇴 속도도 빨라지므로 여러 만성질환이 도래하는 시점도 앞당겨진다. 그래서 가늘고 짧은 삶을 살게 된다. 바람 탓에 제대로 불꽃을 만들지도 못하고 꺼져버리는 촛불을 떠올리면 이해가 쉽겠다. 이런 분들께 저속노화적 삶을 통해 **굵고 긴 삶**을 만들 수 있다고 설명해드리고 싶다. 노화가 쌓이는 속도를 느리게 만들면 고장이 나 기능이 축나는 속도가 느려진다. 여기에 더해 이 책에서 다룰 여러 방법들을 활용하면 오랫동안 성장하는 삶을 만들 수 있다.

구체적인 증거들을 조금만 더 살펴보자. 저속노화적 식사를 하면 노년기의 뇌 노화 속도를 큰 폭으로 느리게 할 수 있다고 이미 여러 차례 다루었다. 보다 젊은 인구 집단에서도 마찬가지 결과가 나온다. 콜라 등 초가공식품을 많이 섭취하는 사람들은 동년배에 비해 인지 기능이 더 빠르게 떨어지는 경향을 보인다. 35~74세 성인 1만여 명을 8년간 추적한 브라질 상파울루대학교의 연구 논문에서, 초가공식품 섭취량이 가장 많은 그룹은 가장 적은 그룹에 비해 전반적인 인지 기능 감퇴 속도가 약 28퍼센트 더 빨랐다. 실행 기능(전두엽 기능) 역시 이들 그룹에서 25퍼센트 더 빨리 저하됐다.

장기간의 건강에는 관심이 없고, 당장 설탕으로 기력과 집중력을 얻고 싶다고 할 수도 있다. 미안하지만, 그 생각도 틀렸다. 가속노화적 식사를 하면 혈당 스파이크가 심해지는 원리는 여기에서 반복 설명하지 않아도 될 것 같다(이 내용은 나의 전작들을 참조하길 바란다). 지속적 혈당 모니터링(Continuous Glucose Monitoring, CGM)을 활용한 한 연구에서는 혈당이 큰 폭으로 출렁이는 당뇨 환자일수록 우울감과 슬픈 감정을 나타내는 정도가 더 높게 측정됐다고 보고하기도 했다. 전두엽의 실행 기능 역시 혈당 조절과 밀접한 관련이 있는데, 2주간 CGM 데이터를 분석한 연구에서는 평균 혈당 수치가 높거나 고혈당 상태에 머무르는 시간이 길수록 인지 테스트상의 전두엽 기능이 유의미하게 낮음을 보고하기도 했다.

혈당 스파이크와 뇌 기능 사이의 관계는 당뇨 환자와 일반인 모두에서 여러 연구를 통해 그 결과가 보고됐다. 단순당과 정제곡물이 가득한 식사를 한 뒤 느끼는 브레인 포그(brain fog) 현상이 그 증거다. 즉, 식사 후 혈당 스파이크가 심하면 뇌가 일시적으로 에너지 부족 또는 과잉 상태를 겪으며 집중력 저하나 의사결정 능력 약화를 경험할 수 있다는 것이다. 가속노화 식사로 '굵고 긴 삶'을 영위하기는 어렵다. 나아가 혈당 스파이크 이후의 혈당 폭락은 허기와 가짜 식욕, 불필요한 스트레스를 불러일으키고 전두엽 기능 저하는 자제력을 떨어뜨리므로, 식사를 일단 나쁘게 만들어버리면 그 다음부터는 계속해서 식습관이 더욱 나빠지는 악순환마저 생긴다. 반대로, 저속노화적 식사를 해본 이들이 가장 먼저 보고하는 바는 식후에 맑은 정신과 집중력을 경험했다는 사실이다. 뒤이어 수면의 질이 좋아지고 배가 들어가고 혈당 수치가 좋아지는 등 여러 긍정적인 모습이 나타나며, 무엇보다 삶의 질이 개선되는 것을 즉각적으로 체감한다.

왜 사람들은 후회할 것을 알면서도 당장의 쾌락을 추구할까?

그럼에도 불구하고 단기적이든 장기적이든 미래의 나에게 도움이 되지 않는 방법으로 학대하듯 삶을 영위하는 이유는 무엇일까? 내일의 내가 후회할 것을 알면서도 당장의 도파민을 위해 폭음하는 사람들의 심리, 나아가서 30년 뒤에 겪을 질병 목록을 예상하면서도 지금 이 순간의 즐거움을 누리겠다는 심리의 근원을 찾아보자. 이런 현상은 미래의 나를 지금의 나와 꽤 다른 사람, 즉 타인으로 인지하는 심리적인 특징에서 근거를 찾아볼 수 있다.

심리학에는 미래 자기 연속성(future self-continuity)이란 개념이 있다. 이는 사람들이 미래의 자신을 현재의 자신과 얼마나 연속적이고 밀접하게 느끼는지를 나타낸다. 연구에 따르면, 우리는 흔히 미래의 '나'를 마치 다른 사람처럼 인식해 현재의 결정에서 미래의 이익을 충분히 고려하지 않는 경향이 있다. 영국 철학자 데릭 파핏(Derek Parfit)의 지적처럼, 만약 미래의 나를 낯선 타인처럼 느낀다면 현재의 내가 그 미래인을 위해 애쓸 동기가 떨어진다. 실제 신경심리학적 연구에서는 이러한 메커니즘이 뇌 수준에서 관찰된다. 예를 들어, 기능적 자기공명영상 (functional Magnetic Resonance Imaging, fMRI)으로 뇌를 촬영한 한 연구에서, 현재의 나에 대해 생각할 때 활성화되는 뇌 부위(안와내측 전전두피질 및 복내측 전측대상피질 등)가 미래의 나를 생각할 때는 활성이 감소해 타인을 생각할 때와 유사한 패턴을 보였다. 더욱이 개인마다 현재의 자기에 비해 미래의 자기 관련 정보에 보이는 뇌 활성 차이가 컸던 사람일수록, 미래 보상을 더 크게 할인해 즉각적인 보상을 선호하는 경향이 높았다.

우리의 의사결정에는 즉각적인 만족과 장기적인 보상 사이의 일종의 줄다리기가 존재한다. 맛있는 디저트를 눈앞에 두고 다이어트를 생각하는 상황이나, 월급을 받자마자 소비하고 싶은 욕구와 노후 대비를 위한 저축 사이에서 고민하는 상황을 떠올리면 쉽게 이해할 수 있다. 행동경제학에서는 사람들이 시간이 지남에 따라 미래 보상의 가치를 할인하는 경향을 '시간적 할인'이라 부르는데, 이는 종종 현재의 즐거움을 과도하게 중시하는 현재 편향(present bias)으로 나타난다. 예를 들어, 지금 당장 받을 수 있는 100만 원과 한 달 뒤에 받을 110만 원 중 많은 사람이 즉각적인 100만 원을 선택하지만, 둘 다 미래라면(예: 1년 뒤 100만 원 vs. 1년 1개월 뒤 110만 원) 기꺼이 한 달을 더 기다리겠다고 한다.

이런 시간 할인율은 선형적이지 않고 현재에 가까울수록 훨씬 급격히 떨어지는 쌍곡선 할인(hyperbolic discounting) 형태를 띠어, 눈앞의 보상은 실제 가치보다 과대평가되고 먼 미래의 보상은 과소평가되는 경향이 생겨난다. 이러한 즉각적 쾌락 대 지연된 보상의 충돌은 건강 행동과 재정 의사결정에 크게 영향을 미친다. 당장 편하게 쉬고 싶은 욕구 때문에 운동을 내일로 미루는 것이나, 오늘의 군것질을 참는 대신 미래의 건강을 택하기 어려운 것이 대표적인 예다. 미래의 자신이 실감 나지 않으면, 미래의 이익은 현재의 유혹을 이기기에는 남 일처럼 느껴지기 쉽기 때문이다.

미국 캘리포니아주립대학교의 에이브러햄 M. 루트칙(Abraham M. Rutchick) 박사팀은 미래 자기를 얼마나 나와 비슷하다고 생각하는지와 건강 관련 행동과의 관계를 직접 실험으로 검증했다. 실험 참가자들의 현재-미래 자기 유사성을 자기 보고로 측정한 결과, 연속성이 높은 사람들이 다양한 척도에서 주관적으로 더 좋은 건강 상태를 보고했고 생활에서도 더 건강한 습관을 갖는 경향이 있었다. 한편, 일부 참가자들에게 20년 후 자신에게 편지를 쓰게 하는 과제를 주어 인위적으로 미래 자기와의 연결감을 높였더니, 그런 참가자들이 그 후 2주 동안 운동을 더 많이 실천한 사실도 확인됐다. 즉, 미래의 자신을 더욱 현실적이고 가깝게 느끼게 해주는 간단한 개입만으로도 건강 행동(운동 실천)에 유의미한 변화가 발생한 것이다.

또 다른 연구들은 식습관 분야에서 유사한 결과를 시사한다. 예를 들어, 한 실험에서 음식 선택 직전에 장기적인 건강 결과를 상기시켰더니 참가자들이 평소보다 칼로리가 낮고 영양가는 높은 식품을 선택하는 확률이 상승했고, 망설이는 시간도 줄어들어 결정이 빨라지는 효과를 보였다. 반면, 즉각적인 맛 등의 단기 가치만 생각하도록 유도된 경우에는 건강에 나쁜 음식으로 기울기 쉬웠다. 이러한 결과들은 미래의 자신에 대한 생각을 얼마나 현실감 있게 하느냐가 일상적인 식생활 선택까지 좌우할 수 있음을 보여준다.

덜 아프면서 더 자유롭게
오래 사는 확실한 비결

잘 생각해보면 굵고 긴 삶을 싫어할 사람은 아무도 없다. 굵고 긴 삶이란 노년에 병치레를 덜 하면서 내가 하고 싶은 것들을 더 자유롭게 할 수 있는 삶이다. 건강하고 활발한 나의 90세 때의 모습을 그려보자. 일단은 몸과 마음이 가급적 양호해야 한다. 2024년 의학 저널 《랜싯》에 발표된 보고서에 따르면, 전 세계 치매 환자의 약 45퍼센트는 생활습관 등 수정 가능한 위험 요인에 기인하는 것으로 추정된다. 구체적으로는 교육 수준, 청력 및 시력 관리, 운동 및 사회적 교류, 식습관, 흡연과 음주 여부, 고혈압·당뇨·고지혈증 관리, 비만 예방, 대기오염 노출 등 삶 전반에 걸친 14가지 요인을 개선함으로써 치매 발생률을 절반 가까이 줄일 수 있다는 의미다. 이 요인들은 기본적인 저속노화 생활습관과 거의 다 겹치는 부분이다.

중국에서 10년에 걸쳐 노인 약 2만 9000명을 추적 관찰한 대규모 연구에서는 식단, 운동, 음주, 흡연, 정신 활동, 사회 활동 등 여섯 가지 건강한 생활습관 요소를 고루 실천한 그룹이 그렇지 않은 그룹보다 기억력 저하 속도가 훨씬 느렸다는 결과를 보여주었다. 특히 이 효과는 알츠하이머 고위험 유전자인 APOE4 보유자에게서도 유의미하게 나타나, 유전적 소인과 무관하게 생활습관 개선이 인지 저하를 늦출 수 있음을 나타냈다. 저속노화 생활습관은 몸 노화와 뇌 노화를 공히 늦춘다. 장수촌으로 유명한 세계 여러 블루존(blue zones) 지역의 공통된 생활 방식을 보면, 꾸준한 신체 활동과 신선식품 위주의 식단, 강한 사회적 유대감, 스트레스 관리 등이 건강하게 오래 사는 비결로 나타난다. 이는 곧 절제되고 균형 있는 생활습관이 인지 건강과 전신 건강 모두에 걸쳐 긍정적 영향을 준다는 방증이다.

유전이라는 복불복 요소는 우리가 통제할 수 없지만, 생활습관은 스스로 선택하고 바꿀 수 있는 부분이다. 마치 매주 소액의 용돈으로 복권을 사는 것은 큰 문제가 없지만, 그것에만 기대어 삶을 꾸려나갈 수는 없는 것과도 같다. 평소에는 꾸준히 건강 자산을 모아가다가 가끔 한두 번 즐기는 정도로 행운에 기대는 것은 괜찮다. 하지만 애초에 아무 준비 없이 '로또만 바라보고 살 거야!' 하는 태도는 위험천만하다는 뜻이다. 워런 버핏의 예외적 사례를 보며 일시적인 위안은 얻을 수 있겠지만, 그것은 말 그대로 예외일 뿐이다. 대다수의 우리에게는 통계적으로 입증된 정석이 통한다. 평균적인 사람에게는 담배를 끊고, 균형 잡힌 식사를 하고, 꾸준히 움직이는 생활습관을 실천하는 것이 결국 건강과 수명을 지키는 가장 확실한 길이다.

버핏처럼 특별한 행운아가 될 가능성에 기대기보다는, 내가 통제할 수 있는 70퍼센트의 영역을 충실히 관리하는 편이 안전하고 현명한 선택임은 두말할 나위가 없다. 가끔 콜라를 즐기고 치맥을 하는 게 당연히 큰 죄는 아니다. 다만 그것이 매일 이어지고 습관이 될 때, 우리는 버핏이 아닌 평범한 사람으로서 맞이하게 될 결과를 잊지 말아야 한다. '유전 로또'의 환상을 과감히 털어내고, 오늘부터 작은 생활습관들을 개선함으로써 나 자신의 건강운을 스스로 개척해보는 것이 어떨까?

02 오해 2 "건강한 루틴은 지루하고 재미없다."

우리가 모르는 도파민의 두 얼굴

*"결국 중요한 것은 당신 인생의 세월이 아니라
그 세월 속에 담긴 삶이다."*

_에이브러햄 링컨

'노잼'은 부정을 뜻하는 'No'와 '재미'를 줄여 부른 '잼'이 합쳐진 말이다. 저속노화 생활을 노잼이라고 여기는 사람들이 있다. 이 오명은 식사법 탓이 크다. 내가 제안하는 저속노화 식사법이 맛있는 음식에는 찬물을 끼얹고 맛없는 음식에는 반색한다는 것이다. '렌틸콩 전도사'라는 내 별칭에 이런 뉘앙스가 어느 정도 담겼음을 잘 안다. 여기에는 억울한 면이 있다. 사실 나는 진정한 쾌락주의자이니까. 다만, 에피쿠로스 학파적 관점에서 순수하고 부작용 없는 쾌락에 대한 애정이 좀 더 깊은 사람일 뿐이다.

그렇다면 '꿀잼'만 좇을 경우에는 어떻게 될까? 우리 혀에서 천사처럼 굴었던 음식은 뱃속에서 가속노화를 유발하는 악마로 변한다. 정제곡물로 만든 밥·빵·면과 고기, 설탕과 지방이 듬뿍 들어간 디저트, 술 등이 대표적이다. 최근에는 상황이 더 나빠졌다. 음식이 맛감각을 극도로 자극하는 방향으로 바뀌는 추세다. 2019년에 이루어진 한 조사를 살펴보면, 2016년부터 2019년까지 3년 사이 양념 치킨에 든 당분과 나트륨 함량이 폭증했다. 자극적인 맛감각을 주는 음식을 번갈아 먹는 것도 유행이다. '단짠단짠', '맵단맵단' 등의 신조어까지 나올 정도다.

나를 노잼만 추구하는 사람으로 치부하는 데는, 숏폼(short-form) 동영상을 좋지 않게 보는 시선도 기여한 듯하다. 여러 차례 언급했지만, 숏폼 시청은 뇌를 바꿔놓는다. 뜨겁게 달구어진 팝콘 메이커 안에서 팡팡 튀어 오르는 팝콘처럼 자극에만 반응하는 팝콘 브레인(popcorn brain)으로 우리 뇌를 바꿔버린다. 팝콘 브레인은 미국 워싱턴대학교 정보대학원의 데이비드 레비(David Levy) 교수가 지나친 디지털 기기 사용의 문제점을 지적하며 제시한 개념이다. 팝콘 브레인 상태가 되면 극도의 자극을 갈구하며, 현실에서 얻는 정도의 자극에는 만족하지 못한다.

대한민국,
도파민 붐에 빠지다

재미와 연관된 신경전달물질은 도파민, 엔도르핀, 아드레날린 등으로 다양하지만, 요즘은 특히 도파민의 작용과 엮어서 설명된다. 높은 수준의 자극을 빠르게 많이 받는 것이 '잼'의 본질이라서다. 아예 도파민이 '잼'의 동의어로 쓰이기도 한다. 빅 데이터 전문 기업 썸트렌드에 따르면, 온라인상에서 '도파민'이라는 단어의 언급량이 2022년 초와 비교했을 때, 2023년 말 기준 약 15배 증가했다. 빈도가 증가했을 뿐 아니라 용례도 늘었다. 과거에는 운동과 음식 등의 주제에 주로 쓰였으나 최근에는 유튜브, SNS, 짧은 영상(쇼츠), 소설, 영화, 음악, 드라마, 연애 등 다양한 분야에서 사용됐다. 도파민을 찾아 헤매는 것을 지칭하는 '도파밍'이라는 신조어까지 생겼다.

신경전달물질도 시대적 유행을 탄다. 사회가 변함에 따라 대중의 관심을 받는 신경전달물질이 달라진다. 1990년대에서 2000년대 초에는 엔도르핀이 인기였다. 엔도르핀에는 진통 효과가 있는데, IMF 외환 위기 등으로 가라앉은 사회 분위기에 맞춤이었던 셈이다. 당시에 엔도르핀 분비를 촉진한다는 웃음 체조가 유행하기도 했다. 2010년대에 들어서는 세로토닌이 주목받았다. 당시 한국은 경제협력개발기구(OECD) 가입 국가 중 자살률 1위였는데, 그 해법으로 마음의 충만함, 안정감과 관련이 있는 세로토닌이 필요하다는 논리였다.

이처럼 유행하는 신경전달물질을 보면 사회를 읽을 수 있다. 도파민의 기능은 행동 조절, 운동 기능 등으로 다양하지만, 자극과 중독이 주요 화두라고 할 수 있다. 도파민은 주로 중뇌의 복측피개영역과 흑질에 있는 뉴런(신경세포)에서 나온다. 뉴런은 보기에 따라서는 사람과 비슷하다. 머리카락과 비슷한 수상돌기(가지돌기), 머리에 해당하는 세포체와

팔다리 격인 축삭돌기 등으로 이루어졌다. 우리가 글이나 말로 다른 사람에게 정보를 전달하듯 뉴런이 다른 뉴런에 정보를 전할 때 이를 위한 도구가 필요한데, 그것이 바로 신경전달물질이다. 가령, 자극이 주어지면 축삭돌기 아래의 축삭 말단에서 도파민이 분비돼 다른 뉴런으로 옮아간다. 뉴런과 뉴런 사이에는 시냅스라 불리는 틈이 존재하는데, 이곳으로 도파민이 분비되면 주로 측좌핵의 도파민 수용체가 쾌감 여부를 감지한다.

미국 스탠퍼드대학교 교수인 신경생리학자 로버트 M. 새폴스키(Robert M. Sapolsky)는 원숭이 실험을 통해 보상과 도파민 뉴런 활동의 관계를 설명한다. 원숭이가 있는 방에 불이 켜지는 것이 시작 신호다. 이후 원숭이가 방에 있는 레버를 10번 누르면 상으로 건포도를 받는다. 실험 결과, 실험 1회차 원숭이와 N회차 원숭이의 뉴런 활동은 달랐다. 경력자 원숭이의 도파민 뉴런은 방에 불이 켜지는 것만으로도 반응했다. 이 시점은 건포도를 받기 전이다. 흥미로운 점은 이때 분비된 도파민 양이 건포도를 받은 후보다 많았다는 사실이다. 이처럼 보상을 학습한 후의 도파민 뉴런은 실제 보상보다는 기대치와 관계가 있다. 도파민이 분비됨으로써 느끼는 행복은 보상받기 전에 이미 최대치에 달했다. 생텍쥐페리의 《어린 왕자》에서 여우가 어린 왕자에게 '네가 오후 4시에 온다면 난 3시부터 행복할 거야'라고 말한 구절은 진실이었다.

우리 뇌는 왜
더 많은 쾌락을 추구할까?

도파민 뉴런은 불확실성을 선호한다. 보상의 양과 상황에서 그렇다. 도파민 연구의 권위자로 영국 케임브리지대학교 신경과학과에 재직 중인 볼프람 슐츠(Wolfram Schultz) 교수도 원숭이를 대상으로 실험했다. 그는 마카크원숭이의 뇌에 뉴런 활동을 측정할 수 있는 전극을 심은 후 보상으로 주스를 주었다. 실험 결과, 원숭이가 보상받으면 기저핵에 있는 도파민 뉴런의 활동이 증가하고 도파민이 분비됐다. 재미있게도 기대치보다 많은 보상을 받을 때에만 도파민 뉴런이 활성화됐다. 한편, 기대한 것과 유사한 보상을 받으면 도파민 뉴런이 거의 반응하지 않았고, 기대한 만큼 보상받지 못하면 도파민 뉴런의 활동이 감소했다. 슐츠 교수의 원숭이 실험은 도파민 뉴런이 기대-실제의 차이에 민감하게 반응함을 보여준다. 이것이 바로 보상 예측 오류(reward prediction error)다. 도파민 뉴런은 기대보다 큰 보상에만 반응한다. 우리가 가진 것에 만족하기보다 더 많은 것을 원하는 이유는 우리 뇌가 그렇게 설계됐기 때문이다. 슐츠 교수는 도파민 보상 회로의 얄궂음을 '작은 악마(little devil)'라 표현했다.

도파민 뉴런의 불확실성 선호는 상황에도 적용된다. 다시 새폴스키 교수의 건포도 실험으로 돌아가자. 이번에는 원숭이가 방에 있는 레버를 10번 눌렀을 때 그 보상을 50퍼센트 확률로 주었다. 한마디로 복불복이다. 그러자 도파민 분비량이 증가했다. 이전 실험에서는 레버를 누르고 나서 얼마 후 도파민 농도가 떨어지고 보상으로 건포도를 받아야 도파민 농도가 약간 올랐다. 다음으로 보상받을 확률을 25퍼센트와 75퍼센트로 변경하자 이때의 도파민 분비량은 보상받을 확률이 50퍼센트일 때보다 적었다. 즉, 50퍼센트라는 최대치의 불확실성 아래에서 도파민이 가장 많이 나왔다. 앞서 말했듯 도파민 뉴런은 기대치에 더 반응한다.

새폴스키 교수는 도파민이 동기부여에도 연관이 있다고 설명한다. 어떤 행동을 함으로써 보상을 받을 수 있다고 생각하면(보상 예측) 도파민이 나온다. 행동의 동기를 만들어주는 것이다. 이런 이유로 도파민은 학습, 습관 형성과 지속에도 중요하다. 보상 예측으로 동기가 생긴 원숭이는 레버를 누른다. 행동 학습이다. 습관 형성은 도파민이 뇌 구조를 변화시킴으로써 가능해진다. 도파민이 나오면 우선 시냅스 연결이 강해진다. 신경 회로가 강화되면 자극과 행동 사이의 연결이 견고해진다. 이렇게 되면 습관이 자동화된다. 요즘 틈만 나면 스마트폰을 보는 사람들이 많은데, 이때 '나 이제 스마트폰 해야지' 하고 의식적으로 들여다보는 경우는 드물다. 대개는 정신을 차려 보니 스마트폰을 만지작거리고 있다. 습관이 자동화된 결과다. 또한, 도파민이 분비되면 기저핵이 바뀐다. 기저핵은 자동화된 습관을 저장하고 실행하는 영역이다. 마지막으로 도파민은 습관 지속에 영향을 준다. 도파민 분비가 계속되면 관련된 신경 회로가 장기적으로 강화돼, 습관이 된 행동을 지속하게 한다.

도파민 보상 회로가 얄궂은 것은 보상의 끝에 고통으로 향하는 문을 활짝 열어두기 때문이기도 하다. 베스트셀러《도파민네이션》의 저자애나 렘키는 도파민 보상 회로를 놀이터의 시소에 비견한다. 그에 따르면 시소의 한쪽 끝에는 쾌락이, 다른 쪽 끝에는 고통이 앉아 있다. 원숭이가 보상으로 건포도나 주스를 받으면 쾌락 쪽으로 시소가 기운다. 시소가 어느 쪽으로 기울었든 결국 평형 상태로 되돌아온다. 우리 몸은 항상성(원래 상태를 유지하려는 성질)이 있기 때문이다. 만일 쾌락 쪽으로 시소가 과하게 기울면 어떻게 될까? 원래 상태(평형)로 돌아가기 위해 고통 쪽에 큰 힘이 가해지는데, 그러다 보면 평형 상태를 넘어 고통 쪽으로 시소가 기운다. 이제는 쾌락 쪽을 누르고 있어야 할 정도가 되는 것이다.

도파민의 쾌락과 고통은 동전의 앞뒷면과 같다. 불교 경전인《열반경(涅槃經)》의 〈성행품(聖行品)〉에는 이와 딱 들어맞는 일화가 나온다. 어느 부잣집에 아름다운 젊은 여인이 방문했다. 몸에서는 향기가 나고 온갖 보석을 달고 있는 모습이 마치 선녀처럼 보였다. 여인이 이르기를 자신은 '공덕천(功德天)'으로 세상의 모든 복을 주고자 방문했다는 것이다. 집주인이 기뻐 어쩔 줄 모르며 맞이하는데 이번에는 데칼코마니처럼 공덕천과 정반대인 여인이 찾아왔다. 이 여인의 이름은 '흑암천(黑闇天)'으로, 세상의 모든 불행을 불러오고자 찾아왔다는 것이다. 격분한 집주인이 쫓아내려 하자 흑암천이 대꾸했다. "나는 공덕천과 자매이며 어디든 같이 있어야 한다. 내가 쫓겨나면 공덕천도 여길 떠날 것이다." 이 말에 공덕천은 고개를 끄덕였다.

반복적으로 강한 자극을 추구하면
쾌락 끝에 고통이 찾아온다

도파민의 쾌락과 고통이 가져오는 문제는 또 있다. 항상성은 자극에 대한 적응에도 관여한다. 만일 매우 강한 자극원을 경험하면 적응을 통해 기존 자극이 주는 보상의 정도는 그 비율이 아주 낮게 조정된다. 마약중독이 이 두 가지 문제를 잘 보여준다. 처음에는 극도의 쾌락을 경험해서 마약에 중독된다. 그러다가 어느 순간부터는 마약을 하지 않으면 고통받는다. 어느 마약중독자는 이때 경험하는 고통의 세기를 '온몸을 두들겨 맞는 정도'라 표현했다. 투약하는 양도 점점 늘어나는데, 그렇지 않으면 쾌락을 느끼기는커녕 고통을 겪는다. 여러 가지 노출원을 이용한 실험들에서, 자극원에 처음 노출되면 쾌감을 주로 느끼고 불쾌감은 많지 않지만, 반복적으로 노출되면 점차 쾌감 부분이 줄어들며 반대급부의 불쾌감은 오히려 커진다는 사실이 밝혀지기도 했다. 이러한 도파민 보상 시스템 덕분에 인간은 학습하고 노력하는 행동을 지속할 수 있지만, 동시에 이 시스템이 과도하게 자극될 경우 보상에 대한 갈망과 중독으로 이어질 수도 있다(그림 3).

도파민의 쾌락과 고통은 마약중독에 한정되지 않는다. 도파민 보상 시스템이 과잉 자극되면 일상에서 하는 여러 활동이 문제를 일으킨다. 간혹 중독성이 강한 무언가를 가리켜 '마약○○'이라고 부르는데 이는 일리가 있는 표현이다. SNS, 유튜브에서 끊임없이 제공하는 영상들, 자극적인 음식들이 대표적이다. 이런 맥락에서 나는 단순당이 가득한 디저트 먹기를 도파민 섭취라 말한 바 있다. 이렇게 강한 자극들에 익숙해지면 마치 무분별하게 인간을 사냥하는 좀비처럼 자극원만을 찾아다닌다.

그림 3. 자극원이 주는 순작용은 반복 노출에 의해 줄어들고, 반대급부는 점차 커져 갈망과 중독, 불쾌를 만든다. (출처: Barr et al., 2005)

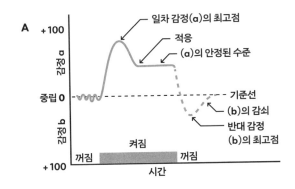

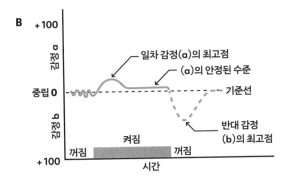

그림 4. 매우 강한 자극원(B)을 경험하면(노출), 적응에 의해 기존의 자극이 주는 보상의 정도는 아주 낮게 배율 조정이 된다. 반대로, 불필요한 보상 자극원을 줄여나가면(C) 정상적인 활동이 주는 보상의 크기가 높아지는 적응이 이루어진다. 자극원을 줄이거나 늘리더라도 즐거움의 총량에는 차이가 없게 된다. 쾌락 중추의 세팅값은 어떠한 자극에 지속적으로 노출시키느냐에 따라 재조정될 수 있다. (출처: 정희원, 《당신도 느리게 나이 들 수 있습니다》, 더퀘스트, 2023)

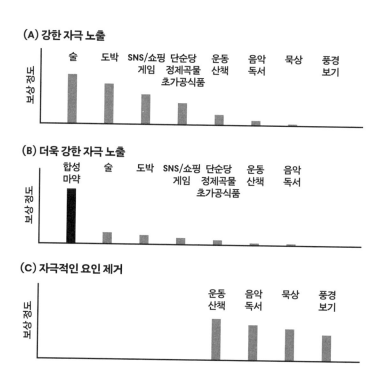

최근의 도파민 붐에는 도파민 보상 회로처럼 양면성이 있다. 한쪽에서는 도파민을 찾아 헤매는 한편, 다른 쪽에서는 도파민의 영향에서 벗

어나고자 한다. 이때 도파민은 해로운 것으로 규정되는데, 이는 '도파민 디톡스'란 용어에 잘 나타난다. 하지만 도파민은 억울하다. 신경전달물 질로서 할 일을 했을 뿐이니 말이다. 사실 도파민은 인류 존속에 지대한 공을 세웠다. 원시인류는 수렵과 채집으로 살았기에 새로운 자극을 감 지할 줄 알아야 생존에 매우 유리했다. 어제는 없었던 발자국, 덤불에 가 려진 나무 열매 등을 찾아내는 것이 생사를 갈랐다. 이것이 자극을 발견 하면 쾌감을 느끼도록 우리 뇌에서 도파민이 분비되는 이유다. 인간에 게 자극은 곧 생존이었고, 뇌는 생존에 최적화된 기계다. 지금도 도파민 은 우리 뇌의 활동에 중요하다. 도파민 분비에 조금만 문제가 생겨도 조 현병, 파킨슨병을 비롯한 여러 정신적·신체적 문제를 경험하게 된다.

이제 도파민도
리모델링을 할 시간

그렇다면 우리는 어떻게 살아야 할까? 나는 도파민 자극원의 가지치기 를 권한다. 이를 '도파민 리모델링'이라고 표현하기도 한다. 쉽게 말해 보상 시스템을 재훈련해 건강하게 만드는 것이다. 뇌가 즉각적인 자극 에만 반응하지 않도록 하고, 장기적이고 유익한 활동을 할 때 도파민이 분비되도록 보상 시스템을 재구성하는 습관 들이기라고 볼 수 있다. 코 카인이나 숏폼, SNS, 패스트푸드 같은 녀석들은 노력을 기울이지 않아도 빠르게 도파민을 공급해주지만 반대급부의 불쾌나 허망함도 크다. 설탕이 든 음료를 마셨을 때를 떠올려보자. 이 경우 일시적으로는 혈당 스파이크가 오지만 곧 혈당이 폭락해 오히려 늘 기저치보다 그 수치가 떨어지는 저혈당 상태가 온다. 이와 비슷한 꼴로 즐거움 끝에 불쾌가 따르는 것이다. 이런 '단순당 같은 도파민'을 주는 활동들을 '수동적인 인지 활동'의 범주로 보기도 하는데, 머리가 좋아지는 데는 별 도움이 되지 않는 일들이다.

　연구에 따르면 즉각 보상형 행동을 반복할 경우, 해당 행동의 뇌 회로가 강화돼 더 쉽게 같은 행동을 하게 되고, 그만큼 습관을 끊기 어려워지는 악순환에 빠질 수 있다. 빠른 보상에 익숙해지면 보상을 기다리는 능력이 약화돼, 장기적 관점에서 더 큰 이득을 얻을 수 있는 기회를 포기하는 경향이 생긴다. 현실에서도 즉각적 보상에 길들여진 사람일수록 스트레스나 지루함을 견디지 못해 충동적으로 먹고 소비하고 인터넷을 하느라 정작 해야 할 일에 집중하지 못하거나, 장기 목표를 달성하지 못하는 경우가 많다. SNS 중독을 예로 들어보자. 새로운 알림이나 게시글이 있을지 모른다는 기대감만으로도 도파민이 분비돼 나도 모르게 스마트폰을 들여다보게 만든다. 이로써 얻게 된 쾌감은 금방 사라지기 때문에 또다시 쾌감을 얻기 위해 스마트폰을 확인하게 되는 중독적 루프가 형성된다. 이렇게 끊임없이 이어지는 짧은 보상 추구는 뇌를 피로하게 만들고 현실 생활의 만족도를 떨어뜨릴 수 있다. 스트레스를 풀기 위해 우리가 하는 활동들이 사실 스트레스를 악화시키는 셈이다.

그림 5. 단순당처럼 즉각적인 즐거움을 주는 활동은 불쾌한 반대급부를 만들지만, 군불을 때듯 잔잔하고 천천히 즐거움을 주는 활동은 부작용이 없다.

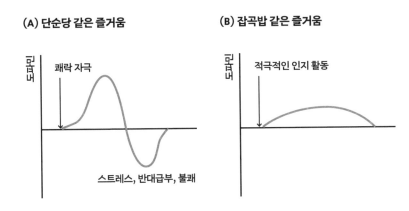

(A) 단순당 같은 즐거움

쾌락 자극

스트레스, 반대급부, 불쾌

(B) 잡곡밥 같은 즐거움

적극적인 인지 활동

책 보기, 글쓰기, 운동하기, 춤추기, 악기 연주하기와 같은 소위 '노잼' 활동들은 실행하는 데 인지적인 노력이 들어서 '적극적인 인지 활동'이라고 부른다. 적극적인 인지 활동은 즉각적인 즐거움을 주는 수동적인 인지 활동과 달리 군불을 때듯 잔잔하고 천천한 속도로 도파민을 대뇌피질 전체에 뿌려주기에 반대급부의 불쾌가 없다. 그래서 나는 적극적인 인지 활동을 통해 분비되는 도파민을 가리켜 '잡곡밥 같은 도파민'이라는 표현을 쓰기도 한다. 적극적인 인지 활동들을 많이 할수록 스트레스 수준도 낮아진다. 예를 들어, 독서는 스트레스 감소에 효과가 있다. 2009년 영국 서식스대학교의 데이비드 루이스(David Lewis) 박사가 주도한 연구에서 연구팀은 실험 참가 자원자들에게 스트레스를 유발하는 과제를 수행하게 한 후 6분간 조용히 독서를 하도록 했다. 그 결과, 심박수 변화와 근육 긴장도 등이 개선되며 스트레스 수준이 무려 68퍼센트나 감소한 것을 관찰했다. 운동 역시 잡곡밥 같은 도파민을 분비시키는 적극적인 인지 활동이다. 운동을 하면 엔도르핀과 도파민이 적절히 분비돼 기분이 좋아지고, 과도한 스트레스 호르몬(코르티솔)이 감소하는 효과가 있어 일시적 긴장 해소와 장기적 스트레스 내성 향상의 두 가지 측면에서 이득을 얻는다.

명상은 어떨까? 명상은 겉보기에 조용히 앉아 있기 때문에 인지적 노력이 들지 않는 행위처럼 보일 수 있지만, 사실 주의력을 기르고 충동을 다스리는 훈련이다. 규칙적인 마음챙김 명상은 뇌의 편도체 반응성을 낮춰 스트레스에 덜 민감하도록 뇌 구조를 변화시키는 것으로 나타났다. 미국 하버드대학교 의과대학이 수행한 연구에서는 8주간의 명상 훈련 후 정서적인 사진을 보았을 때 편도체(두려움과 불안을 관장하는 뇌 부위)의 활성도가 이전보다 감소한 것이 확인됐다. 이는 명상을 통해 일시적인 감정 기복에 덜 휘둘리고 평정심을 유지하는 뇌 회로가 강화될 수 있음을 시사한다.

명상이나 호흡법을 통해 얻게 되는 잔잔한 보상은 도파민을 안정적으로 분비시켜 주의력을 높여주고 오랫동안 차분한 만족 상태를 유지할 수 있게 돕는다. 스트레스는 꿀잼으로 풀 게 아니라, 잡곡밥 같은 도파민으로 쓰다듬어 가라앉혀야 하는 것이다. 게다가 노잼으로 보이는 활동을 많이 하면 노잼 활동도 꿀잼을 줄 수 있다. 인간의 쾌락 중추에서는 끊임없는 재조정이 일어나기 때문이다. 뇌는 바뀐 환경에 서서히 적응하며 부드러운 즐거움에도 만족하는 법을 다시 배운다. 예를 들어, "술 없이 무슨 낙으로 사느냐"라는 말을 하는 사람들이 있다. 하지만 여러 기능영상 연구에 따르면, 알코올에 반복적으로 노출될수록 도파민 반응은 둔감해지고, 결국 어떤 자극으로도 즐거움을 느끼기 어려운 상태가 된다. 그야말로 '낙이 없는' 상태가 되는 것이다. 다행히도 이런 상태는 절제와 금주를 통해 서서히 회복될 수 있음이 사람과 동물을 대상으로 한 다양한 연구에서 확인됐다.

이런 방식으로 평소 느끼는 자극원을 정돈해나가면 도파민 보상 회로의 시소가 원래대로 돌아간다. 이해를 돕기 위해 슐츠 교수네 원숭이들을 다시 소환해보자. 슐츠 교수는 원숭이들에게 상황에 따라 보상 2단위 또는 20단위를 기대하도록 훈련했다. 이때 만약 각 상황에서 예상 밖으로 4단위 또는 40단위의 보상이 주어지면 원숭이들의 도파민 분비량은 똑같은 정도로 급등했다. 반대로 1단위 또는 10단위의 보상이 주어지면 도파민 분비량이 같은 정도로 감소했다. 각각의 상황에서 주어지는 두 가지 단위의 보상은 그 크기가 동일하게 10배씩 차이가 났지만, 어떤 경우에는 도파민 분비량이 급증하고 어떤 경우에는 감소했다. 중요한 것은 놀라움의 절대적 크기가 아니라 상대적 크기였다.

나도 이런 경험을 했다. 몇 년 전 약 13개월간 완전 금주를 한 적이 있다. 그야말로 나날이 도려내지는 전두엽이 걱정돼서였다. 금주를 시작한 지 한 달째 정도가 되는 어느 봄날이었다. 올림픽공원을 걷는데 그 날따라 내 눈에 담기는 풍경이 너무 아름답게 느껴졌다. 새파란 하늘, 그 위를 떠다니는 구름, 나뭇잎 틈 사이로 비춰지는 햇살, 살랑대는 바람까지 자연이 선사하는 자극을 있는 그대로 온몸으로 느꼈다. 그때 깨달았다. 내가 그 순간 지고의 즐거움과 행복을 느끼고 있음을. 어느새 나는 공원 한복판에 서서 눈물을 흘리고 있었다. 결코 잊을 수 없는 내 인생의 황홀한 장면 중 하나다. 내가 금욕과 노잼을 강요한다며 산속으로 들어가 살라는 분들이 있는데, 그분들도 이런 충만한 행복을 살면서 단 한 번이라도 꼭 경험해보셨으면 좋겠다.

03 오해 3 "저속노화는 자연을 거스르는 일이다."

한국인의 겉보기 늙음에 대한 혐오

> "20세의 얼굴은 자연이 준 것이지만
> 50세의 얼굴은 당신의 공적이다."
> _코코 샤넬

저속노화를 좋지 않게 보는 사람들이 있다. 저속노화가 자연스러운 나이 듦에 역행하고, 노화에 대한 공포를 조장한다는 것이 그중 하나의 이유다. 우선 오해부터 정정하고 싶다. 나는 오히려 자연스러운 나이 듦을 지지하는 사람이다. 저속노화는 더 잘 나이 드는 방법에 대한 고민이다. 시간이 지나 깨달았는데, 저속노화가 자연스러운 나이 듦에 역행한다고 여기는 반응에는 다음의 두 가지 전제가 깔려 있는 것 같다. 하나는 나이 듦을 '인위적으로' 지연하는 데에 대한 비호감이고, 다른 하나는 한국 사회 전반에 널리 퍼진 안티에이징 열풍에 대한 피로감이다. 후자가 전자를 유발하기도 하는 것 같다.

먼저 저속노화의 의미부터 다시 곱씹어보자. 앞에서도 짧게 언급했지만, 저속노화는 노화생물학에서 이미 확고히 정립돼 있는 개념인 '노화 지연'을 나름대로 쉬운 용어로 번역한 것이다. 노화 지연은 100세 시대에 여러 가지 의미가 있다. 몸 곳곳의 고장이 쌓이는 속도를 늦추면, 만성질환의 도래 시점이 늦어진다. 결과적으로 노쇠한 몸으로 변하는 시점도 뒤로 밀리게 되며, 따라서 아픈 몸을 이끌고 살아가야 할 기간을 큰 폭으로 줄일 수 있다. 저속노화를 마치 가늘고 길게 질질 끌면서 생을 늘이는 과정이라고 생각한다면 그것은 오해다. 오히려 전체적인 기능을 보존하고 향상할 수 있게 해주니, 굵고 길게 삶을 영위할 수 있는 과정이라는 점은 앞서도 설명했다.

사실 불로(不老)는 인류의 오랜 꿈이었다. 고대부터 관련 설화들이 숱하게 존재한다는 사실이 이를 증명한다. 진시황이 영생을 꿈꾸며 찾아 헤맨 약초 이름도 불사초(不死草)가 아니라 불로초(不老草)라는 점은 의미심장하다. 고대 로마 작가 오비디우스의 《변신 이야기》에 등장하는 쿠마에 무녀도 불로에 대한 인간의 욕망을 잘 보여준다. 예언의 신 아폴론이 쿠마에 무녀를 사랑해 그녀의 소원 한 가지를 들어주기로 했다. 쿠마에 무녀는 모래 한 줌을 쥐고 손 안의 모래알 개수만큼 살게 해달라고 빌었다. 이후 그녀는 영생에 가까운 삶을 누리게 됐지만 한 가지 문제가 있었다. 영원한 젊음을 함께 요구하지 않은 탓에 계속 늙게 된 것이다. 쿠마에 무녀는 오랜 세월 동안 늙어갔고, 급기야 병 속에 들어갈 수 있을 정도로 몸이 쪼그라든 끝에 목소리로만 남게 된다.

고대 로마 작가 페트로니우스의 장편소설 《사티리콘(Satyricon)》에는 쿠마에 무녀의 말로가 등장한다. '나는 쿠마에의 시빌이 병 속에 매달려 있는 것을 보았다. 아이들이 "시빌, 넌 뭘 원하니?" 하고 물었을 때 그녀는 대답했다. "죽고 싶어."' 우리나라에도 마시면 젊어지는 샘물을 소재로 한 불로 설화가 있다. 착한 노부부는 이 샘물을 적당히 마셔서 젊은이가 됐으나 이웃의 욕심 많은 노인은 너무 많이 마셔서 아기가 되고 만다는 것이 줄거리다. 이 설화의 결말에서 착한 노부부가 아기가 된 노인을 거둔다. 저속노화가 동서양 고전이나 이야기 속에 등장하는 불로의 모습을 지향한다는 것은 완전 오해다.

인위적이지 않지만, 또 인위적이기도 한 저속노화

이제 저속노화가 인위적이라는 부분을 들여다보자. 국립국어원 표준국어대사전에 따르면, '인위적'이란 '자연의 힘이 아닌 사람의 힘으로 이루어지는 것'을 뜻한다. 동아시아 사상에는 인위에 대한 반감이 면면히 흐른다. 이는 노장사상의 핵심인 무위자연(無爲自然), 즉 '억지로 하려고 하지 말고 스스로 그러하게 두라'에 잘 나타나 있다. 어찌 보면 오히려 이 말 속에 저속노화적인 삶의 요체가 담겨 있다. 저속노화는 인위적이지 않지만, 또 인위적이다.

내가 삶을 바라보는 관점이 '나'라는 나무가 자라나는 토양을 만든다. 그 토양에서 뿌리가 자라난다. 이 뿌리는 내가 삶을 운영하는 원리와 원칙이다. 이 원리 원칙이 잠을 아껴 일을 하거나 그 반대로 수면 시간을 철저히 지키거나 하는 등의 생활 방식을 만든다. 생활 방식은 결과적으로 나의 식사, 운동, 술, 담배, 소비 행태와 같은 라이프 스타일을 낳는다. 라이프 스타일은 내가 만든 삶의 결과이자 표현형이다. 그런데 라이프 스타일이 난잡하고 지저분하면(가속노화) 뇌가 지저분해진다. 전두엽 기능이 떨어지고 편도체는 활활 타오른다. 그 순환은 더 지저분한 라이프 스타일을 낳는다. 물론 반대 방향의 선순환도 가능하다. 라이프 스타일을 좋은 방향으로 바꾸면 뇌가 깨끗해지고, 그러면 내가 삶을 바라보는 관점도 보다 잘 균형 잡힌다.

안타깝게도 스트레스, 수면, 라이프 스타일의 악순환은 이루어지기 쉽다. 반면에 좋은 선순환을 만들기 위해서는 최소한의 노력이 필요하다. 이 노력이 습관을 낳고, 습관은 노력에 드는 고통을 줄여준다. 내가 생활 속에서 '편안한 불편함'을 추구하라고 늘 이야기하는 이유다. 지금 조금 더 불편하면 나중에 오래 편안할 수 있고, 또 불편을 습관화하면 불편한 일도 불편하지 않게 여기게 될 수 있다. 그래서 생활습관 개선은 교조주의적일 필요가 없지만, 올바른 방향을 향하고자 하는 인위적인 노력은 어느 정도 필요한 것이다.

재미있는 것은, 저속노화 라이프 스타일이 오히려 비(非)인위적인 자연의 모습에 가깝다는 점이다. 이쯤에서 아주 인위적인 것의 예를 하나 들어보겠다. 당신이 암에 걸렸다는 진단을 받았다고 가정하자. 치료를 선택했다면 항암제 주사, 방사선 치료, 수술 등의 요법을 받게 될 것이다. 이는 인위적인 방법으로 죽음을 지연하는 작업이다. 이렇게 본다면, 인간으로서 인위적이지 않으려는 행위 자체가 가능할까? 사람의 힘이 더해진 것이라면 그게 무엇이든 인위적인 것의 영역에 들어간다.

당신이 저속노화 혹은 가속노화를 유발하는 식사를 한다면 그 식재료들 또한 인간이 재배했거나 합성한 것에서 나왔다. 심지어 물마저도 인위적인 산물이다. 우리가 생활에서 사용하는 물은 상수도 시설에서 소독과 정제 등의 과정을 거치기 때문이다. 하지만 오래전 우리 선조들이 해왔던 '자연적인' 활동은 저속노화에 가깝다. 예를 들어, 저속노화 생활 방식에서 권장하는 것 중에는 단순당과 정제곡물 섭취 자제 및 절주가 있다. 이를 조상들은 일상적으로 실천했다. 당시에는 농업 생산력이 뒤떨어진 탓에 도정이 제대로 안 된 거친 곡물과 채소를 주로 먹었고, 단백질은 콩이나 지방이 적은 고기(서양의 경우)로 섭취했다.

즉, 정제곡물은 특권층이나 누릴 수 있을 만큼 귀했고, 민중에게는 선망의 대상이었다. 마님이 마음에 둔 노비 돌쇠에게만 쌀밥을 준 이유도, 《춘향전》에서 흰쌀밥을 '옥반(玉飯)'이라 이른 것도 당시에 서민들은 흰쌀밥을 먹기가 쉽지 않았기 때문이다. 5~6월 무렵 하얀 꽃을 피우는 이팝나무(이밥나무)도 그 모습이 쌀밥(이밥)을 닮았다 해서 그러한 이름이 붙었다고 한다. 한참 보릿고개를 넘는 시기에 서민들이 겪었던 배고픔이 투영된 작명이 아닐까 싶다. 《알프스 소녀 하이디》에서도 주인공 하이디가 부자인 클라라네 집에서 흰 빵을 처음 맛보고 고향의 조부모님을 떠올리는 장면이 나온다.

　인간은 산업혁명 이후에야 제대로 된 정제곡물을 먹기 시작했다. 기계를 통한 도정이 가능해지면서 곡물 껍질을 완벽에 가깝게 제거할 수 있었다. 단순당은 역사가 더 짧다. 식품공학의 발달로 단순당이 생겨났기 때문이다. 술도 마찬가지다. 인류는 생존을 위해 알코올을 즐기는 방향으로 진화하기는 했다. 초기 인류가 채집해 먹던 것 중에는 나무에서 열리는 과일도 있었는데, 잘 익은 과일은 당을 많이 함유했으며 이 당이 발효되는 과정에서 자연스럽게 알코올이 만들어졌다. 이를 무리 없이 먹을 수 있는 사람만이 생존할 수 있었기에 알코올을 향유하도록 진화한 것이다. 이때의 알코올은 과일 등이 자연스럽게 발효돼 만들어진 것이라 도수가 1도 남짓이었다. 술의 도수가 올라간 것은 순전히 증류 등과 같은 인위적인 노력의 결과다.

　식생활 외의 활동은 또 어떠했나. 웬만한 거리는 걸었고 농사와 살림을 위해 고된 노동을 했다. 인공조명이 없었으므로 낮이 긴 여름을 빼면 매일 8시간 이상 잘 수밖에 없었다. 옛날 사람들은 저속노화를 가능하게 하는 식사, 운동, 수면을 한 것이다. 물론 보건과 의료가 뒷받침되지 못해 영아 사망률이 매우 높았고 외상이나 감염병에 의한 조기 사망도 많아 평균수명은 낮았지만, 저속노화는 인류 대다수의 라이프 스타일'이었다'. 그런데 현재의 환경에서 초가공식품을 먹는 것은 자연스러운 일이라면서, 저속노화 라이프 스타일은 인위적인 행동이라니 앞뒤가 맞지 않는다.

K-안티에이징에 숨은
겉보기 늙음에 대한 혐오

한국의 안티에이징 붐에 대한 피로감은 납득되는 측면이 있다. 안티에이징의 '안티(anti)'는 어떤 것에 반(反)한다는 뜻이고, '에이징(aging)'은 곧 노화다. 즉, 안티에이징은 단어 조합 그대로 '노화에 반대한다'라는 뜻이다. 앞서 말했듯 불로, 그러니까 늙지 않는 것은 인류의 보편적인 욕망이다. 하지만 나는 한국의 안티에이징 붐은 불로의 욕망과 궤가 다르다고 본다. K-안티에이징의 앞면에는 겉보기 젊음에 대한 욕망이, 뒷면에는 겉보기 늙음에 대한 혐오가 서려 있다. 욕망이 있는 곳에 자연스레 시장도 생기는 법이다. 오늘날 K-안티에이징 관련 상품은 넘쳐난다. 대다수가 겉보기 젊음에 필요한 것들이다. 먹는 것, 바르는 것, 주사로 맞는 것 등 종류도 각양각색이다. 주름 한 점 없는 20대도 예외는 아니다. 올리브영 보도자료에 따르면, 25~34세 고객이 모공, 탄력, 흔적 관리에 특화된 기능성 스킨케어 상품을 다양하게 구매하는 것으로 나타났다. 올리브영에서 노화 방지 관련 상품의 매출은 최근 3년간(2021년 1월 ~2023년 8월) 연평균 10퍼센트씩 증가했다고 하는데, 올리브영 고객의 약 73퍼센트는 2030이라고 한다.

이제 K-안티에이징의 그림자인 겉보기 늙음에 대한 혐오를 살펴보자. 2024년 11월, 가수 션의 유튜브 채널에 나간 적이 있다. 그는 하루에도 러닝, 근력 운동 등 다양한 운동을 소화하는 것으로 유명하다. 실제로 만나보니 과연 잘 만들어진 몸을 가지고 있었다. 식단을 따로 할 필요가 없을 정도였다. 온화하고 부드럽지만 잘 정돈된 에너지를 가진 사람으로 수도자 같은 느낌을 받았다. 그런데 놀랍게도 촬영을 마치고 이후 영상이 업로드돼 댓글을 살펴보는데 그의 외모를 지적하는 말들이 즐비했다. 전혀 예상하지 못한 일이었다. 이와 비슷한 다른 일도 있었다. 유튜브 알고리즘에 90년대 〈전국노래자랑〉을 편집한 영상이 뜨기에 봤는데, 기가 찰 노릇이었다. 참가자들의 얼굴을 가지고 늙어 보인다는 등 하며 외모를 놀리는 댓글이 수두룩했다. 프로그램 이름이 전국'노래'자랑인데 노래에 관한 댓글은 한 줌이나 됐을까. 쿠마에 무녀가 손에 쥔 모래알 수보다는 확실히 적었다.

과학자들은 노화에 대한 긍정적·부정적 시각을 점수화해서 연구에 사용한다. 뉴질랜드의 젊은 성인들을 관찰한 연구에서, 노화를 부정적으로 바라보는 시각은 전반적으로 더 나쁜 생활습관뿐 아니라 주관적·객관적으로 동년배에 비해 좋지 않은 몸과 마음의 건강 상태와도 연관돼 있었다. 나이 듦에 대한 시각이나 삶에 대한 긍정적·부정적 사고방식은 수명에도 크게 영향을 줄 수 있다. 《나이가 든다는 착각》을 쓴 미국 예일대학교의 베카 레비 교수의 연구팀은 장년기의 미국인 660명을 최대 23년간 관찰했는데, 노년에 대해 긍정적 사고를 가진 이들이 노년을 부정적으로 생각하는 이들보다 7.5년 더 생존했다. 이러한 효과는 연령, 성별, 건강 상태 등을 감안한 후에도 유의했다.

같은 연구팀은 노화에 대해 부정적 인식을 가진 사람들의 혈중 스트레스 호르몬 수치가 더 높다는 사실도 발견했다. 노화 자체와는 초점이 조금 다르지만, 삶 전반에 대해서 긍정적 시각을 가진 이들도 그렇지 않은 동년배에 비해 11~15퍼센트가량 수명이 길었다. 수명을 7.5년 줄이는 것의 효과는 평생에 걸쳐 매일 한 갑 정도의 담배를 피우는 것과 비슷하다. 결과적으로, 나이 듦에 대한 부정적 사고는 젊어서는 스스로의 몸과 마음을 함부로 대하는 태도를 만들 수 있을 뿐만 아니라, 나이든 뒤에 뒤늦게 건강한 삶을 따라잡고자 여러 생활습관을 개선하며 노력할 때 그 효과마저도 무의미하게 만들 가능성이 있다.

한국인은 전 세계적으로 최고 수준의 기대 수명과 건강 수명을 보인다. 하지만 보건복지부와 한국보건사회연구원이 발표한 자료에 따르면, 2020년을 기준으로 15세 이상 인구 중 본인의 건강 상태가 '매우 좋다' 혹은 '좋은 편이다'라고 응답한 이들은 31.5퍼센트로, OECD 평균인 68.5퍼센트에 비해 현저히 낮았다. 이는 질병 여부와 관계없이 본인이 주관적으로 느끼는 건강 수준을 이야기한 것이다. 예를 들어, 특별히 아픈 곳이 없더라도 건강을 걱정하고 염려한다면 자신의 건강 상태를 낮게 평가할 수 있다. 이렇게 기대 수명 등과 같은 객관적 지표와 주관적인 건강 상태가 큰 괴리를 보이는 현상은, 평균적인 한국인이 가지는 삶에 대한 부정적인 생각을 방증한다고도 볼 수 있다. 한국인의 나이 듦에 대한 시각을 조금 더 구체적으로 살펴보자면, 2018년 국가인권위원회가 발표한 〈노인인권종합보고서〉에서 청년층의 80퍼센트가 노년에 대해 부정적인 편견을 가졌음을 밝히고 있다.

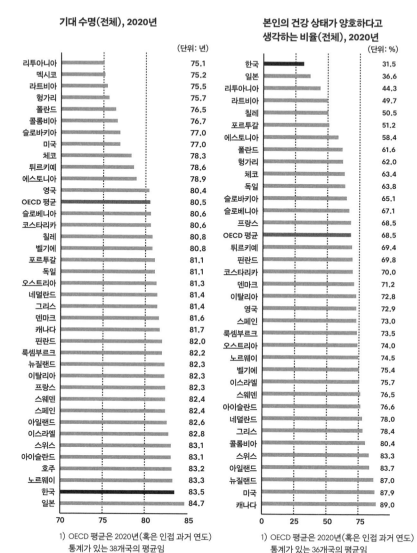

그림 6. OECD 가입국 중 주요 국가의 기대 수명과 건강 상태가 양호하다고 생각하는 비율

기대 수명(전체), 2020년

(단위: 년)

리투아니아	75.1
멕시코	75.2
라트비아	75.5
헝가리	75.7
폴란드	76.5
콜롬비아	76.7
슬로바키아	77.0
미국	77.0
체코	78.3
튀르키예	78.6
에스토니아	78.9
영국	80.4
OECD 평균	80.5
슬로베니아	80.6
코스타리카	80.6
칠레	80.8
벨기에	80.8
포르투갈	81.1
독일	81.1
오스트리아	81.3
네덜란드	81.4
그리스	81.4
덴마크	81.6
캐나다	81.7
핀란드	82.0
룩셈부르크	82.2
뉴질랜드	82.3
이탈리아	82.3
프랑스	82.3
스웨덴	82.4
스페인	82.4
아일랜드	82.6
이스라엘	82.8
스위스	83.1
아이슬란드	83.1
호주	83.2
노르웨이	83.3
한국	83.5
일본	84.7

1) OECD 평균은 2020년(혹은 인접 과거 연도) 통계가 있는 38개국의 평균임
2) 튀르키예는 2019년 수치임

본인의 건강 상태가 양호하다고 생각하는 비율(전체), 2020년

(단위: %)

한국	31.5
일본	36.6
리투아니아	44.3
라트비아	49.7
칠레	50.5
포르투갈	51.2
에스토니아	58.4
폴란드	61.6
헝가리	62.0
체코	63.4
독일	63.8
슬로바키아	65.1
슬로베니아	67.1
프랑스	68.5
OECD 평균	68.5
튀르키예	69.4
핀란드	69.8
코스타리카	70.0
덴마크	71.2
이탈리아	72.8
영국	72.9
스페인	73.0
룩셈부르크	73.5
오스트리아	74.0
노르웨이	74.5
벨기에	75.4
이스라엘	75.7
스웨덴	76.5
아이슬란드	76.6
네덜란드	78.0
그리스	78.4
콜롬비아	80.4
스위스	83.3
아일랜드	83.7
뉴질랜드	87.0
미국	87.9
캐나다	89.0

1) OECD 평균은 2020년(혹은 인접 과거 연도) 통계가 있는 36개국의 평균임
2) 코스타리카, 아이슬란드, 미국은 2018년, 일본, 이탈리아, 영국, 콜롬비아는 2019년 수치임

노화를 대하는 부정적인 시선,
이제는 새로고침 할 때

여러 지표들을 봤을 때, 많은 한국인이 나이 듦을 피해야 할 대상이나 없애야 할 대상으로 생각하는 것 같다. 2주 만에 노화를 박멸할 수 있는 생활습관 TV 프로그램을 만들자는 제안, 노화를 퇴치할 수 있다는 과학기술에 대한 책을 만들자는 제안들이 내게 자주 들어온다. 안타깝지만 이런 시각은 본질을 놓친 채 노화에 대한 부정적 사고를 강화한다. 이러한 지점들을 가만히 들여다보면 저속노화에 대한 반감은 K-안티에이징에 대한 피로감에서 기인했을지도 모르겠다는 생각이 떠오른다.

　노화는 겉과 속을 합친 개념이다. 사람들은 흔히 주름진 얼굴, 기능이 떨어지는 눈과 귀, 굽은 허리, 느린 걸음 정도를 노화라고 생각한다. 이것들은 겉보기 늙음이다. 인슐린 등의 호르몬 분비 이상, 좁아진 혈관 등과 이로 인한 질병들—치매, 고혈압, 당뇨, 대사증후군 등—도 노화다. 피부과와 성형외과의 도움으로 외관상 젊어 보이더라도 근육, 혈관, 장기가 병들었다면 노화가 상당히 많이 쌓인 것이다. 사실 피부 노화 정도는 80퍼센트가 자외선, 20퍼센트는 몸의 내재 노화가 좌우하기에, 바깥에서 신체 활동을 활발히 하다 보면 얼굴이 조금 더 까무잡잡하고 주름져 보일 수 있다. 체지방률이 낮으면 주름이 조금 더 깊게 패여 보일 수도 있다.

　1990년대의 2030은 겉늙은 상태일 수 있다. 당시는 자외선 차단에 대한 인식이 보편화되지 않은 시절이었다. 자외선은 피부 노화의 대통령쯤 되는데 말이다. 그래도 그때의 2030은 속은 늙지 않았다. 요즘 2030은 이와 정반대 상황이다. 이들은 겉보기에는 젊지만 속은 늙은 상태다. 국민건강보험공단 자료에 따르면, 2030 만성질환 환자가 빠르게 증가하고 있으며, 증가세가 중장년층보다 빠르다. 2022년 2030 당뇨병 진료 환자의 수는 13만 1846명으로, 10년 전(2012년, 7만 5868명)보다 74퍼센트 늘었다. 고혈압 환자는 같은 기간 15만 4160명에서 22만 3779명으로 45퍼센트 증가했다. 고지혈증도 9만 9474명에서 21만 4243명으로 증가해 2배 이상 늘었다. 요즘 2030의 건강 상태가 이러하니 50세가 넘은 가수 션이 2030보다 젊다고 생각하지 못할 이유가 없다. 숫자 나이나 겉으로 드러난 모습이 전부가 아니라는 말이다.

미국 의사이자 베스트셀러 《질병 해방》의 저자인 피터 아티아(Peter Attia)의 견해를 소개한다. 나는 이 책의 한국어판에 추천사를 쓰기도 했다. 그에 따르면 노화란 그저 시간의 경과만을 가리키는 게 아니라 시간이 지남에 따라 우리 몸속, 피부 밑, 장기와 세포에서 일어나는 과정이다. 노화는 기능 장애와 죽음에 대한 취약성 증가로 이어지는 생리적 무결성의 점진적 상실이라고 그는 말한다. 피터 아티아 역시 노화를 겉과 속의 총합으로 보고 있다.

내가 말하는 저속노화는 노화를 부정하지 않는다. 노년내과 의사로서 수많은 늙음과 마주해온 탓인지 나는 노화에 대해 감정을 덜어내고 바라볼 수 있다. 내게 노화란 혐오의 대상이 아니며(같은 맥락에서 내게 젊음은 욕망의 대상이 아니다) 의학적 상태이자 삶의 궤적이 만들어낸 결과일 뿐이다. 내가 생각하는 올바른 저속노화란 기본적으로 삶을 바라보는 관점과 내가 삶을 운영하는 원칙을 바꿔서, 나를 더 자기돌봄할 수 있는 삶을 디자인하고, 결국 매일 거듭하는 식사, 운동, 마음가짐, 수면 등이 선순환을 만들 수 있도록 시스템을 형성해 노화 속도를 느리게 만드는 것이다. 저속노화는 늙지 않는 불로나 단번에 젊음을 되찾는 회춘이 아니다. 노쇠를 욕조에 채운 물의 수위에 비유한다면, 수도꼭지를 약하게 틀어 물이 차오르는 속도를 늦추자는 것이다.

저속노화의 참뜻을 안티에이징 개념과 견주어 설명하면 이해를 도울 수 있을 것 같다. 저속노화와 항노화를 명확하게 분리해 설명한 문헌은 아무리 찾아봐도 잘 나오지 않는데, 독자들의 이해를 돕기 위해 내가 표로 만들어봤다.

표 1. 저속노화와 항노화 비교

	저속노화(aging-retardation)	항노화(anti-aging)
노화에 대한 태도	중립적	감정적
개인이 할 수 있는 것	많음	별로 없음
초점	내부 / 자신	외부 / 타인
관련 활동	자연스럽고 자기돌봄하는 생활 태도	보톡스나 필러 등 미용 시술

마지막으로 독자들에게 물어보고 싶다. 당신이 생각하는 노화 또는 자연스러운 나이 듦이란 무엇인가? 어떻게 나이 들고 싶은가? 이 질문을 평소 마음속에 품고 구체적으로 상상해보시면 좋겠다. 그리고 이를 위해 가장 바람직한 수단은 무엇일지도 함께 생각해보시면 좋겠다. 그러다 보면 저속노화에 대한 반감이 조금은 사그라들지도 모른다.

04 <u>오해 4</u> "어린이와 노화는 관계가 없다."

가속노화로 일찍 조숙해지는 아이들

"우리는 늙어서 노는 것을 멈추는 게 아니다.
노는 것을 멈추기 때문에 늙는다."

_조지 버나드 쇼

나는 아동 학대범으로 몰린 적이 있다. 이번에도 시작은 트위터(지금은 플랫폼 이름이 '엑스'로 바뀌었으나 이 책에서는 예전 명칭인 '트위터'로 표기하겠다)에서였다. 작년 8월, 아들이 평소 먹는 식사 사진을 올렸다. 그전부터도 나는 내 트위터 계정에 종종 '음식' 사진을 올리곤 했다. 렌틸콩을 넣은 신라면, 국물을 버리고 얼음을 넣은 후 렌틸콩을 추가한 너구리(줄여서 '꽁구리') 라면 사진 등등. 뜨악해하시는 분들이 있을지 모르겠지만, 내게는 간단하고 훌륭한 한 끼다(내가 음식에 까다로운 편은 아니다). '뜬금없이 웬 밥 사진이람' 하시는 분들이 계실지도 모르겠는데, 트위터는 원래 그런 곳이다. 자기가 올리고 싶은 트윗을 아무렇게나 올리는 곳.

사진 속 아들 밥상의 구성은 이러했다. 밥은 콩과 잡곡을 섞어 지은 것이었는데, 그 비율은 콩과 잡곡 35퍼센트, 찹쌀 15퍼센트, 백미 50퍼센트였다. 반찬으로는 코코넛 오일로 구운 광어 한 토막, 멸치볶음, 김을 주었다. 트위터에 올릴 사진을 정한 후 나는 아무런 생각과 의도 없이 '게시하기' 버튼을 눌렀다. 돌이켜보면 홀가분하기도 했다. 그즈음 나는 무슨 트윗을 올리면 좋을지를 항상 고민하던 중이라, 숙제를 마친 기분도 들었다.

문제(?)의 아들 식사 사진

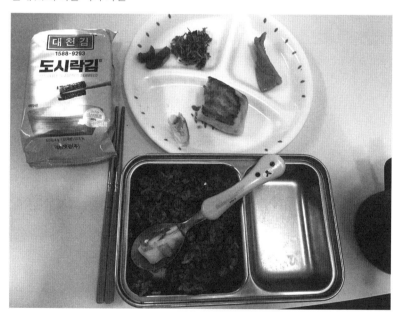

이쯤에서 다른 SNS와 구분되는 트위터만의 특징을 이야기해야 내가 사진 한 장 때문에 아동 학대범으로 몰린 경위가 설명될 듯하다. 트위터에서는 다른 SNS에 비해 정보가 굉장히 빠른 속도로 확산한다. 여기에는 리트윗(retweet, RT)이 큰 지분을 차지한다고 생각한다. 트위터리언들은 특정 트윗에 멘션(댓글에 해당), RT(재게시 RT, 인용 RT) 등으로 반응한다. 재게시 RT는 원문 퍼가기이고, 인용 RT는 자기 계정에 다는 댓글이라 할 수 있다. 인용 RT의 형식은 댓글 대상이 되는 게시물 위쪽에 자기 의견을 다는 것인데, 자기 계정에 업로드되므로 그것 자체가 하나의 새로운 트윗이기도 하다.

트위터에서는 멘션보다 RT의 파급력이 크다고 볼 수 있다. 하나의 트윗에 재게시 RT, 인용 RT 등으로 반응하는 것이 가능하므로 무한대로 퍼질 수 있기 때문이다. 이때 새로 생성된 트윗에 원트윗이 포함되는 것이 핵심이다. 이러한 메커니즘으로 트위터에서는 인용 RT를 읽는 것만으로도 맥락을 이해할 수 있고, 인용 RT가 퍼지면 원트윗도 같이 퍼진다. 관심이 집중되는 트윗에는 인용 RT가 수백에서 수천 개씩 달리곤 한다.

저속노화 식사 사진 한 장이
일으킨 파문

트위터의 특징이 정보의 빠른 확산이라는 것은 내가 올린 아들 식사 사진 트윗에서 잘 나타났다. 안타깝지만 나쁜 쪽으로. 이 사진을 올리고 난 후, 나는 한마디로 아동 학대범이자 사이비 종교 신자 취급을 받았다. 자기가 믿는 이론을 실현하고자 생체 실험 등의 온갖 비윤리적인 일을 저지르는, 주로 소설 같은 데 등장하는 과학자인 '매드 사이언티스트'라는 말도 들었다. 다시 말해 나는 '자기의 이상한 신조(저속노화)'에 미쳐서 자식까지 학대하는 사람이 되어 있었다. 어떤 사람은 양이 적음을, 어떤 사람은 식단의 부실함을 지적했다. 가령, 신선한 채소가 없다고 탓했다. 한창 클 나이의 아이라 노화 걱정을 할 필요가 없는데도 밥을 부실하게 주었다고 비난했다.

재미있게도 양이 적다는 비난의 근거인 사진이 비난을 반박하는 근거도 된다. 사진 속 숟가락을 보면 알겠지만 이 사진은 아이가 밥을 먹던 중에 찍은 것이다. 숟가락 위의 생선 토막은 반쯤 먹은 상태이고, 하얀 접시 위의 생선 토막은 일부분이 왼쪽으로 떨어져 나와 있다. 아들이 먹던 흔적이다. 내 기억으로는 밥이 담긴 칸 옆 칸에도 반찬이 무언가 있었는데 아들이 빨리 먹어치워 사진에는 아무것도 없는 상태로 찍혔다. 우리 집은 샐러드를 자주 먹는 편이다. 한 주에 먹을 샐러드를 용기에 소분해 미리 준비해놓기도 한다. 이것을 우리 가족은 '샐러드 김장'이라고 부른다. 한 끼에 채소 반찬이 없다고 해서 아예 먹지 않는 것은 아니라는 말이다. 그제야 나는 새삼 사람들이 사진 한 장으로 거의 모든 것을 판단해버림을 깨달았다. 이런 맥락성을 고려한다면, 밥을 먹기 시작할 때, 즉 멀쩡한 상태의 밥상을 찍어 올려야 했던 것이다.

고맙게도 편을 들어준 트위터리언들이 많았다. 문제는 사람이 좋은 것보다 나쁜 것을 강렬하게 기억하도록 만들어졌다는 사실이다. 일본 속담 중에 '은혜는 물에 새기고, 원수는 돌에 새긴다'라는 말도 있을 정도다. 물에는 무엇을 새기든 남지 않으나 돌에 새기면 천년도 간다. 타인에게 입은 고마움은 휘발되기 쉬우나 상처는 오래 남음을 잘 보여주는 속담이다. '오래된 상처'를 말할 때 관용적으로 '해묵은 상처'라는 표현을 사용하는데, 여기에서 '해묵은'은 '해+묵은'으로 여러 해 동안 묵힌 상처라는 뜻이다. 그렇다. 나는 이 사진을 둘러싼 부정적 반응에 상처받았다. 무엇보다 가족이 연루됐다는 점이 가장 마음 아팠다. 인터넷을 할 때 나만의 신조로 삼은 문구가 있다. 니체가 한 말, '나를 죽이지 못하는 것은 나를 강하게 만든다'. '나'에 가족도 포함될 필요가 있나 싶은 생각이 들었다. 인터넷에서 좋은 쪽이든 나쁜 쪽이든 유명해지는 것을 '사이버 도화살'이라고 한다. 나는 사이버 도화살이 있는 것이 확실했다.

여기에서 그쳤다면 그나마 나았을 텐데, 이 해프닝은 대거 기사화됐다. 트위터 안에서만 RT가 되던 아들 식사 사진을 포털 사이트 메인에 뜨는 뉴스에서 보게 될 줄이야. 그것도 '아동 학대 논란'이라는 표제와 함께. 이윽고 카카오톡은 지인들의 걱정을 끊임없이 실어 날랐다. 이걸 사이버 불링이라고 말해야 할지 모르겠다. 레거시 미디어로까지 확대됐으니 다르게 불러야 하지 않을까? 그러는 동안에도 시간은 흘렀다. 이후 이 사건을 둘러싼 여론과 주변의 걱정 등이 조금씩 수그러들었지만, 내 머릿속에서 소용돌이치던 혼란은 그칠 줄 몰랐다. 한동안 나는 답을 찾고 싶어 화두나 다름없는 질문을 붙들고 늘어졌다. '왜 이렇게까지 문제가 됐을까?' '안티에이징에 대한 피로 말고 또 무엇이 문제였을까?' 그렇게 트윗과 기사에 달린 댓글들을 읽고 또 읽던 어느 날이었다. 문득 한 생각이 머릿속을 번뜩 스쳤다. '아, 내가 올린 사진이 한국인의 '발작 버튼', 그러니까 역린을 누른 것일지도 모르겠다!'

먹는 것에 진심인 한국인은
어떻게 만들어졌을까?

'한국인은 먹는 것에 진심'이라는 말이 있다. 물론 먹는 것은 국적을 불문하고 인류 모두에게 중요한 문제이지만, 한국인은 다른 민족에 비해 유독 먹는 것을 중시한다. 인사말만 봐도 그렇다. 식사 여부를 묻거나("아침 드셨어요?") 앞으로 같이 밥을 먹자("언제 밥 한번 먹어요")는 내용이지 않은가. 사실 여기에는 이유가 있다. 한국인이 먹는 것에 어려움을 겪지 않게 된 지는 그리 오래되지 않았다. '보릿고개'라는 말을 다들 한 번쯤은 들어봤을 텐데, 매해 늦봄마다 반복되는 기근을 뜻한다. 쌀은 떨어졌고 보리 추수는 아직 할 수 없는 때로, 보통 5~6월이 보릿고개다. 지난해 가을에 수확한 쌀은 다 먹었고 보리가 여무는 시기는 아직 멀었기 때문이다. 이 보릿고개가 1970년대까지 존재했다. 불과 50여 년 전이다. 그러니 한국인은 먹는 것에 진심일 수밖에 없었다. 거기에다 대상이 아이였다. 우리 속담에 '논에 물 들어가는 것하고, 제 자식 입에 밥 들어가는 것이 가장 보기 좋은 모양'이라는 말이 있다. 유전자에 새겨진 존속 프로그램이다. 한국인의 먹는 것에 대한 집착과 자손의 안녕에 대한 본능이 합쳐졌으니, 파급력이 큰 것은 당연했다.

이 두 가지가 합쳐져 큰 영향력을 발휘한 사례가 또 있다. 바로 '우량아 선발 대회'다. 우량아(優良兒)란 영양과 발육 상태가 매우 좋은 아기를 뜻하는 말이다. 한국전쟁이 막바지에 이른 1953년의 어린이날 즈음에 이 행사가 처음 열렸다. 국가기록원 자료에 따르면, 정부는 전쟁으로 피폐해진 사람들의 마음을 다독이고자 대회를 적극 홍보했다. 전쟁으로 모든 것이 잿더미가 된 시절, 건강한 아이들을 보며 미래에 대한 희망을 얻고자 한 것이 아닐까 싶다. 우량아 선발은 신체 상태를 기준으로 했는데, 경주에서 최우량아로 뽑힌 생후 9개월 남아의 체중은 9.75킬로그램이었다. 현재 생후 9개월 남아의 소아 발육 표준치는 체중 약 9.3킬로그램, 신장 약 73.6센티미터, 머리둘레 약 45센티미터이니, 당시 사정을 고려하면 최우량아 호칭이 아깝지 않다.

우량아는 먹는 것보다는 유전자의 힘이 컸을 것이다. 전쟁 중 태어난 아이의 체격이 요즘 아이보다 좋은 것을 먹는 것으로 설명하기 어렵다. 하지만 우량아는 곧잘 먹는 것과 연결됐고, 기업은 이를 좋은 홍보 수단으로 삼았다. 1961년 〈경향신문〉에 실린 광고를 보자. 서울시 우량아 90명 중 42명이 특정 브랜드의 우유를 먹었단다. 1971년에는 아예 모 유제품 제조기업에서 우량아 선발 대회를 주최하기도 했다.

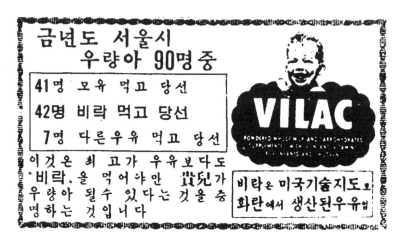

잘 먹여야 하는 대상은 비단 영아뿐만이 아니다. 2002년 방영된 MBC 예능 프로그램 〈느낌표〉 이야기다. 당시에는 0교시 수업 때문에 아침을 거르고 등교하는 고등학생들이 많았다. 해당 프로그램에서는 이들을 위해 학교에서 아침 식사를 차려주는 코너를 선보였고, 이 코너가 선풍적인 인기를 끌자 한때 0교시 수업이 잠시 중지되기도 했다.

이런 사실들을 종합하다 보니 사건의 본질에 가까워지며 '발작 버튼'이 분명하게 모습을 드러냈다. 아이에게 잡곡밥을 먹이는 것을 비판하는 반응 밑에 깔린 속내도 보였다. 사람들은 아이가 잘 먹는 것을 좋게 본다. '무쇠도 씹어 먹을 나이'에 잘 먹어야 키가 쑥쑥 큰다고 믿는다. 이와 더불어 이 사건에는 안티에이징에 대한 피로나 반감도 작용했을 텐데, 이에 대해서는 바로 앞에서 이미 다루었으니 여기에서는 넘어가자. 그렇다면 잘 먹어야 잘 큰다는 말은 100퍼센트 진실일까?

'잘 먹어야 잘 큰다'는 반만 맞는 말이다

결론부터 이야기하자면, 잘 먹어야 잘 큰다는 말은 반만 맞고 반은 틀리다. 아이들이 흔히 먹는 음식도 믿고 안심할 수 없는 요즘에는 더욱 그렇다. 탕후루처럼 누가 봐도 불량 식품인 음식도 있지만, 방심하는 어른들을 눈속임하는 음식이 많다. '단짠단짠', '맵단맵단'처럼 자극이 과한 맛이 유행하는 것도 문제다. 먹는 것에도 도파민을 추구하는 셈이다. 치킨도 그중 하나다.

2018년 서울시는 소비자시민모임과 함께 치킨에 든 당과 나트륨 함량을 조사했다. 가맹점 수 상위 여섯 개 프랜차이즈 브랜드의 배달 치킨 4종이 대상이었다. 조사 결과, 양념 치킨에 든 당 함량은 38.7퍼센트, 나트륨 함량은 28.1퍼센트 늘었다. 3년 전인 2015년 식품의약품안전처에서 조사한 결과와 비교해서다. 4종 중 양념 치킨에 든 당 함량이 가장 많았는데, 양념 치킨 반 마리만 먹어도 하루 당류 기준치의 약 4분의 1을 섭취하게 된다. 이는 '단짠단짠' 열풍에 영합한 결과로 보인다.

나트륨 함량 1등 품목은 치즈 치킨이었는데, 치킨에 든 나트륨은 대체로 높았다. 치킨 반 마리의 나트륨 평균 함량은 1590.7밀리그램으로 하루 기준치(2000밀리그램)의 79.5퍼센트에 달했다. 거기에다 배달 음식이 인기다. 코로나19 팬데믹으로 인한 사회적 거리 두기가 한몫했다. 배달 플랫폼 '배달의민족'의 2021년 매출은 2019년과 견주어 4배 이상 증가했다. 당과 나트륨 폭탄을 한 발짝도 움직이지 않고 집 안에 앉아 퍼먹게 된 것이다.

아동·청소년의 건강을 과신하는 풍조와 나빠진 식사 문화는 이들의 건강 상태 악화, 소위 가속노화로 이어졌다. 코로나19 팬데믹 기간 동안 어린이와 청소년 등 20세 이하 당뇨병 환자가 급증했다. 2020~2022년 사이 제2형 당뇨병으로 진단받은 환자는 1.41배 증가했다. 2017~2019년과 비교한 수치다. 제2형 당뇨병 발병의 주요 원인은 좋지 않은 생활습관이다. 연구진은 코로나19 팬데믹 당시 배달 음식을 많이 시키는 등의 식습관 변화가 당뇨병 증가를 유발했다고 지적했다.

다른 연구에 따르면, 동아시아 4개국(한국, 중국, 일본, 대만) 중 한국 소아·청소년의 비만·과체중 비율이 가장 높은 것으로 나타났다. 2010~2022년 각국 5~19세의 체중 분포 변화 및 비만 유병률 추세를 조사한 결과다. 자살률 등 나쁜 것 순위에 1등을 놓치지 않는 한국답다. 12년간 동아시아 4개국의 소아·청소년 비만 유병률은 꾸준히 증가했지만, 한국의 유병률은 독보적이다. 2022년 기준 한국 소아·청소년의 비만·과체중 비율은 남학생 43.0퍼센트, 여학생 24.6퍼센트로 드러났다.

아동·청소년도
가속노화의 예외가 아니다

'어린이가 웬 가속노화?'라고 생각할 분들도 있을 것이다. 흔히 성장과 노화를 별개로 취급하지만 둘은 사실 거의 같은 기전을 공유한다고 볼 수 있다. 양날의 검인 셈인데, 인간이 30만 년 전 수렵-채취 환경, 즉 에너지가 썩 충분하지 않은 환경에서도 잘 성장하고 후손을 만들어 종족을 보존할 수 있도록 진화된 시스템이 너무 오래 살게 된 요즘에는 노화에 기여하는 경로 체계로 작용하기 때문이다. 어렸을 때는 피가 되고 살이 되는 경로가 성체에게는 오히려 생존에 악영향을 줄 수 있다는 개념을 적대적 다면발현(antagonistic pleiotropy)이라고 한다.

이러한 성장과 발달의 분자 체계 중 가장 유명한 것이 인슐린-IGF1 경로와 mTOR이다. 이 시스템은 실질적으로 에너지 센서 역할을 하는데, 그렇다고 해서 성장기에 무한정 활성화돼서는 곤란하다. 어느 정도 이상의 대사 과잉을 경험하면 아이들도 제대로 성장하지 못하고 소아 비만, 성조숙증, 제2형 당뇨병 등 가속노화와 비슷한 변화를 겪는 것이다. 인슐린-IGF1에서 IGF란 인슐린 유사 성장인자(insulin-like growth factor, IGF)를 뜻한다. 이름처럼 인슐린과 유사한 분자구조를 가진 호르몬으로, 신체의 유지와 신진대사에 관여하며, 특히 태아 및 소아·청소년기 성장에 중요한 역할을 한다. 인슐린과 IGF1은 모두 전반적인 내 몸의 에너지 대사 상태를 감지해서, 환경이 좋은 상태라면 '성장, 세포분

열, 단백질 합성을 진행해도 좋다'라는 신호를 보낸다.

그래서 인슐린 유사 성장인자가 부족하면 느린 성장, 작은 체구, 지연된 발육과 같은 성장기 발달 장애가 나타난다. 성인이라면 골밀도와 근육 강도 저하 등의 증상으로 나타난다. 반대로 인슐린 유사 성장인자가 과잉되면 거인증 혹은 말단 비대증을 유발하고 암을 포함한 다양한 성인병 위험도가 증가한다. 재미있게도, 동물 모델에서 인위적으로 IGF1 결핍 상태를 만들면 성장이 지연되지만, 대신 수명이 무척 길어지는 의외의 결과를 만난다.

엠토르(mechanistic target of rapamycin, mTOR)는 세포의 분열, 성장, 근육의 단백질 합성 등에 관여하지만 과도하게 활성화되면 노화를 앞당기는 인체 시스템이다. 엠토르에는 두 가지 아형(subtype)이 존재하는데 mTORC1(mechanistic target of rapamycin complex 1)은 근육 성장에 필수적이나 염증을 심화시켜 노화의 가속 페달로 작용할 수 있다. mTORC2(mechanistic target of rapamycin complex 2)는 대사 건강에 꼭 필요한 경로다. 단순당, 정제곡물, 튀김, 붉은 고기 등은 mTORC1 경로를 자극해 노화를 촉진하는 것으로 잘 알려졌다. 특히 붉은 고기가 그렇다. 붉은 고기에 많이 포함된 류신, 이소류신, 발린 등의 가지 사슬 아미노산(branched-chain amino acid, BCAA)이 엠토르를 활성화하기 때문이다.

아동·청소년이 가속노화하면 성조숙증이 올 수 있다. 남아는 9세 미만, 여아는 8세 미만이면서 사춘기를 겪을 때 성조숙증이라 한다. 성호르몬인 테스토스테론과 에스트로겐이 일찍, 많이 분비되는 증상이 심하면 성조숙증으로까지 발전한다. 비단 성조숙증까지 가지 않더라도, 성호르몬은 제때 나오는 것이 좋다. 이는 성호르몬과 성장호르몬의 관계 때문인데, 성호르몬의 분비 시점은 유전적으로 타고난 키에 얼마나 도달할 수 있는지와 관련이 있어서다. 성호르몬이 알맞게 분비되면 키 크는 데 이롭다. 적절한 시점에 적정량으로 분비되는 성호르몬은 뇌에서 성장호르몬이 많이 나오게 돕고, 성장판에서는 연골세포의 분화를 촉진한다.

문제는 어느 수준 이상으로 성호르몬이 나올 때다. 과다 분비되는 성호르몬은 긴 뼈의 골화를 촉진해 성장판이 빨리 닫히게끔 한다. 얼마간은 키가 빨리 크는 것처럼 보일 수 있지만, 이내 성장이 멈추는 것이다. 남자는 고등학교 1~2학년, 여자는 중학교 1~2학년이면 키가 거의 자라지 않는데, 이때 성장판이 닫히고 성호르몬 분비가 느는 등 여러 변화가 생기기 때문이다. 성조숙증의 문제는 성장 방해에서 그치지 않는다. 특히 여성이 그런데, 생식계통이 두고두고 고생한다. 사춘기 후기에 다낭성 난소 증후군을 앓을 수도 있고, 난임과 조기 완경을 겪을 수도 있다. 초경이 빠르면 여성암에 걸릴 확률이 유의미하게 높아진다는 연구결과도 있다.

소아비만 자체도 키 성장에 좋지 않다. 어릴 때는 성장판이 열려 있고 연골이 덜 자라는 등의 이유로 뼈가 부드러워서 무게를 감당하는 힘이 약하다. 소아비만이 되면 성장판 손상, 골연골염, 대퇴골두 골단분리증 등의 심각한 정형외과질환이 생길 수 있다. 그간 '아이들은 먹는 게

살로 가는 것처럼 보여도 나중에는 다 키로 가는데, 굳이 왜 건강하게 먹여야 하느냐'라는 비난을 특히 많이 받았는데, 이 비난은 사실이 아닌 것이다.

키만 덜 크는 게 아니다. 키 말고도 대부분의 성인병은 어릴 때의 건강이 성인이 돼서까지 영향을 준 결과다. 생애 초기에 평생 써야 할 대사 소프트웨어에 왜곡이 생긴 탓이다. 소아비만은 조기 성인병으로 이어질 수 있다. 소아비만일 경우 고지혈증, 지방간, 고혈압, 당뇨 등을 앓을 수 있다는 뜻이다. 특히 고도 소아비만은 78퍼센트 이상이 이 중 한 개 이상의 합병증을 보인다고 한다. 소아비만 환아의 약 22.5~52.8퍼센트에서 비알코올성 지방간이 발생하며, 비알코올성 지방간염의 7~16퍼센트가 간경화로 발전한다.

성인병은 주로 40대 이후에 앓는 만성대사성질환을 뜻하지만, 어릴 때부터 앓을 수도 있다. 보통 우리가 성인병이라고 부르는 소위 대사증후군은 고혈당, 고중성지방혈증, 낮은 고밀도 콜레스테롤혈증, 복부비만, 고혈압 중 세 가지 이상을 동시에 앓는 상태를 말하는데, 대사증후군을 성인병이라 부르는 것은 병의 원인 때문이다. 대사증후군은 노화로 만성적인 신진대사의 불균형이 쌓여 걸리는 질환인데, 옛날에는 보통 40대 이후에 이런 상태가 됐으므로 '성인'병이라 부른 것이다. 하지만 성인병은 투표나 운전면허 취득처럼 나이로만 가늠할 수 없는 다른 문제다. 명칭은 성인병일지라도 나이 문제는 부차적이며, 소아·청소년도 대사 과잉이 쌓이면 이런 병에 걸린다. 건강보험심사평가원 자료에 따르면, 2023년 10대 고지혈증 환자가 63.7퍼센트나 증가했다. 같은 시기 당뇨병은 16.8퍼센트, 고혈압은 9.1퍼센트 늘었다.

젊은 성인병 환자는 치료가 더 까다롭다. 젊은 나이 탓에 건강에 대해 자만하기 때문이다. 진단도 잘 받지 않고, 관리도 잘 하지 않는다. 한국 사회구조와 결부되면 문제는 더 심각해진다. 우선 100세 시대다. 늘어난 수명만큼 더 오래 아파야 한다. 성인병뿐 아니라 합병증 때문에도 그렇다. 합병증이라는 이자가 붙는 것이다. 이자가 시간에 따라 증가하듯 합병증도 그렇다. 고지혈증의 합병증으로는 심혈관계질환, 뇌혈관계질환, 말초혈관질환 등이 대표적이다. 그 결과, 신체 기능과 인지 기능, 삶의 질이 두루 떨어지면 침상에서 보내야 할 노년이 길어진다. 시간에 따른 노화에 덤이 더 붙는 셈이다. 저출생·고령화 추세도 언급하지 않을 수 없다. 아픈 젊은 층이 증가하면, 노동력 부족과 돌봄 부담이 더 악화된다.

아이들도 자기돌봄할 수 있는
환경이 필요하다

지금까지 무서운 이야기만 늘어놓았으니 이제 해결책을 줄 차례다. 기본적으로 식사가 매우 중요하다. 그렇다고 해서 렌틸콩만 잔뜩 퍼먹을 필요는 없다. 앞에서도 언급했지만, 나는 아들 밥에 찹쌀 15퍼센트, 백미 50퍼센트를 넣어서 준다. 집에 간식 상자도 있다. 적당히 즐길 것은 즐겨도 된다는 뜻이다. 또한, 아이들은 더 많은 신체 활동이 필요하다. 성장호르몬 분비와 근육 회복, 대사 시스템 정상화를 위해서다. 어릴 때 신체 활동을 해두면 더 좋은 점은 두고두고 평생 써먹을 수 있다는 것이다. 이렇게 운동을 권장해도 모자랄 판에 안타깝게도 학교에서는 체육 수업 시수를 줄이고, 가정에서는 늦은 밤까지 학원 뺑뺑이를 돌린다. 뺑뺑이 사이에 급하게 초가공식품으로 끼니를 때우는 일은 예사다.

수면도 중요하다. 예전에 '사당오락'이라는 말이 있었다. 4시간 자면 합격하고, 5시간 자면 떨어진다는 뜻이다. 나는 이 말이 경쟁자를 떨어뜨리기 위한 흑색선전이 아닐까 의심스럽다. 이 책에서 나중에 더 이야기하겠지만, 몸과 뇌가 성장하고 회복하는 데 필요한 적정 수면 시간을 채워야 사람의 성능도 좋아진다.

스트레스 관리도 빼놓으면 서운하다. 유산소운동은 스트레스 해소에도 아주 좋다. 잦은 숏폼 시청, SNS 이용은 스트레스를 유발한다는 연구 결과가 있으니 줄이는 편이 좋겠다. 내가 늘 이야기하는 저속노화 생활습관을 통한 자기돌봄은 아이들이라고 해서 예외가 아니다. 더불어 아이들이 자기돌봄을 할 수 있는 환경을 사회적으로 갖춰나가도록 어른들이 함께 노력해야 함은 두말할 것도 없다.

05 <u>오해 5</u> "유튜브에 있는 건강 정보는 다 맞다."

건강 괴담에 속지 않는 방법

"대단한 주장은 대단한 증거를 필요로 한다."

_칼 세이건

세상에는 괴담이 참 많다. 뭘 먹으면 죽는다, 뭘 먹어야 낫는다, 이런 식의 이야기들. 가령, 진료실에서 고지혈증 약을 먹으면 치매에 걸린다는 괴담을 듣고 온 환자로부터 처방약을 끊어달라는 요구를 들을 때가 많다. 사실은 그 반대다. 고지혈증은 랜싯위원회에서 제대로 치료하면 치매 예방에 도움이 될 수 있는 위험인자로 2024년 공식적으로 인정받기까지 했다. 최근에는 콩 또는 현미 섭취가 오히려 건강을 해친다는 황당한 이야기를 들었다. 콩 또는 현미에 신장에 나쁜 옥살산이 많이 들었기 때문이란다. 이 말을 한 사람이 나와 같은 업에 종사하는 사람인 데다 관련 연구를 제시해서 혼란이 가중된 모양이었다.

여기에서 다시 강조하건대, 콩 또는 현미 섭취는 건강에 이로움을 준다. 실제 대규모 데이터를 보면, 콩 섭취는 수명 증가와 관련이 있을 뿐만 아니라, 채소 등으로 섭취하는 옥살산의 양이 많은 사람이 오히려 더 적은 요석(요로돌)을 경험한다는 데이터도 존재한다. 입으로 들어가는 옥살산이 모두 체내에 흡수되는 것도 아니다. 채소 등으로 섭취한 옥살산은 위장에서 칼슘과 결합해 빠져나간다. 그뿐만 아니라 요석은 만성 염증 상태와 밀접한 관련이 있는데, 기본적으로 건강한 식습관을 경험하는 사람들은 만성 염증 자체가 오히려 적어서 체내에 요석이 덜하다는 설명이다.

'건강 괴담'과 관련해 또 다른 경험도 있다. 비타민을 과량 섭취하는 것이 건강에 그다지 이롭지 않을 가능성이 높다는 이야기가 포함된 영상을 올리자, 메가도스 비타민을 먹고 본인의 병을 고쳤다는 간증 같은 댓글과 함께 인신공격이 가해지기도 했다. 현실에서 과학과 숫자에 기반한 증거를 백번 말한들 감정을 앞세운 내러티브를 이기는 것은 아주 어렵다. 기본적으로 인간은 내러티브에 매우 약하기 때문이다. 게다가 이런 괴담들은 아주 자극적이라서 전파가 잘 된다. 관련 연구 전공자가 아닌 경우라면, 진위를 파악하기도 어렵다.

의학적·과학적 근거에 기반한 이야기라고 말하면, 곧장 식품 업계와 제약 회사의 음모론 이야기가 나온다. 물론 나쁜 의도를 가진 논문이 전혀 없지는 않다. 적절한 가정 아래에 올바르게 실험한 결과를 이용해 논문을 쓴다면 문제가 없으련만, 현실은 그렇지 않다. 잘 알려진 사례로 담배 업계의 관련 연구 개입을 들 수 있다. 일부 담배 회사에서 실험 결과를 조작하는 등의 방식으로 공중보건 정책에 영향을 주고자 시도했던 것이다.

1988년 미국에서 실내공기연구센터(Center for Inside Air Research, CIAR)가 설립됐다. CIAR은 외견상 독립 연구소였지만, 연구 주제 선정과 결과 활용 면에서는 담배 업계의 이익을 대변했다. 동료 평가를 거친 연구 프로젝트의 70퍼센트는 담배 외의 실내 공기 오염원을 조사했는데, 이는 간접흡연에 대한 관심을 다른 요인으로 돌리려는 의도였다. 한편, 담배 회사가 직접 고른 특별 연구 과제의 3분의 2는 간접흡연과 관련됐지만, 대부분은 간접흡연이 건강에 미치는 영향보다 노출 정도의 측정에 치중했다. 연구 디자인 자체를 담배 업체에 유리하게 구성해 간접흡연의 위험성을 과소평가하도록 설계한 것이다. 이렇게 왜곡된 데이터는 일반인의 간접흡연 노출 수준이 유의미한 위해를 주지 않는다는 근거로 둔갑해 담배 업계에 유리하게 활용됐다. CIAR이 지원한 과제 중 일부는 각종 입법·규제 청문회에 제출됐으며 연구자들은 간접흡연이 유해하지 않다고 증언했다.

담배 업계가 한 나라를 넘어 세계 차원의 연구에 개입한 사례도 있다. 세계보건기구(World Health Organization, WHO) 산하의 국제암연구소(International Agency for Research on Cancer, IARC)는 1990년대 대규모 연구를 수행, 간접흡연이 비흡연자의 폐암 발병 위험을 16퍼센트 증가시킨다는 결과를 발표했다. 그런데 담배 회사들은 해당 연구의 통계 일부를 교묘하게 이용해 언론에 간접흡연으로 인한 폐암 발병 위험의 증거가 없다고 홍보했다. 이것은 담배 업계에서 IARC의 연구를 무력화하기 위해 판을 짠 결과였다. 담배 업계는 먼저 IARC의 연구 자체를 반박할 목적으로 설계된 연구를 진행했다. 이를 통해 IARC의 연구 신뢰도가 의심받았다. 담배 업계는 언론 조작 및 정부 로비도 실행했다. 담배 회사 필립 모리스는 IARC가 10년간 투입하는 연구비(약 200만 달러, 한화로 약 29억 원)와 맞먹는 돈을 단 1년 동안 반박 연구 지원과 언론 개입 등 대응 행동에 쏟아부을 계획을 세웠다.

　하지만 적어도 지금은 이런 식의 음모가 연구 결과에 개입돼 전체 인구 집단 대상의 가이드라인에까지 영향을 주기는 아주 어렵다. 앞으로 설명할 증거기반의학 개념 덕분이다. 의학적·과학적 근거를 이해하는 자세가 뒷받침되면 괴담의 유포를 어느 정도 막을 수 있다. 설령, 잘못된 주장이 매체 등에 나와도 대중이 이에 덜 휘둘리게 된다.

의학 정보와 지식에도
단계가 존재한다

의학 정보와 지식을 어떻게 분석하고 활용하는지는 노화와 건강을 비롯해 다양한 문제에 적용될 수 있다. 의학 연구에서 얻어진 증거들은 각각의 단계마다 신뢰도가 다르며, 이 증거들이 모여 전문가의 권고나 가이드라인을 형성한다. 여기에는 작은 실험실 연구부터 거대한 인구 집단 대상 연구까지 폭넓은 스펙트럼이 존재한다. 분자생물학적 기초 연구부터 동물실험, 관찰 임상 연구, 무작위 대조 임상 시험, 그 결과를 종합한 메타 분석과 체계적 문헌 고찰 등으로 이어지는 계단식 증거 구축 과정을 이해하면, 우리가 접하는 건강 정보가 어느 수준에 있는지 대략 가늠할 수 있다.

가장 먼저 분자생물학적 연구는 말 그대로 시험관이나 세포 수준에서 질병의 기초 원인을 탐구한다. 예컨대 암 연구라면 특정 유전자가 세포분열을 어떻게 조절하는지, 알츠하이머병 연구라면 어떤 단백질이 뇌세포에 쌓여 인지 기능 저하를 부르는지 밝혀내는 식이다. 기초과학 연구는 질병의 원인을 이해하는 데 필수적이다. 하지만 시험관이나 세포에서 나타난 현상이 사람 몸에서도 똑같이 일어날지는 미지수다.

예를 들어, 시험관에서 어떤 채소가 '죽음의 성분'을 함유했다는 연구 결과는 그 성분이 실제 사람 몸에서 어떻게 작용하는지는 아직 모르는 단계일 수 있다. 그 죽음의 성분이라는 것은 사실 우리가 먹는 대부분의 음식에도 소량 들어 있으며, 특정 채소에는 극미량 들어 있기에 인체에 의미 있는 영향은 없을 가능성이 높다. 물도 대량을 섭취하면 죽을 수 있고, 많은 사람이 일상적으로 섭취하는 아세트아미노펜(타이레놀)도 하루 4그램 이상을 섭취하면 간독성으로 위험을 경험할 수 있다. 이런 의미는 삭제된 채, 많이 먹으면 죽음에 이를 수도 있는 성분이 어쨌든 '함유'됐다는 연구 결과는 어느새 '죽음의 채소'라는 말로 둔갑한다. 이런 논리에 기반해 죽음의 채소 대신 붉은 고기를 더 많이 먹어야 한다고 부르짖는 이들이 살짝 빼놓고 언급하지 않는 사실이 하나 있다. 붉은 고기를 심지어 IARC가 공식적으로 발암물질로 분류했다는 점이다.

다음으로 동물실험 단계다. 이 단계에서는 파리·쥐·토끼 같은 동물 모델을 활용해 새로운 약물이나 치료법을 시험한다. 동물은 인간과 유전적·생리적으로 어느 정도 유사해, 인간에게 해당 약물이나 치료법이 효과가 있을지 '힌트'를 준다. 그러나 동물과 인간은 엄연히 다르다. 실제로 제약 분야의 경우 동물실험 단계에서 성공적이었던 신약 후보들 중에 사람에게도 효과적이라고 승인받는 것은 10퍼센트도 채 안 된다고 한다. 결국 동물실험에서 괜찮아 보였어도 인간에게 적용할 땐 다시 신중히 검증해야 한다.

그 다음은 임상 연구다. 임상 연구는 실제 사람을 대상으로 한 연구로 크게 관찰 연구와 중재 연구로 나뉜다. 관찰 연구는 연구자가 어떤 개입을 하지 않고, 피험자의 생활습관이나 노출 여부를 그대로 지켜보며 건강 결과를 확인하는 방식이다. 예를 들어, 수천 명의 생활습관과 식단, 운동, 각종 건강 상태 등을 몇 년간 추적해 특정 식습관을 가진 사람에게서 암이 더 많이, 혹은 덜 발생하는지 등을 알아보는 코호트(cohort) 연구, 이미 질병이 생긴 사람과 생기지 않은 사람이 과거에 경험한 일들(이를 어려운 말로 '노출'이라고 한다)을 비교하는 환자–대조군 연구 등이 관찰 연구에 속한다.

관찰 연구는 대규모 데이터를 비교적 장기적으로 축적하기 쉽고 실제 생활을 반영한다는 장점이 있지만, 인과관계를 단정하기에는 부족한 면이 있다. '어떤 음식을 즐겨 먹는 사람은 암이 적게 발생했다'라는 결과가 나왔을 때, 그것이 정말 그 음식 때문인지, 아니면 별도의 유전이나 운동 습관, 다른 식생활 차이 때문인지 분명히 가리기 어렵기 때문이다.

반면, 중재 연구에서는 연구자가 직접 개입한다. 흔히 임상 시험(clinical trial)이라고 부르며, 특히 무작위 대조 시험(randomized controlled trial)이 가장 높은 신뢰도를 가진다. 이는 참가자들을 무작위로 실험군과 대조군으로 나눈 뒤, 실험군에는 어떤 신약 혹은 특정 영양 보충제를, 대조군에는 위약(가짜 약)이나 기존 표준 치료를 적용하고, 향후 결과를 비교하는 방식이다. 무작위 배정을 통해 두 그룹 간에 다른 변수가 평균적으로 비슷하게 섞이게 하므로, 결과의 차이를 약물이나 개입의 '효과'로 해석하기 용이하다.

예컨대 특정 비타민 보충제가 암 예방에 효과가 있는지 알고 싶다고 치자. 중재 연구는 수천 명을 무작위로 두 그룹으로 나누고 한쪽에는 해당 비타민을, 다른 쪽에는 가짜 약을 주어 여러 해에 걸쳐 암 발생률을 추적한다. 이렇게 했을 때 통계적으로 의미 있는 차이를 보인다면 그 비타민의 효과일 가능성이 높아진다.

그런데 관찰 연구와 중재 연구 결과는 생각보다 다르게 나오는 경우도 많다. 과거에 β-카로틴(베타카로틴)이라는 항산화 비타민이 폐암 위험을 낮춘다는 연구가 관찰 연구 수준에서 몇 차례 보고됐다. 담배를 피우는 사람 가운데 베타카로틴 섭취량이 많은 사람이 상대적으로 폐암 발병률이 적었다는 역학 통계였다. 하지만 실제로 무작위 대조 시험(학계에서는 이 연구를 'ATBC 연구'라 부르는데, '알파토코페롤[AT]과 베타카로틴 [BC]의 암 예방에 대한 연구'의 줄임말이다)을 해보니, 베타카로틴을 꾸준히 복용한 집단에서 오히려 폐암 발병률이 높아진 것으로 나타났다. 이런 사례는 관찰 연구에서 발견된 상관관계가 인과관계와는 별개일 수 있음을 극명히 보여준다.

이제 지식을 합칠 차례다. 의학 지식의 최종 단계는 개별 연구들을 종합하는 대규모 메타 분석이나 체계적 문헌 고찰이다. 메타 분석은 동일한 또는 유사한 연구들을 여러 개 모아 통계적으로 통합해 전체 추세를 파악하는 과정이다. 어떤 연구는 결과가 긍정적이고 어떤 연구는 부정적이었을 때, 메타 분석으로 평균적인 효과를 볼 수 있다는 장점이 있다. 체계적 문헌 고찰은 특정 주제에 대해 높은 수준의 연구들을 골고루 모아, 그 결과와 질을 꼼꼼히 평가해 종합 결론을 내리는 과정이다. 다수의 무작위 대조 시험을 포함해 메타 분석까지 이루어진 체계적 문헌 고찰이 있으면, 그 분야에서는 비교적 '근거 수준이 높은 결론'을 얻은 셈이다. 대표적으로 코크란(Cochrane) 연합이 다양한 질환별로 체계적 문헌 고찰 보고서를 펴내, 임상 현장의 의사나 보건 정책 입안자들에게 신뢰할 만한 기준점을 제시한다. 이렇게 여러 연구가 차근차근 쌓여가면서, 국가나 국제기구에서 실제 가이드라인을 만든다. 만성질환 치료나 예방 가이드라인도 이렇게 형성된다. 즉, 우리가 병원에서 처방받는 약품 중 건강보험의 지원을 받는 주요 치료제라면, 이미 이 복잡한 검증 단계를 모두 통과했다고 볼 수 있다.

정리하면, 시험관이나 동물실험으로 시작한 아이디어가 작은 규모의 인체 대상 연구를 거치고, 다음으로 좀 더 큰 임상 시험으로 확대된 후, 최종적으로 여러 연구 결과가 메타 분석으로 통합될 때 비로소 '이 약은 확실히 효과가 있다'라거나 '이 식습관은 실제로 질병 위험을 낮춘다'라는 식의 결론이 나온다. 그러므로 일반 대중은 특정 뉴스나 유튜브 영상을 볼 때, 그 정보가 과연 어느 단계의 연구 근거에 기반했는지 확인하는 습관을 지닐 필요가 있다. 예컨대 '어느 성분이 암세포를 죽였다'라고 했을 때 이 연구는 시험관 수준일 수 있고, '어느 음식을 먹는 사람이 장수했다'라고 했을 때 이것은 관찰 연구 결과일 수도 있다. 물론 무작위 대조 시험이나 메타 분석 결과라도 해석에 주의해야 한다. 하지만 적어도 의학 지식의 단계가 어떻게 구분되는지 알고 있으면 건강 괴담에 휩쓸리지 않을 가능성이 커진다.

넘쳐나는 의학 정보를 대하는
우리의 올바른 자세

이제 한 단계 더 올라가보자. 증거들을 모으고 모아서 실제로 사람들의 행동이나 정책에까지 영향을 미치는 권고안을 만드는 단계다. 의학 연구에는 증거의 계층(hierarchy of evidence)이라는 것이 있어서 연구 설계와 규모, 반복 검증 여부 등에 따라 근거 등급을 매긴다. 가이드라인이나 전문가 권고는 이러한 근거를 토대로 만들어진다. 이전에는 권위 있는 학자의 개인적 견해나 전통적인 방식이 큰 영향을 미쳤지만, 현대 의학계는 '과학적 증거'에 훨씬 더 비중을 둔다. 이럴 때 '이 근거가 무작위 대조 시험으로 나왔는지', '체계적 문헌 고찰로 재검증됐는지' 등이 매우 중요한 지표로 작용한다.

증거기반의학(Evidence-Based Medicine, EBM)은 1990년대에 본격적으로 자리 잡았다. 미국계 캐나다 의사이자 증거기반의학의 선구자인 데이비드 새케트(David Sackett) 등은 1997년 발표한 글에서 EBM을 '최고의 외부적 연구 증거, 임상 전문성, 그리고 환자 가치의 통합'이라고 정의했으며, 의사는 이 세 요소를 모두 고려해야 한다고 제안했다. 통상적으로 연구 증거는 근거 수준(level of evidence)으로 나뉘는데, A급(가장 높은 수준)은 여러 개의 무작위 대조 시험이나 그 메타 분석이 일관된 결과를 보여줄 때, B급은 비교적 양질의 연구 몇 편이 있거나 관찰 연구가 다수 모였을 때, C급은 전문가 의견이나 사례 보고 정도일 때 주어진다. 그리고 이를 토대로 '1급 권고(매우 강하게 시행하라)', '2급 권고(상황에 따라 고려하라)' 등으로 임상 가이드라인에서 제시한다.

가이드라인은 흔히 국제 학회나 다국적 전문가 모임에서 작성된다. 예컨대 심장 분야에서는 유럽심장학회(European Society of Cardiology, ESC)나 미국심장협회(American Heart Association, AHA)가 주기적으로 임상 시험 및 메타 분석 결과를 리뷰해, 새로운 가이드라인을 내놓는다. 그래서 신약에 대한 한두 편의 긍정적 논문이 나왔다고 바로 권고가 바뀌지 않는다. 여러 연구에서 반복적으로 효과가 확인돼야 가이드라인이 수정된다. 이처럼 증거기반의학 개념이 자리 잡은 덕분에, 특정 업체나 자본이 의도적으로 왜곡한 논문을 내더라도, 이를 무작정 가이드라인에 반영하기는 점점 어려워졌다.

그렇다면 연구 전공자가 아닌 일반인이 특정 의학 정보를 대할 때는 어떻게 대처해야 할까? 첫째, '이것만 먹으면 병이 다 낫는다'라거나 '과학계가 숨기고 싶어 하는 죽음의 성분' 같은 자극적인 표현은 우선 경계하는 자세가 필요하다. 너무 단순하거나 극단적인 주장은 진실일 가능성이 희박하다. 실제로도 식품 하나가 모든 병을 치료한다거나, 특정 물질만 먹으면 10년 더 살 수 있다는 식의 주장을 뒷받침하는 근거는 거의 없다.

둘째, 단일 연구 결과만으로 결론을 내리지 말자. 특히 소규모 연구의 결과는 후속 대규모 연구에서 부정되는 일도 많다. 예전에 영국 소아과 의사 한 명이 12명만을 대상으로 연구해 MMR(홍역-볼거리-풍진) 백신이 자폐증을 유발할 수 있다고 주장하는 논문을 펴낸 적이 있다. 이 논문이 언론을 통해 크게 보도되자 부모들이 백신 접종을 기피하는 현상이 확산됐고, 그 결과로 집단면역이 부실해져 실제로 홍역이 재유행하기까지 했다. 그러나 후속 연구에서 그 논문이 조작됐다고 밝혀져 이 주장은 철회됐을 뿐만 아니라 이 의사는 의료 면허까지 박탈당했다. 이후 덴마크 등에서 이루어진 대규모 연구에서 MMR 백신과 자폐증 사이에는 아무런 상관이 없다는 사실이 분명히 드러났음에도, 한번 널리 퍼진 괴담은 쉽게 사라지지 않았다. "온갖 연구들이 백신 안전성을 입증했다"라는 말은 잘 전파되지 않지만, "백신이 위험하다"라는 괴담은 대중들 사이를 떠돌며 공포심을 자극하기 좋기 때문이다.

셋째, 해당 사안에 대해 이미 공신력 있는 학회나 공공기관(세계보건기구, 미국 질병통제예방센터, 보건복지부, 식품의약품안전처, 관련 의학회 등)이 내놓은 권고나 가이드라인이 있는지 확인해보자. 이런 기관들은 수많은 논문을 모아 검토한 뒤 발표하기 때문에, 개인이 인터넷 검색으로 파악할 수 없는 방대한 근거를 기반으로 한다.

증거기반의학 관점에서 본
노화와 장수의 메커니즘

이제 의학 정보 분석의 틀을 노화와 장수 연구에 접목해보자. 사람의 수명은 무척 길며, 연구자도 한 명의 인간이기에 피험자들과 더불어 나이 들고 언젠가는 사망한다. 그렇기 때문에 노화에 대한 연구는 무작위 대조 시험 등 고전적인 연구 방법을 무조건 따르기에는 어려운 경우가 많고, 잘 설계된 관찰 연구의 힘을 빌려야 할 때가 많다. 예를 들어, 특별히 성공적인 모습으로 나이 든 이들의 사례를 살펴보는 식이다. 대표적으로 슈퍼 에이저(super-agers) 연구가 있다. 슈퍼 에이저란 80세가 넘었는데도 중년 수준의 인지 기능을 유지하거나 그 이상으로 뛰어난 고령자들을 가리킨다. 에밀리 로갈스키(Emily Rogalski) 등 미국 노스웨스턴대학교 연구팀이 이들의 뇌를 MRI로 찍어 일반 노인과 비교했더니, 전두엽과 전대상피질 등 특정 부위가 훨씬 두껍거나 퇴행이 적었고, 심지어 50~60대보다 더 두텁게 보이는 부분도 있었다. 뇌병리학적 검사에서도 알츠하이머 관련 이상 단백질이 적었다. 이들은 인지 테스트 점수도 높았고, 성격 검사에서 긍정적이고 사회적 교류가 활발한 성향을 보이는 경향이 있었다.

100세인 연구도 빼놓을 수 없다. 세계적으로 100세 이상 인구가 늘면서, 이들 장수자의 특징을 추적한 연구들이 활발히 진행됐다. 대표적으로 미국 보스턴대학교가 주도한 '뉴잉글랜드 100세인 연구(New England Centenarian Study, NECS)'가 있는데, 수많은 100세인들을 오랫동안 관찰한 결과, 이들은 흔한 만성질환(심장병, 암, 당뇨 등) 발병을 보통 사람들보다 훨씬 늦게 경험하거나, 비교적 짧게 앓고 생을 마감하는 경향이 있었다. 이를 '이환 압축(compression of morbidity)' 현상이라 부른다. 쉽게 말해, 생의 거의 마지막 순간까지 비교적 건강하게 살다가 짧은 기간에 집중적으로 병을 앓고 세상을 떠난다는 것이다. 110세 이상을 사는 초장수자일수록 이 환상적인 이환 압축이 더 두드러지는 모습이었다. 게다가 100세인에게는 어느 정도 유전적 요인도 작용해, 형제자매나 자녀도 장수하는 비율이 높았다. 특정 유전자 변이가 반복 확인되기도 하지만, 장수에 관여하는 유전자는 여러 개가 복합적으로 작용하는 듯하다.

이러한 연구를 종합하면, 건강한 노화(healthy aging)나 장수의 비결은 결국 크고 작은 요소들이 복합적으로 어우러진 결과로 보인다. 기본은 과도한 염분과 포화지방을 피하는 등 균형 잡힌 식사, 신체 활동, 적절한 체중, 사회적 유대, 금연과 절주 등과 같은 '뻔한' 생활습관들이 핵심이다. 이에 대해서는 이미 관찰 연구와 중재 연구가 어느 정도 누적됐고, 100세인 코호트 연구까지 종합적으로 보면, '나쁜 습관보다 좋은 습관이 건강과 수명에 유익하다'라는 결론은 흔들림이 없다.

의학 정보가 이처럼 단계별 연구와 검증을 거쳐야 한다는 사실을 알면, 흔한 괴담에 흔들리지 않을 수 있다. 식품 업계와 제약 회사의 이해관계가 전혀 반영되지 않는다고 확언할 수는 없지만, 이제는 국제적 수준의 동료 평가 체계와 연구 디자인 검증, 메타 분석 같은 장치들이 존재한다. 따라서 극소수의 '음모론적' 논문이 의료계 전체 권고나 가이드라인을 좌지우지하기는 어렵다. 설령, 음모가 있다 하더라도 그 음모를 기반으로 왜곡된 연구가 양질의 저널에 출간될 가능성이 낮은 것이 현실이다.

나 역시 연구자로 일하며 기초 연구와 임상 연구를 모두 경험해봤고, 의학적 증거를 쌓는 작업이 얼마나 고되고 엄격한지 절감했다. 논문 한 편이 나오기 위해서는 수차례 동료 평가와 수정, 자료 검증 과정을 거쳐야 한다. 고의적으로 '죽음의 성분'을 권유하는 논문을 최고 수준 저널에 게재해 전 세계 의료인에게 영향을 끼치는 일은 상상하기 어렵다. 연구와 동료 평가라는 시스템이 제대로 작동하고 있기 때문이다.

그러므로 일반 대중으로서 의학 정보를 받아들일 때는 지나치게 자극적인 정보에 흔들리기보다 증거가 갖춰진 권고안을 우선 확인하면서 꾸준히 건강한 생활습관을 유지하는 자세가 좋다. 더불어 노화에 대해서도 지나치게 두려워하기보다 차근차근 대비하는 태도가 좋다. 증거기반의학 개념을 이해하면, 세상에 퍼진 괴담에 흔들리지 않고 오히려 더 건강한 삶을 가꾸는 데 도움이 된다.

마지막으로, 무엇을 먹으면 죽는다거나, 만성질환을 치료하면 큰일 난다거나, 통곡물 섭취가 치명적이라는 등 과도한 공포심을 조장하는 이야기에 휩쓸리지 않아도 된다는 점을 다시 반복해서 강조하고 싶다. 잘 정립된 의학적 근거를 바탕으로 자신에게 맞는 건강 전략을 찾아 실천한다면, 의학과 과학이 안내하는 길 위에서 더 건강한 노화를 누릴 수 있을 것이다.

2장

저속노화를
실천하고 싶은
사람에게

건강에 대한 잘못된 통념들

01 <u>통념 1</u> "잠은 부족해도 견디면 된다."

수면은 옵션이 아니라 선순환의 출발점이다

"잠은 최고의 명상이다."
_달라이 라마

저속노화를 실천하려면 무엇부터 해야 할까? 저속노화는 인생 전반을 아우르는 개념이기에 무엇부터 시작할지 감을 잡기가 어려울 수 있다. 내가 관찰한 바에 따르면 사람들은 대체로 무엇인가를 사는 것에서부터 시작한다. 특히 렌틸콩 등의 잡곡, 두유, 저속노화 협업 제품 등 먹거리와 관련된 제품부터 사 들인다. 하지만 나는 잠부터 잘 챙기시라고 권한다. 물론 매일 적정 수면 시간을 사수하는 일이 결코 쉽지는 않다는 것을 안다. 우리나라의 사회구조 속에서 잠을 우선 챙긴다는 것은 삶의 성취나 즐거움을 잠재적으로 희생해야 할 수도 있음을 뜻한다. 잠을 자는 데는 돈이 들지 않지만, 사실 잠을 충분히 자는 것만큼 값비싼 대가를 치러야 하는 일도 없다. 내가 늘 이야기하듯 잠과 스트레스, 나의 음식 취향 세 가지 중 어느 한 가지만 나빠져도 나머지 두 가지가 무너지며 악순환의 고리가 만들어진다.

문제는 수면에 대한 인식이다. 우리는 대개 잠을 긍정적으로 받아들이지 않는다. 청소년기부터 그러했다. 잠은 즐거움을 뺏는 불청객으로 여겨지기 십상이다. 늦은 시간까지 컴퓨터나 스마트폰에 몰두하고 있으면 "이제 그만하고 자라!" 하는 호통이 날아든다. 세상의 모든 재밌는 일은 밤에 일어나는데도 말이다. 성인이 되면 잠은 더 나쁜 취급을 받는다. 이제 잠을 얼마나 줄이며 생활하는지가 유능함을 판별하는 기준으로 둔갑한다. 밤새우거나 적게 자고도 멀쩡한 듯 일하는 사람은 찬사를 받는다. 밤을 잘 새우는 것이 젊음을 상징하기도 한다. 나이 듦을 한탄하는 사람들은 흔히 이렇게 말한다. "소싯적에는 며칠 밤을 새워도 멀쩡했는데, 이제는 그게 어려우니 나도 늙었구나."

충분히 못 잤을 때
우리 몸에서 벌어지는 일들

동화 〈파랑새〉를 기억하는가? 두 남매가 파랑새를 찾아서 여행을 떠났다가 온갖 일을 겪고 나서 집에 돌아온 뒤에야 집에서 기르던 새가 그토록 찾아 헤맨 파랑새임을 깨닫는다는 이야기다. 저속노화 실천에서 잠은 두 남매의 집에 있던 파랑새와 비슷하다. 우리가 그 중요성을 미처 제대로 인지하지 못하고 있지만, 사실 우리 일상과 가장 가깝게 밀착돼 있는, 저속노화의 핵심 키워드가 바로 잠이기 때문이다. 잠이 부족하면 그 자체로 가속노화가 올 뿐만 아니라, 가속노화를 초래하는 행동을 하게 된다. 치매는 그야말로 뇌에 노화가 축적된 결과라고 볼 수 있는데, 잠을 잘 자면 치매 예방에 도움이 된다. 알츠하이머병은 베타-아밀로이드라는 독성 단백질이 뇌에 축적돼 생긴다. 이 단백질이 쌓여서 뇌에 아밀로이드 판(plaque)을 만드는데, 이 판이 뇌세포를 죽인다. 잠은 이 판이 생기는 것을 막아주는 역할을 한다. 미국 로체스터대학교의 신경과학자 마이켄 네데르고르(Maiken Nedergaard) 교수에 따르면 깊은 수면을 취하고 있을 때는 뇌의 아교 세포 크기가 60퍼센트씩 줄어들어 뇌 안이 넓어진다. 이렇게 새로 생겨난 공간에 뇌척수액이 뿜어져 나와서 뇌를 청소한다. 실제로 수면 장애를 치료하는 데 성공한 중년 이상 성인들은 인지력 저하 속도가 느려지고, 알츠하이머병의 발생 시기도 5~10년 늦춰진 것으로 나타났다.

요즘 혈당 조절에 대해 모두들 관심을 보인다. 식후 혈당이 급속히 올라갔다 다시 급속히 떨어지는 혈당 스파이크는 우리 몸의 세포와 조직에 대사적인 상처를 남기며, 가속노화의 주요한 원인으로 작용할 수 있다. 그런데 잠을 제대로 자지 않으면 깨어 있을 때 무엇을 하든 혈당 조절이 어려워진다. 혈당 문제가 없는 정상 상태의 성인들에게 6일간 매일 4시간만 잠을 자도록 했다. 그 결과, 잠을 푹 잤을 때보다 세포의 포도당 흡수율이 40퍼센트까지 떨어졌다. 불과 6일 만에 인슐린 저항성이 생긴 것이다.

또 다른 연구에서는 건강한 성인을 하룻밤 동안 4시간만 자도록 했고, 정상적으로 7~8시간 잤을 때와 비교했더니 불과 한 번의 부분 수면 박탈만으로도 인슐린 저항성이 유의미하게 증가하는 현상을 관찰했다. 이와 같은 수면 박탈이 장기화되면 어떻게 될까? 한 메타 분석에 따르면, 하루 5시간 이하로 자는 습관은 적정 수면(약 7시간)을 취하는 경우보다 제2형 당뇨병 발생 위험을 약 30퍼센트 높이는 것으로 나타났다.

잠이 부족하면 암에 걸리기도 쉽다. WHO IARC(세계보건기구 국제암연구소)에서는 야근 근무, 교대 근무를 2A군(인체 발암성 추정 물질)에 등록한 바 있다. 유방암은 수면과의 연관성이 많이 연구된 암이다. 야간 교대 근무로 인한 만성적인 수면 부족과 일주기 리듬 교란이 유방암 위험을 높일 수 있다는 보고가 다수 있다. 장기간 야간 근무를 한 여성의 유방암 발생이 증가한다는 역학 연구들이 누적됐고, IARC는 이에 근거해 야간 교대 작업을 유방암의 가능한 위험 요인으로 분류했다. 전향적 코호트 연구에서도 하루 수면 시간이 6시간 이하인 여성은 충분히 자는 여성보다 유방암 위험이 높았다는 결과가 있으며, 일본에서 이루어진 연구에서는 그 위험 증가율이 약 62퍼센트에 달했다.

그렇다면 그 이유는 무엇일까? 첫째, 잠이 부족하면 암세포 제거가 원활하게 이루어지지 않는다. 미국 UCLA의 마이클 어윈(Michael Irwin) 교수는 건강한 젊은 남성이 하루만 4시간을 자도 8시간을 잤을 때보다 암세포를 제거하는 NK 세포(Natural Killer cell) 수가 30퍼센트 감소함을 밝혔다. 둘째, 잠이 부족하면 암세포의 발생과 성장을 촉진한다. 수면 부족을 경험하면 교감신경계가 활성화되며 스트레스 호르몬도 전반적으로 증가하는데, 이때 전신적인 만성 염증이 따라오게 된다. 이 염증 반응은 암세포에 영양소와 산소를 공급하고 종양 전이를 돕는다. 스트레스 호르몬이 암을 제거하는 면역세포의 기능을 떨어뜨리는 것은 덤이다.

심혈관계와 생식능력에도
악영향을 미치는 수면 부족

수면 부족은 심혈관계에도 악영향을 미친다는 사실이 15억 명을 대상으로 하는 자연 실험으로 밝혀졌다. 서머타임(summer time) 또는 일광 절약 시간제(daylight saving time)가 그것이다. 서머타임을 시행하는 나라에서는 계절에 따라 표준시를 1시간 당기거나(하절기) 늦춘다(동절기). 표준시를 1시간 당기게 되면 하루를 1시간 빠르게 시작하는 효과가 있다. 가령, 회사에 9시에 출근했지만, 실제 시각은 8시다.

AHA(미국심장협회)는 미시간주 등의 병원 통계를 인용해, 서머타임이 개시되는 첫 월요일에 심장마비 발생률이 약 20퍼센트 높아진다는 연구 결과를 내놓았다. 서머타임을 적용하면 갑자기 기상 시간을 1시간 당겨야 해서, 몸이 적응하는 데 부담을 느낀다는 뜻이다. 반대로 가을에 잠잘 시간이 1시간 더 늘어나면, 심근경색 환자 수가 급감한다. 고작

1시간 수면을 덜 취해도 심혈관계 질병이 유발되는 것이다. 하룻밤에 1~2시간 정도 잠을 덜 자면 심장의 시간당 수축 속도는 빨라지고, 혈관 내 수축기 혈압도 높아진다. 실험 대상자가 건강한 사람임에도 그러했다. 도널드 트럼프 미국 대통령은 최근 서머타임을 없애겠다고 말한 바 있는데, 심혈관계질환 발병율에 유의미한 변화가 생기리라고 예상이 가능한 이유다.

설마 이렇게까지 문제일까 싶겠지만, 수면 부족은 난임을 초래하기도 한다. 수면 부족이나 수면 패턴의 이상은 정자의 양과 질에도 영향을 준다. 실제로 약 1000명의 남성을 대상으로 수행한 연구에서 수면 시간이 6시간 미만인 그룹은 7~8시간인 그룹보다 정자 수와 생존율이 유의미하게 낮았으며, 정자를 공격하는 항정자 항체(antisperm antibody, ASA) 양성률도 다른 그룹보다 크게 높았다.

여성의 경우도 마찬가지다. 수면 부족은 여성의 호르몬 분비와 배란 주기에 직접적인 영향을 끼친다. 잠이 부족하면 시상하부-뇌하수체-난소 축(hypothalamus-pituitary-ovary axis, HPO 축)의 균형이 흐트러져 배란에 필요한 호르몬인 난포자극호르몬(follicle stimulating hormone, FSH), 황체형성호르몬(luteinizing hormone, LH), 에스트로겐, 프로게스테론 분비가 불규칙해질 수 있다. 동물실험에서 72시간 동안 완전한 수면 박탈을 겪은 암컷 생쥐는 정상군에 비해 에스트로겐과 FSH 수치가 전반적으로 유의미하게 낮았던 것으로 보고됐다.

잠이 부족할 때
가속노화 음식이 당기는 이유

수면 부족은 가속노화를 유발하는 행동을 촉진한다. 앞서 언급한 것처럼, 수면 부족이 지속되면 스트레스 호르몬인 코르티솔의 분비 패턴이 교란된다. 정상적이라면 밤에 코르티솔 분비 수치가 낮아졌다가 아침에 높아지는데, 만성적인 수면 부족 상태이거나 수면 리듬이 교란될 경우 24시간 내내 코르티솔 분비 수준이 전체적으로 상승하고 특히 저녁 시간대에 코르티솔 수치가 비정상적으로 높아진다. 코르티솔은 혈당을 올리고 인슐린 작용을 약화시키는 호르몬이므로, 만성 수면 부족으로 인한 코르티솔 증가는 인슐린 저항성을 심화시키고 혈당 스파이크를 악화시킨다. 코르티솔 상승, 혈당 변동성 모두 식욕에 악영향을 준다.

조금 더 들어가보자. 미국 시카고대학교의 이브 밴 코터(Eve Van Cauter) 교수가 실험한 결과, 잠이 부족하면 식욕이 폭발하는 것으로 나타났다. 실험은 다음과 같이 진행됐다. 정상 체중의 성인에게 5일간은 8.5시간, 이후 5일은 4~5시간만 자게 했다. 각 기간에 제공되는 음식의 양과 종류 및 신체 활동은 같은 수준을 유지했다. 그 결과, 8시간 이상을 자면 배고픔을 잘 조절할 수 있었지만, 잠을 적게 자면 첫날부터 허기를 느끼고 식욕도 치솟았다.

연구진은 렙틴(leptin)과 그렐린(ghrelin) 수치도 측정했다. 렙틴은 포만감을 불러일으키는 호르몬이다. 혈관 속 렙틴 농도가 높으면 식욕이 줄어든다. 그렐린은 그 반대다. 수면이 부족하면 렙틴 농도가 낮아지고 그렐린 농도가 높아졌다. 밴 코터의 다른 실험에서는 잠이 부족하면 하루 300킬로칼로리를 더 먹는 것으로 나타났다. 먹는 음식의 질도 문제였다. 밴 코터의 또 다른 실험에서는 피험자들로 하여금 4일간은 밤마다 8.5시간을 자게 하고, 이후 4일간은 4.5시간을 자도록 했다. 각 기간의 마지막 날에는 프레첼 등 가속노화 음식을 먹을 기회를 주었다. 사람들은 배가 부른 상태에서도 가속노화 음식을 우걱우걱 먹어치웠다.

잠이 부족할 때 달고 기름진 컴포트 푸드(comfort food)가 유독 당기는 경험은 낯설지 않다. 몸에 좋지 않은 것을 알지만 '참을 수가 없다'. 수면 부족으로 인해 충동 억제 등 자기 조절을 담당하는 전두엽 기능이 떨어지기 때문이다. 한 연구에서 피험자들을 2일 연속 6시간 동안 자게 한 뒤에 이들의 전두엽 집행 기능을 측정하고 정상 수면 및 완전 밤샘 상태와 비교했다. 결과는 놀라웠다. 6시간 수면을 나쁘게 여기지 않는 통념과 달리 짧은 기간의 수면 제한도 전두엽에 악영향을 미쳤다. 심리운동 각성검사(PVT)에서 반응속도가 현저히 느렸고 주의력 실수(lapse)가 늘었으며, Go/No-Go 억제 통제 과제에서도 반응 지연 및 놓침 오류가 유의미하게 늘었다.

반면, 보상을 주는 자극에 대한 반응성은 올라갔다. 잠이 부족하면 맛있는 음식 사진을 볼 때 보상·동기와 관련된 뇌의 편도체, 섬엽, 측좌핵의 활성이 증가했다. 편도체가 활성화되면 분노 등 부정 정서 편향, 충동을 이기지 못하는 행동, 불안 증가 등이 나타날 수 있다. 욕망을 참게 해주는 전두엽의 기능은 꺼지고, 분노와 욕망을 부르는 편도체는 활활 타오르는 상태는 의외로 잠을 조금만 줄여도 쉽게 만들어진다.

이처럼 수면 부족은 다방면으로 건강에 악영향을 미친다. 각 요소는 서로 영향을 주고받으면서 결과가 증폭된다. 불교에서는 인간이 탐(貪), 진(瞋), 치(癡)라는 세 가지 번뇌에 시달린다고 본다. 탐, 진, 치는 각각 욕망, 분노, 어리석음을 뜻한다. 잠이 부족하면 탐, 진, 치를 극대화하는 꼴이다. 편도체가 타오르며 욕망과 분노를 낳고, 전두엽 기능이 저하됨으로써 어리석음을 낳는다. 이렇게 번뇌는 눈덩이처럼 불어나고 노화 속도는 날개를 단다.

저속노화 활동도 수면 부족 앞에서는 밑 빠진 독에 물 붓기

잠이 부족하더라도 운동 등 저속노화 활동을 하면 괜찮을까? 이런 등가 교환 시도(가속노화+저속노화=중속노화)는 유감스럽게도 비현실적이다. 잠이 모자라면 근육 생성 효율이 떨어진다. 수면 부족일 때 근육은 단백질을 제대로 합성하지 못하는 동화작용 저항(anabolic resistance) 상태가 된다. 이 상태에서는 '근육 분해 〉합성'이 된다. 영양 공급이 충분해도 이를 막기 어렵다.

실제 한 연구에서는 건강한 성인을 대상으로 하룻밤을 새우게 했는데, 근육 단백질 합성률이 약 18퍼센트 감소했을 뿐만 아니라 근육에 단백분해적(catabolic) 환경이 조성된 것으로 나타났다. 혈중 코르티솔이 21퍼센트 증가하고 테스토스테론은 24퍼센트 감소했기 때문이다. 불과 하룻밤 만에 일어난 일이다. 게다가 운동의 질도 떨어진다. 수면 부족 상태에서는 근력, 지구력 등 운동 능력이 전반적으로 저하되는 경향이 있다. 한 메타 분석에 따르면, 하룻밤에 잠을 6시간 이하로 자면 최대 근력은 평균 약 3퍼센트 감소했고, 반복적인 지구력 근력은 약 10퍼센트까지 저하됐다.

이처럼 잠은 저속노화의 토대일 뿐 아니라 대들보이기도 하다. 식단, 운동, 마음챙김 등의 기둥을 잘 올려도 대들보가 무너지면 기둥은 서 있을 수 없다. 연구를 들여다볼수록 인간의 의지력으로 억지로 만들어가는 생활습관을 지탱할 수 있다는 생각이 희박해진다. 식단이나 운동을 '하겠다'는 시도는 대부분 실패한다.

그러니 자동적으로 생활습관이 나아지고 싶다면, 우선 잠을 소중히 여기고 모쪼록 잘 주무시라. 혹시 주변에 '잠은 무덤에 가서 자면 되지'라는 식으로 잠을 죄악시하는 이들이 있다면, 그들과는 너무 친하게 지내지 않는 것이 좋겠다. 그들의 전두엽 상태가 의심스럽기에, 주변 사람들에게 해로울 가능성이 더 높기 때문이다.

**"중간만 따라가도
균형 있는 삶이다."**

중용은 수동적 평균이 아니라 능동적 조율이다

*"무슨 일이든 적당한 것이 좋다.
절제조차도 예외는 아니다."*
_오스카 와일드

나는 저속노화 실천의 길잡이로 중용(中庸)을
추천한다. 자주 하는 이야기다. 그런데 '중용'이라는 개념은 종종 오해
를 받는다. 많은 사람이 중용을 단순히 '중간'이나 '과유불급(過猶不及, 지
나침은 모자람만 못하다)'과 같은 뜻으로 여기지만, 그 의미는 훨씬 더 깊고
정교하다. 그러니 중용이 무엇인지부터 설명하는 게 좋을 것 같다. 고대
철학에서 말하는 중용은 단순한 평균이 아니라 지나침도 모자람도 없는
균형과 적정의 가치를 뜻한다. 아리스토텔레스는 덕(德)이란 과와 불급
사이의 중간 지점에 있다고 보았고, 유교에서도 중용은 인간 삶의 이상
적인 태도로 강조됐다. 인간관계 속에서 나의 말과 행동 등에 부족함이
나 지나침은 없는지를 살펴서, 그 상황에 맞도록 적절하게(中) 처신하는

것이 중용이다.

한자로 부족함을 불급(不及)이라 하고, 지나침을 과(過)라고 한다. 말이나 행동이 부족하면 상대에게 원망을 살 수 있고, 지나치면 부담이나 거부감을 줄 수 있다. 즉, 중용이란 그 상황을 조율하며 최적의 상태를 맞춰나가는 것이다. 이처럼 중용은 단순히 가운데 또는 중간이라는 개념이 아니라 최적 추구, 골디락스(goldilocks, 너무 뜨겁지도 너무 차갑지도 않은 아주 적절한 상태)의 지혜에 가깝다. 또한, 과유불급이 금기라면 중용은 기준이다. 과유불급이 지나침을 부정적인 상태로 경고하면서 넘지 말아야 할 선을 제시한다면, 중용은 최적 추구라는 지향점을 제시한다. 다르게 보면 과유불급은 수동적이고 중용은 능동적이다.

요컨대 중용은 최적 추구이며, 건강 원칙을 설계하는 데에도 좋은 기준이다. 실제로 많은 생체 기능과 건강 지표는 밥공기를 엎어놓은 것 같은 역U자형 곡선을 그린다. 모자라도 해롭고 과해도 해롭다. 과도한 스트레스나 영양 섭취는 문제를 일으키지만, 적당한 수준의 스트레스나 영양 공급은 신체의 항상성과 회복력을 최적화한다. 심지어 모두가 두려워하는 활성산소조차도 적당하면 고장 난 미토콘드리아를 비롯한 세포 내 쓰레기를 태우는 등 세포 기능에 도움을 준다.

하지만 사람들은 뚜렷한 선악 관계를 만들고 싶어 한다. 좋다고 여겨지면 무조건 더 많이 취하고 싶어 하고, 몸에 나쁘다고 여겨지면 무조건 없애버리고 싶어 한다. 가령, 탄수화물을 건강의 빌런으로 생각하는 이들이 많은데('탄수화물은 무조건 안 먹어야 해!'), 탄수화물을 극단적으로 제한하는 다이어트는 지속 가능하지 않을뿐더러 영양 불균형을 일으킬 수 있다. 한편, 몸에 좋다는 항산화 물질은 엄청난 양을 쏟아부어야 직성이 풀린다('항산화 영양제가 몸에 좋다니 많이 먹어야 해!'). 건강 프로그램이 방송되는 채널 바로 옆 채널에서 '영양제'를 팔아야만 하는 미디어의 구조상, 이런 선악 관계 형성은 필수적이다.

건강을 약속하는
'단 하나의 무엇'은 없다

이런 포맷이 정형화되니 모든 사람이 특정 성분을 먹거나 바르면, 또는 특정 행동을 하면 건강해진다고 믿게 된다. 상황에 따라서 하려고 하지 않고 정해진 답만 찾는다. 종합적으로 사고하지 않는다. 만병통치약이나 진시황의 불로초를 생각하면 쉽다. 도깨비방망이 하나로 건강이 뚝딱 만들어지리라고 믿는 것이다. 방송에 출연할 때마다 "이것(주로 세 가지)만 먹으면 건강해진다, 하는 게 있으면 말씀해주세요"라는 요청을 수없이 들었다. 이런 요청을 받으면 대개는 답변을 거부하는 편인데, 다른 사람이 운영하는 유튜브 채널에 출연해 이야기할 경우에는 기승전결이 잘린 채 가장 자극적인 이 부분만 섬네일에 나오는 경우가 많았다. 이런 건 나도 정말 어쩔 도리가 없다.

　앞에서도 한 번 언급했지만, 가수 션의 유튜브 채널에 출연한 적이 있다. 그는 러닝광으로 알려졌지만 근력 운동에도 일가견이 있는 사람이다. 그의 스튜디오에는 세 대의 러닝머신과 탄탄한 복근을 드러낸 화보가 있었다. 대화를 하던 중 그가 내게 물었다. "선생님, 식단을 어떻게 하면 될까요?" 여기에서 말하는 '식단'이라는 것은 대체 무엇일까? 아마도 요즘 사람들이 좋게 생각하는, 단백질은 잔뜩 들어 있고 탄수화물은 거의 없는 식사를 뜻하는 것이리라. 나는 그의 기대를 비껴가는 대답을 해주었다. "션 씨는 '식단'을 할 필요가 없으세요."

이런 답변을 한 이유는 그가 운동을 오랜 기간 해온 사람이라, 체내 대사 시스템 자체가 달라서다. 1972년생인 그는 건강검진에서 혈관 상태가 10대 수준이라는 판정을 받기도 했다. 이 정도면 운동을 하기 전 아침 식사로 정제 탄수화물, 예를 들면 잼을 바른 흰 빵에 시럽을 듬뿍 넣은 커피를 마셔도 별다른 문제가 없을 정도다. 단, 아침 식사 자체는 챙기는 편이 좋다. 운동할 때 우리 몸은 에너지원으로 가장 먼저 간에 저장된 글리코겐을 사용한 후, 아미노산을 쓰게 된다. 공복 상태에서 운동을 하면 아미노산과 지방을 식후보다 더 쓰게 되지만, 근육의 아미노산도 가져다 쓴다는 문제가 생긴다. 근육의 아미노산을 꺼내 쓰면 근육 생성에 방해가 된다. 나이가 들수록 밥을 먹고 운동하는 게 이로우며, 기왕이면 아침에 단백질을 챙겨 먹는 게 좋다고 하는 것과 같은 이유다.

비슷한 맥락에서, 이미 노쇠가 온 사람은 하루 세끼를 꼬박꼬박 잘 챙기고, 그 끼니도 살이 빠지는 방향으로 먹기보다는 근육 생성을 자극할 수 있도록 소위 '흰쌀밥에 고깃국' 스타일로 먹는 게 좋다고 이야기하기도 한다. 노쇠는 결국 노화의 축적인 셈인데, 세포와 조직에 노화가 쌓이면 근육 생성 효율이 떨어지는 반면, 근육 손실 속도는 올라가기 때문이다. 이 상황이 돼서도 건강을 위한다고 간헐적 단식이나 소식을 하면 근육만 빠질 수 있다. 노쇠한 뒤에는 식욕이 떨어지는 경우가 많지만 잘 챙겨 먹어야 소화력을 보존할 수 있다. 오히려 단백질 섭취가 많이 필요해지는 상황인데 식욕도 예전 같지 않고 씹는 힘도 떨어진다면, 단백질 보충제를 하루에 약 20그램 정도 섭취하는 것도 도움이 될 수 있다.

앞서 언급했듯 젊은이들이 고단백 식사를 하면 가속노화가 되지만, 오히려 노쇠가 온 시점에는 단백질 보충이 이로울 수 있는 것이다. 실제로 연구를 종합해보면 이렇게 몸의 특성이 변하기 때문에 젊은이들은 체중 1킬로그램당 하루 0.8그램의 단백질이면 충분하지만, 노년층은 1.2~1.5그램 정도로 단백질 섭취 권고량이 상향된다. 이처럼 자신의 상태에 따라 생활습관을 실천하는 것이 중요하다. 이 세상에 만병통치약은 없다. 고혈압과 저혈압을 같은 약으로 고칠 수는 없는 노릇이다.

초가공식품이 해롭긴 하지만
모든 가공식품이 나쁜 것은 아니다

한편, 사람들은 몸에 해로운 것을 제거할 때 유독 감정적으로 반응하는 경우가 많다. 나 역시 어떤 것이 건강에 나쁘다고 판단되면 그 사실을 말하는 걸 주저하지는 않지만, 이후에 되돌아오는 반응은 늘 조심스럽게 지켜보게 된다. 왜냐하면 그 반응들이 때로 매우 격렬하기 때문이다. 많은 사람이 특정 식품이 몸에 나쁘다고 지목되면 그것을 당장 몰아내야 한다고 여기고, 그렇지 않으면 당장 건강에 큰 타격이 올 것처럼 군다. 예를 들어, 초가공식품이 그렇다. 초가공식품이란 쉽게 말하면 원재료를 여러 단계로 가공해, 그 형태를 거의 알아볼 수 없을 정도가 된 식품을 말한다. 식품 성분에서 추출된 유지, 설탕, 지방 등을 조합하거나 실험실에서 합성된 산업용 조제품을 사용하는 경우가 많으며, 보통 대규모 설비와 공장에서 생산된다. 슈퍼마켓에서 흔히 볼 수 있는 스낵류, 가당 주스, 냉동 피자 등이 초가공식품에 속하며, 이 개념은 브라질 영양학자 카를로스 몬테이루(Carlos Monteiro)가 처음 제안했다.

대개의 초가공식품은 건강에 좋지 않다. 가공 과정을 여러 번 거치면서 질감은 부드럽고 소화는 지나치게 쉬워진 것이 건강에 좋지 않은 이유의 핵심이다. 빠르게 흡수되기에 포만감이 줄어들고, 식욕 조절도 어려워진다. 초가공식품은 빠르게 흡수되므로 식욕을 억제하는 렙틴 호르몬의 분비를 방해한다. 섬유질도 거의 없어 물리적으로도 포만감이 크게 줄어든다. 그 결과, 아무리 먹어도 배가 차지 않아 과식하게 되는 악순환이 반복된다. 초가공식품의 성상(性狀)은 턱 교합에도 영향을 미친다. 덜 씹어도 잘 삼켜지기 때문이다. 무엇보다 영양소도 결핍됐다. 칼로리는 높지만 섬유질과 미량 영양소는 턱없이 부족하다.

초가공식품을 많이 먹으면 질병에 걸릴 위험이 높아지고 가속노화도 유발할 수 있다. 영국 의사 크리스 반 툴레켄(Chris Van Tulleken)은 한 달간 섭취하는 총 칼로리의 80퍼센트를 초가공식품으로 구성하는 실험을 했다. 결과는 놀라웠다. 한 달 만에 체중이 6킬로그램 증가했고, 식욕 억제 호르몬인 렙틴 수치가 약 5배 증가했다. 렙틴 수치가 증가했다는 것은 렙틴이 제대로 일하지 못하고 있다는 뜻이다. 인슐린 저항성을 생각하면 쉽다. 그의 뇌도 변했다. MRI 검사 결과, 음식 섭취의 보상 경로가 손상됐음이 밝혀졌다.

초가공식품이 건강에 미치는 영향을 직접 시험한 흥미로운 실험도 있다. 미국 국립보건원(National Institutes of Health, NIH) 연구진이 실시한 무작위 대조 시험에서, 동일한 열량과 영양소 비율을 가진 초가공식단과 비가공식단(진짜 음식)을 각각 2주씩 제공하며 참가자들의 섭취량을 비교했다. 그 결과, 초가공식단을 먹을 때 참가자들은 비가공식단을 먹을 때보다 하루에 평균 500킬로칼로리를 더 많이 섭취했고, 단 2주 만에 체중이 약 1킬로그램 증가했다. 반대로 진짜 음식을 섭취한 2주 동안에는 동일한 사람들의 체중이 약 1킬로그램 감소했다. 현재 연구자들은 초가공식품이 너무 맛있게 설계되고(high palatability) 소화 흡수 속도가 빠르며 식이섬유가 부족한 점 등이 포만 신호를 둔화시켜 무의식적으로 더 많이 먹게 만든다는 가설을 제기하고 있다.

인터넷에서 활동하다 보면 내려놓음의 미학을 강제로 배우게 된다. 공격이 어디서 날아올지 모르기 때문이다. 초가공식품의 경우가 그랬다. 언젠가 한번 초가공식품 섭취에 관한 글을 올렸더니 엄청난 공격을 받았다. 내가 공포 마케팅을 한다고도 했다. 심지어 저속노화 커뮤니티 글에 잘 반응하시던 분이 초가공식품인 프로틴 셰이크를 먹고 건강해졌는데, 건강해지는 느낌이 허구가 아니었겠냐며 허탈해하시는 모습을 보았다. 여기에서 파생된 흐름이 어찌나 강력했는지 모른다.

이러한 일련의 사건을 보고 경험하니 '짤'이 하나 떠올랐다. 어떤 남자가 손가락으로 참새를 가리키는데, 말풍선에는 '저 새는 해로운 새다'라고 적혀 있는 짤이다. 마오쩌둥(毛澤東)의 제사해(除四害) 운동을 묘사한 것이다. 제사해 운동이란 마오쩌둥이 대약진 운동의 하나로 추진한 대규모 유해 조수 박멸 운동을 가리킨다. 짤에는 참새만 나와 있으나 제사해 운동 당시에는 쥐, 모기, 파리도 박멸하고자 했다. 네 가지 해를 제거하자는 의미에서 제사해라고 이름 붙였다. 보통 정책이 이름대로 가는 경우가 거의 없지만, 이 경우는 달랐다. '제거'라는 문자 뜻 그대로 아예 대상 조수를 박멸하고자 했다.

제사해 운동은 모든 면에서 실패했다. 네 가지 해를 박멸하지 못했고(사실 가능하지도 않다) 달성하고자 했던 최종 목표도 이루지 못했다. 식량을 먹어치우는 참새 등을 없애면 농민에게 도움이 되리라고 믿었지만, 돌아온 결과라고는 생태계 파괴로 인한 극심한 기근이었다. 참새는 곡식뿐 아니라 해충도 먹는다. 제사해 운동으로 천적이 없어진 틈을 타 해충이 무섭게 번식했고, 작황은 엉망이 됐다. 제사해 운동 이듬해에 약 4000만 명이 아사한 것으로 추정된다. 건강에 나쁘다고 지목된 무언가를 삶에서 아예 없애버리려는 태도도 이와 비슷하다. 기근이나 아사처럼 극단적인 결과가 도래하지 않는다는 점이 다를 뿐이다. 건강에 대한 이런 식의 접근은 성공하기 어렵고, 최종 목표 달성에도 방해가 된다.

초가공식품이 그렇다. 초가공식품이 몸에 해롭기는 하지만, '제초가 공식품 운동'은 성공할 수 없다. 초가공식품의 대표 격인 라면을 전혀 먹지 않고 살 수 있는 사람이 과연 몇이나 될까? 모든 가공식품이 다 나쁜 것은 아니라는 점도 알아야 한다. 실제로 '가공'은 음식을 조리하고 저장하는 광범위한 행위를 두루 포함하며, 대부분의 식품은 먹기 전에 어떤 형태로든 가공 과정을 거친다. 따라서 단지 가공했다는 이유만으로 해당 음식을 무조건 피하는 것은 현실적이지도 않고, 영양상 이득을 놓치는 일일 수도 있다.

억압적인 절식보다
소소한 즐거움과 유연성을 허용하자

중요한 것은 가공의 정도와 방식이다. 영양학자들은 식품을 가공 정도에 따라 노바(NOVA) 분류법 등으로 나누는데, 일반적으로 1군(비가공/신선식품), 2군(조미료 등 최소 가공식품), 3군(가공식품), 4군(초가공식품)으로 분류한다. 예를 들어, 냉동 채소나 통조림 콩 등은 영양소가 비교적 잘 보존돼 있고 신선식품에 가깝지만, 설탕에 절인 과일 통조림이나 크림이 잔뜩 든 과자류는 건강에 덜 이로울 것이다. 그렇다면 초가공식품은 모두 빌런일까? 그렇지도 않다. 예를 들어, 영국 NHS 영양 가이드라인에서도 '일부 초가공식품(통밀빵, 고섬유 시리얼, 구운 콩 통조림 등)은 건강한 식단의 일부가 될 수 있다'라고 명시돼 있다. 결국 가공식품을 완전히 배척하기보다는 영양적으로 빈약하고 지나치게 달고 짠 초가공식품을 줄이는 것이 중요하다.

조금 더 나아가보자. 빌런처럼 보이는 초가공식품도 건강에 이로울 수 있다. 무엇을, 언제 먹느냐에 따라서 그렇다. 단백질 파우더는 분류상 초가공식품에 속하지만, 근감소증을 앓는 사람에게는 도움이 된다. 단백질은 고기나 콩 등의 원물을 통해 섭취하는 것이 좋기는 하나, 가끔은 차선(次善)도 필요하다. 이처럼 초가공식품 안에도 여러 스펙트럼이 존재하므로, 초가공식품을 모두 꺼릴 이유는 없다. 라면처럼 해로운 쪽에 더 가까운 음식도 마찬가지다. 라면수프를 조금만 넣거나, 채소를 곁들여 먹으면 덜 해롭다. 언제 먹느냐도 중요하다. 나는 달리고 난 뒤 라면을 먹기도 하는데, 이때 렌틸콩을 듬뿍 넣는다. 땀을 흘렸고 에너지원도 썼으니 나트륨과 탄수화물 폭탄을 먹어도 문제가 없는 상태이고, 렌틸콩이 들어가니 단백질도 보충할 수 있다.

어떤 음식이나 행위가 몸에 해로움을 아는 것과 이를 실제로 적용하는 것은 다른 문제다. 해로움을 명확하게 알고 적절하게 대처하는 것이 좋으나, 많은 사람이 반대로 한다. 해로움에 대해서는 제대로 아는 것을 꺼리고, 과하거나 모자라게 대처한다. 나는 음주가 전두엽을 면도날로 긁어내는 것과 같다고 말한 적이 있다. 이런 말을 하면 공포 마케팅이라고 싫어하는 분들이 있다. 불편한 진실에 눈을 감고 귀를 막으려는 것이 인간 본성이기는 하다. 그래도 음주가 간에만 나쁜 게 아님을 알고는 있는 게 좋다. 그래야 단 몇 잔이라도 덜 마시고, 더 나아가 술자리 횟수를 줄이게 된다. 물론 술을 아예 끊으면 좋겠지만, 줄이는 것으로도 충분하다.

너무 과하면 그것도 병이다. 저속노화에 대한 몰이해는 오소렉시아 너보사(건강한 식습관에 대한 과도한 집착증), 건강 염려증, 생활습관에 대한 교조주의적 접근 등과 같이 극단적으로 흐르기 일쑤다. 그러니 적당히 하셔도 된다. 미국 영양역학학자 마사 클레어 모리스(Martha Clare Morris)의 연구에 따르면, MIND(Mediterranean-Dash Intervention for Neurodegenerative Delay) 식사가 알츠하이머 치매 발생 위험의 감소와 연관돼 있음이 보고됐다. 58~98세 성인 923명을 4.5년간 추적 관찰해 매년 인지 기능을 평가한 결과다.

MIND 식사란 지중해식 식사와 고혈압 치료식으로 알려진 DASH(Dietary Approaches to Stop Hypertension) 식사가 합쳐진 식사법이다. MIND 식사를 가장 엄격하게 준수한 그룹(평균 MIND 점수 9.6점)은 가장 지키지 않은 그룹(평균 MIND 점수 5.6점)에 비해 알츠하이머 치매 발생 위험이 53퍼센트나 낮았다. 여기에서 잠깐 짚고 넘어갈 사실이 있다. MIND 식사의 총점은 15점이다. 9.6점이란 점수가 일견 높아 보이지만, 만점을 10점으로 환산하면 6.4점에 불과하다.

다시 말하지만, 완벽하지 않아도 충분하다. 그러니 유연하면서도 즐겁게 살자. 만일 계획을 실행하는 과정에서 어그러지면, 다시 원래의 닻으로 돌아오면 된다. 내가 먹는 음식 하나하나보다 이렇게 되돌아올 수 있는 탄력성(resilience)을 만들어놓는 것이 더 중요하다. 현생을 살다 보면, 또는 여행을 하다 보면 식사나 운동이 일시적으로 흐트러질 수도 있다. 그렇다 하더라도 자괴감을 느끼기보다는, 그저 평소의 습관으로 돌아오기만 하면 된다. 억압적인 절식보다는, 맛있고 건강한 레시피를 개발해 음식을 즐기면서도 영양을 챙기는 방식이 낫다.

결국 중용의 태도란 삶에서 균형과 여유를 지키며 꾸준함을 유지하는 것이라 할 수 있다. 건강한 생활습관을 실천하면서도 소소한 즐거움과 유연성을 허용한다면, 스트레스도 줄고 실천을 오랫동안 지속하기도 수월해진다. 이러한 태도 속에서 우리의 몸과 마음은 느리지만 꾸준히 긍정적인 변화를 쌓아간다. 그 변화는 생활습관의 '장기 이동평균선'을 건강한 방향으로 조금씩 끌어 올려줄 것이다.

03 통념 3 "건강하려면 뭔가 더 사고 뭔가 더 해야 한다."

건강은 구매하는 것이 아니라 행동하는 것이다

"완벽함은 더 이상 더할 것이 없을 때가 아니라
더 이상 뺄 것이 없을 때 성취된다."

_앙투안 드 생텍쥐페리

앞서 저속노화 실천의 기준이 중용임을 말했다. 이는 더하기와 빼기를 아우르는 것이다. 이번에는 순서를 보자. 나는 더하기보다 빼기를 먼저, 소비보다 비(非)소비를 먼저 하기를 권한다. 더하기는 소비와, 빼기는 비소비(또는 소비 감소)와 짝짓는 경우가 많다. 여기에서는 '더하기-소비', '빼기-비소비'라고 쓰겠다.

더하기는 삶에 저속노화 습관을 추가하는 것이다. 예를 들어, 저속노화 식사법에서는 콩 등 식물 공급원으로 단백질 섭취하기, 푸른잎채소와 베리류 자주 먹기 등을 권한다. 오늘 당신은 저속노화 식사법을 실천할 생각이다. 그런데 부엌 찬장과 냉장고를 뒤져보니 마땅히 먹을 게 없다. 기분 전환도 할 겸 마트로 간다. 쇼핑 카트에 잡곡, 푸른잎채소, 베리류를 넣는다. 적당한 물건을 사니 기분이 좋다. 신나는 발걸음으로 수산물 코너를 지나치는데 연어를 싸게 판다. 저속노화 식사법에서는 생선을 주 2회 먹는 것을 권한다니 마침 잘됐다. 연어도 카트에 추가한다. 아직 식사 전이지만 이미 저속노화 식사를 마친 양 뿌듯한 기분으로 집에 간다.

저속노화를 위해서는 운동도 필요하다. 그간 요가, 수영, 테니스 등 많은 운동을 '찍먹'했다. 기왕 저속노화를 실천하는 김에, 이번에는 안 해본 운동에 도전하고 싶다. 요즘 핫한 러닝은 어떨까? 좋은 생각 같다. 러닝을 하기로 결심하고 나니 운동화가 없는 건 아니지만, 제대로 된 러닝화를 사고 싶어졌다. SNS를 돌아다니며 괜찮은 물건을 찾는다. 살 만한 제품을 몇 개로 압축했다. 마침 할인까지 하니 기분이 좋다. 러닝화를 산 김에 근사한 러닝복도 사야겠다. 운동복이 없지는 않지만, 역시 새 신발에는 새 옷이 어울릴 것 같다. 러닝용품을 이것저것 찾다 보니 러닝할 때 갖춰야 할 필수 아이템 리스트가 눈에 들어온다. 돈을 좀 쓰긴 했지만, 이게 다 내 건강을 위한 투자라고 생각하면 아깝지 않다. 꼭 필요한 것을 샀으니까 괜찮다. 아, 주문한 물건들이 빨리 오면 좋겠다. 그래야 러닝을 시작하지.

꽤 익숙한 장면이지 않은가? 찬물을 끼얹는 것 같아 미안하지만, 이쯤에서 할 말은 해야겠다. 저속노화에 필요해 보이는 소비와 저속노화 실천은 다르다.

저속노화 소비가 곧
저속노화 실천은 아니다

저속노화 실천을 구성 요소로 나누면 기본적으로 다음과 같다.

저속노화 실천 = 저속노화 소비 + 저속노화 행동

앞서 1장에서 도파민이 습관에 중요한 역할을 함을 살펴봤다. 도파민은 보상을 통해 동기부여부터 학습, 습관의 형성과 지속 모두에 관여한다. 행동이 주는 보상은 저마다 다르다. 이때 보상이 크면 강한 자극원이고 작으면 약한 자극원인데, 여기에서 중요한 점이 있다. 강한 자극원에 노출되면 약한 자극원이 주는 보상에 만족하지 못하게 된다. 도박 중독자가 일상생활을 하지 못하는 이유다.

저속노화 실천 = 저속노화 소비(강한 자극원) + 저속노화 행동(약한 자극원)

저속노화 실천의 두 구성 요소는 보상에 차이가 있다. 쇼핑의 보상 정도는 단순당, 정제곡물, 초가공식품 먹기보다 크다. 따라서 쇼핑은 저속노화 식사법을 지키는 것보다 보상 정도가 클 것이다. 운동 역시 소비보다 보상 정도가 작다. 이 때문에 저속노화 소비가 저속노화 행동으로 이어지기 어렵다. 저속노화 행동에서 받는 보상은 이미 헐값이 됐다. 남는 것은 저속노화 소비를 하며 사 들인 물건과 카드 청구서뿐이다. 물건을 사두면 언젠가 사용하지 않겠느냐는 논리가 허구인 이유다. 도파민은 당근마켓의 실적에도 영향을 주는 것 같다.

그렇다면 쇼핑이 그토록 매혹적인 이유는 뭘까? 인기 아이돌 레드벨벳의 〈Peek-A-Boo(피카부)〉에는 도파민이 좋아할 법한 노래 가사가 나온다. "새것만 좋아해요. 반짝거리죠. 다들 그렇잖아요. 맞죠?" 미국 하버드대학교의 우마 R. 카르마카르(Uma R. Karmarkar) 박사에 따르면, 새것 선호는 진화에 유리했다. 음식을 찾고, 새로운 정보를 얻고, 주변을 탐색하는 데 유용했기 때문이다. 여기에서 그치지 않고, 우리 뇌는 끊임없이 새것을 선호하도록 만들어졌다.

그런데 새것은 이윽고 낡고 해지기 마련이다. 새것이 헌것이 되면서 보상도 줄어든다. 결국 쇼핑 직후와 같은 많은 보상을 얻으려면 뭔가를 또 사야 한다. 원하는 상품을 보면 뇌의 보상 중추가 활성화돼 도파민이 이미 분비되기 시작한다. 실제 뇌 연구를 보면, 마음에 드는 제품을 볼 때는 뇌의 측좌핵(쾌락 중추)이 활성화되지만, 가격표를 보고 그것이 지나치게 비싸다고 느낄 때는 섬엽(불쾌감과 통증 처리를 담당함)이 활성화돼 구매를 망설이게 된다. 특히 즐거움을 주는 행동일수록 뇌에서 도파민 보상이 뒤따르기 때문에 쉽게 습관이 되고, 한번 들인 소비 습관을 끊어내기는 더욱 어렵다.

새로 살 물건이 제공되지 않는 상황이라면 이야기가 달라질 수도 있을지 모르겠다. 하지만 자본주의 시스템 안에서 기업들은 무한대로 다양하고 새로운 상품을 공급할 수 있다. 한편, 인간의 도파민 보상 체계는 그대로다. 그러니 소비 증가는 당연한 귀결이다. 엘렌맥아더재단에 따르면, 2000~2015년 사이에 세계 의류, 신발, 액세서리 생산량이 두 배 증가했다. 1930년에 미국 여성은 평균 아홉 벌의 옷을 가졌지만, 현재는 약 3배에 달하는 수가 옷장을 채운다. 우리는 옷을 많이 사서 적게 입는다. 글로벌 컨설팅 회사 맥킨지에 따르면, 15년 전에 비해 옷을 평균 36퍼센트 적게 입는다고 한다. 그러면서 늘 이렇게 말한다. "입을 옷이 없어!"

이런 과잉 소비를 두고 무작정 도파민 탓만 하고 싶지는 않다. 결심을 소비로 나타내도록(즉, 소비 행위를 하도록) 도파민 보상 체계를 부추기는 것들이 많다. 건강 분야는 더욱 그렇다. 제품을 통해 건강을 구매하는 것은 관습이 된 지 오래다(이 부분은 3장에서 자세히 다루겠다). 이러한 뇌의 보상 시스템 때문에 우리는 소비를 할 때 즉각적인 만족을 느끼지만, 반대로 소비를 참아야 할 때는 뇌가 보상을 기대하며 보내는 신호를 억눌러야 하므로 상당한 심리적 어려움을 경험할 수밖에 없다.

저속노화 소비는 실천 외에 많은 것을 남긴다. 구매 영수증과 목적을 달성하지 못한 채 처치 곤란이 된 물건 더미 말고 또 뭐가 있을까? 바로 번뇌다. 우리가 쇼핑을 하며 돈과 맞바꾸는 것은 상품만이 아니다. 공덕천을 좇는 흑암천처럼 번뇌의 그림자가 따라온다. 새 물건을 집에 들이는 순간, 우리는 새로운 선택과 결정의 순간도 동시에 맞이한다. '전에 쓰던 건 처분해야 하나? 아냐, 언젠가 쓸지도 모르니까 일단 갖고 있는

게 나을지도 몰라. 어휴, 그런데 이걸 둘 자리가 있긴 한가? 이걸 어쩐담. 정말 고민스럽네.'

결정은 새로운 시작이다. 만일 나눔을 하기로 마음먹었다면 누구에게 어떻게 줄지도 정해야 한다. 만만한 동생이나 지인에게 투척할 것인가, 동네 커뮤니티에 무료 나눔을 할 것인가, 당근마켓에 올려 조금이라도 비용을 받고 넘길 것인가? 어떤 결정을 내리든 쉽지 않다. 아예 물건을 버리는 선택지도 그렇다. 인간은 손실에 민감하도록 설계된 탓이다. 분명 몇 년 후에든 버린 물건의 잔상이 불쑥 떠오를 것이다.

'빼기-비소비'로 '더하기-소비'의 유혹을 벗어나자

더하기-소비의 덫에서 빠져나오려면 어떻게 해야 할까? 소비 습관을 바꿔보라는 연구자들도 있다. 충동구매를 부추기는 환경(쇼핑 앱 알람 등)을 제거하고, 구매 전에는 리스트를 만들어두었다가 숙고를 한다거나, 신용카드 대신 체크카드를 사용하고, 이미 물건을 구입한 뒤 미래의 자신이 겪을 모습을 떠올리는 등의 노력을 기울여보라는 조언이다. 하지만 말이 쉽지, 마인드셋의 근본적인 변화 없이는 미봉책이 될 공산이 크다. 여기에서 한 걸음 더 나아가 장기적인 행복과 삶의 만족도에 영향을 미치는 요인에 조금 더 주목해보자. 미국 하버드대학교 의과대학 신경

외과의 앤-크리스틴 듀하임(Ann-Christine Duhaime) 박사는 순간적인 충동보다 (관계에서 얻는) 유대감, (목표 달성으로 얻는) 성취감 등에 집중하라고 안내한다.

나는 빼기-비소비부터 해보자고 제안하고 싶다. 가속노화 생활습관을 하나씩 없애는 것이다. 심리학자들은 한꺼번에 여러 개를 바꾸기보다는 하나씩 변화에 집중할 때 성공할 가능성이 높다고 이야기한다. 가령, 3차원 절식(단순당 및 정제곡물 제한하기, 먹는 시간 제한하기, 내 몸에 맞는 열량을 섭취하기로 이어지는 절식 방법)을 한다면 아침으로 빵 먹기부터 끊어보자. 커피에 넣어 먹을 MCT 오일은 나중에 사도 좋다. 잠을 잘 자고 싶은가? 숙면에 좋다는 침구를 사 들이는 일은 뒤로 미뤄보자. 대신 밤늦게까지 스마트폰 하는 시간을 줄이자. 생활습관 하나만 고쳐도 많은 것에 영향을 미친다. 아침에 혈당 스파이크가 없으면 하루 컨디션이 훨씬 상쾌하다. 잠을 제대로 자면 전두엽이 제 기능을 할 수 있어, 가속노화 생활습관을 의식하고 저항하는 데 유리해진다.

이렇게 빼기-비소비 방향으로의 변화가 시작됐다면, 조금 더 들어가보자. 스스로의 소비 습관 목록을 만들고 그중 가장 개선이 시급하거나 효과가 클 만한 한 가지를 고른 뒤, 한 달간 그 소비를 하지 않는 목표를 세워보는 것도 좋다. 예를 들어, 매일 밤 잠자리에 누워 스마트폰을 보면서 특별한 목적 없이 불필요하게 온라인 쇼핑 앱을 스크롤하는 습관이 있다면 이를 끊는 것이다. 만일 한 달 동안 성공적으로 실행했다면, 그다음 달에는 또 다른 소비 항목을 줄이는 것으로 넘어간다. 이렇게 하나씩 습관을 교체해나가면 과도한 소비를 무리 없이 줄여나갈 수 있다.

습관 회로의 수정에는 시간이 걸리는데, 어떤 행동을 매일 같은 시간이나 상황에 맞춰 실행하면 몇 주 후부터 점차 익숙해지고 자동화된다. 연구에 따라 그 값은 다르지만 보통 한 달 보름(약 45~50일)에서 석 달(약 90~100일) 정도 꾸준히 반복하면 새로운 행동이 완전히 습관으로 굳어지기 시작한다고 본다. 일단 습관이 형성되고 나면 초기처럼 큰 의지력 없이도 그 행동을 계속하게 되는데, 이는 반복 학습을 통해 해당 행동이 뇌에 자동 프로그램처럼 자리 잡았기 때문이다.

저속노화 라이프 스타일은 대개 뱃살이 빠지고, 마음이 차분해지고, 돈도 아끼고, 지구에도 좋은 것들의 조합으로 이루어진다. 저속노화 라이프 스타일을 실천하다 보면 꿀잼 활동에 매몰됐던 나의 지저분하던 뇌가 조금씩 정갈해지면서 삶의 다른 즐거움이 살아나기 시작한다. 도서관에서 책을 빌려 읽는다거나, 제철 식자재로 건강한 요리를 시도한다거나, 집 근처로 달리러 나가는 데는 돈이 들지 않는다. 이러한 경험을 통해 얻게 되는 잡곡밥 같은 도파민은 덤이다.

빼기-비소비를 통해 정신적·물리적 공간을 확보하면 삶의 질도 좋아질 수 있다. 옷장이나 방에 물건이 잔뜩 쌓여 어수선할 때는 자신도 모르는 사이 스트레스를 받기 쉽다. 실제 한 연구에서도 집 안이 어질러져 있다고 느끼는 사람들은 하루 종일 코르티솔 수치가 계속 높게 유지된 반면, 집이 잘 정리된 사람들은 저녁 무렵으로 갈수록 코르티솔 수치가 떨어지며 편안함을 느꼈다고 한다. 그만큼 주변 환경의 혼잡함은 우리 뇌에 부담을 주지만, 반대로 불필요한 물건들을 치우고 정갈하고 차분한 환경을 만들면 마음이 가벼워지고 집중력도 올라가는 효과를 얻을 수 있다.

미국 노스텍사스대학교의 조슈아 훅(Joshua Hook) 박사 연구팀이 '자발적 단순함(미니멀리즘)'을 실천하는 사람들에 관한 23개의 연구 결과를 분석한 적이 있다. 분석 결과, 실제로 적게 소비하고 단순하게 사는 삶은 심리적 안녕감 향상과 연관됐으며, 단순한 삶을 사는 사람들이 더 긍정적인 감정을 느끼고 삶에 만족하는 경향이 뚜렷함을 보고했다. 덜어내는 삶을 살면 내가 하고 싶은 더 좋은 일에 몰입할 수 있는 집중력이 살아나는 것이다. 빼는 삶을 설계하는 방식 자체가 삶의 효율을 높이고 만족도를 키우는 긍정적 순환을 만들어주는 셈이다.

빼기-비소비를 위해서는 나의 생활 전반을 되돌아보는 과정이 필요하다. 습관은 자동화된 행동이며, 우리는 의식하지 않고 습관적으로 행동하기 때문이다. 이어지는 글에서는 나를 되돌아보는 법을 다룬다. 얼마간 빼기-비소비를 하다 보면 어느덧 나와 나를 둘러싼 환경에 여유가 생겼을 것이다. 나의 뇌, 통장 잔고, 그리고 시간과 공간에 말이다. 여기에다 더하기-소비를 채우면 어떨까?

04

통념 4

"실천하는 것은 정보와 의지의 문제다."

획일적인 정답이 아니라 개인화가 필요하다

"실행 없는 비전은 환상에 불과하다."

_토머스 에디슨

'중용'의 '중'은 '가운데 중(中)'자다. 한자 '中'의 원형은 갑골문에서도 확인할 수 있다. 갑골문은 고대 중국에서 거북의 등딱지나 동물의 뼈에 새긴 문자다. 최소 3000년 전에 만들어진 글자인 것이다. 갑골문과 한자는 둘 다 사물의 생김새를 본떠 만든 상형문자로, 글자의 모양을 통해 해당 글자가 표현하고자 했던 의미의 원형을 짐작할 수 있다. 한자 '中'은 깃발의 모습을 흉내 내는 과정에서 만들어졌을 가능성이 크다. 그림 8의 1-1이나 2-2를 보면 이해가 쉽다. 1-1은 '中' 자의 윗부분에 술처럼 보이는 형태가 달려 있고, 2-2는 바람에 깃발이 펄럭이는 모습을 형상화한 것으로 해석된다.

그림 8. 한자 '가운데 중(中)'의 다양한 형태 (출처: <중앙일보> 자료 사진)

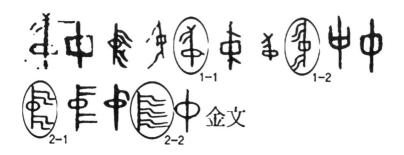

깃발은 기와 기를 고정하는 깃대로 구성된다. 깃대가 기를 잡아주고 있으므로 기는 거센 바람에도 날아가지 않는다. 그저 힘차게 펄럭일 뿐이다. 또 기를 휘두르려면 깃대가 꼭 필요하다. 이로 볼 때 깃대는 깃발의 중심을 잡아준다고 할 수 있다. 앞서 저속노화 실천의 기준으로 중용, 즉 상황에 따른 적절함을 언급했다.

그렇다면 중용을 어떻게 실천하면 좋을까? 깃발을 휘두르는 것을 떠올려보자. 기수가 깃대를 단단히 잡아야 깃발을 잘 휘두를 수 있다. 저속노화 실천도 이와 마찬가지로 실천의 당사자가 기준을 잘 잡아야 한다. 나는 기준을 제시할 뿐이고, 실천은 각자에게 달렸다. '이건 저속노화가 맞을까요?' 트위터 커뮤니티 '저속노화 식단'에 단골로 올라오는 질문이다. '렌틸콩이 들어가긴 하지만 백미도 너무 많이 들어가서요', '채소를 넣긴 했지만 고기를 포기할 수 없어서요' 등등 이유는 다양하다. 이처럼 자신이 저속노화라는 깃발을 잘 휘두르고 있는지 궁금한 사람들이 많다.

'저속노화'의 깃발을 휘두르기 어려운 이유 ①
깃대의 문제

깃발 휘두르기는 기, 깃대, 기수의 세 가지 요소로 구성된다. 이 중 먼저 깃대를 탓하자면, 저속노화가 제시하는 기준이 낯설어서 그럴지도 모르겠다. 많은 미디어의 소위 '건강' 프로그램들이 특정 영양소를 챙기거나, 특정 먹을거리를 섭취하거나, 특정 행위를 한 가지만 하면 무병장수할 수 있는 것처럼 말해오지 않았던가? "이 음식(여주, 새싹보리, 노니, 크릴 오일, 달맞이꽃 종자유, 비타민 C…)을 꾸준히 먹었더니 ○○병이 싹 나았다고 합니다." "매일 이걸 했더니(소식하기, 황토 맨발 걷기, 손 박수 치기…) 통증이 감쪽같이 사라졌다는군요." 이와 같은 건강 정보들은 중·노년층 시청자를 겨냥해 비슷한 연배의 연예인들이 패널로 출연하는 생활 정보 프로그램의 단골 소재다(보통 프로그램명이 세 글자인 경우가 많다). 유튜브도 사정이 다르지 않다. 건강 정보를 전하는 유튜브 채널 영상의 섬네일 제목들을 살펴보면 '딱 요것만 실천하세요', '노화를 막아주는 세 가지' 등과 같이 TV 생활 정보 프로그램과 유사한 레토릭을 구사한다는 점이 재미있다. 양쪽 모두 핵심은 '이것만'을 강조한다는 것이다.

반면, 저속노화는 '이것만'이 없는 것이 특징이다. 가령, 대부분의 건강한 식사와 관련된 가이드라인을 살펴보면 공통적으로 추천하는 먹거리가 있다. MIND 식사법의 경우, 푸른잎채소를 일주일에 6회분 이상 섭취(1회분=신선한 푸른잎채소 1컵)할 것을 권장한다. 푸른잎채소에는 상추, 봄동, 청경채, 배추, 브로콜리 등이 있다. 이 중 어떤 것을 먹어도 좋으니 한 주에 6컵 이상 먹으면 좋다는 것이다. 이것을 지키지 않는다고 하룻밤 사이 폭삭 늙는 것도 아니다. 일주일에 3~5회분을 먹어도 0.5점 정도를 얻을 수 있고, '나는 정말 푸른잎채소가 싫어서 보기만 해도 미칠 정도인 사람이다'라고 한다면 (추천하지는 않지만) 다른 항목에서 점수 따기를 노릴 수도 있다.

추천하지 않는 먹거리도 마찬가지다. 붉은 고기가 건강에 해롭긴 하지만, 아예 먹지 말라고는 하지 않는다. 붉은 고기는 고품질 단백질의 훌륭한 공급원일 뿐 아니라 비타민 B12의 아주 효율적인 원천이다. 붉은 고기에 들어있는 헴철(heme iron)은 식물성 음식의 철분보다 인체에 흡수가 잘돼 빈혈 예방에 효과적이기도 하다. 물론 과량의 붉은 고기를 섭취하면 조기 사망 가능성이 증가하며, 붉은 고기 대신 건강한 단백질원을 선택했을 경우 심장질환 위험이 유의미하게 낮아진다는 연구 결과도 있다. 붉은 고기를 먹는 대신 하루 한 번 견과류로 대체하면 심장병 위험이 30퍼센트나 감소하고, 같은 양의 붉은 고기를 저지방 유제품으로 바꾸면 13퍼센트 감소, 가금류로 바꾸면 19퍼센트 감소, 생선으로 바꾸면 24퍼센트 감소한다고 한다.

2015년 WHO IARC는 붉은 고기와 가공육의 발암성을 공식 평가해 발표했는데, 전 세계 10개국 전문가 22명이 모여 수백 편의 연구를 검토한 결과, 가공육(processed meat)은 사람에게 확실히 발암성이 있는 물질(그룹 1)로, 붉은 고기(unprocessed red meat)는 사람에게 발암 가능성이 있는 물질(그룹 2A)로 분류되기도 했다. 이런 명과 암을 조합해서, 영국 NHS는 성인의 경우 하루 평균 70그램 이하로 붉은 고기 섭취를 줄일 것을 권고하고 있다. 다시 한번 강조하자면, 절대로 먹지 말라는 것이 아니다.

저속노화 깃발의 깃대는 이전에 본 적 없는 최신형이다. 기존의 깃대에 비해 유연하고 접을 수도 있어 휴대도 가능하다. 대신 기수가 유연하게 다룰 줄 알아야 한다. 인간이 빠지는 심리적 함정 중에는 익숙한 것을 좋게, 낯선 것을 나쁘게 보는 성향이 있다. 새로운 것에 익숙해지려면 뇌를 써야 하는데, 뇌는 에너지를 최대한 아끼려고 하기 때문이다. 하지만 평균수명이 100세에 달해 오래 깃발을 휘둘러야 하는 마당이라면, 새 깃대에 익숙해지는 편이 좋지 않을까?

'저속노화'의 깃발을 휘두르기 어려운 이유 ②
기수의 문제

저속노화라는 깃발을 휘두르기가 어려운 또 다른 이유로 기수 탓을 하자면, 기수가 손에 힘을 빼고 있는 경우가 많아서다. 깃발 휘두르기의 주체인 기수가 자신이 할 역할은 전혀 없는 양 구는 것이다. 그러면서 깃발이 잘 휘날리기를 바란다. 자신의 건강 상태, 상황 등에 따라 어디까지 저속노화를 실천할지를 스스로 정해야 하는데, 이를 귀찮아한다. 이런 경향은 유독 건강 분야에서 자주 보인다.

요즘에는 개인의 상황이나 취향과 부합하는 제품의 인기가 높다. 뷰티 제품을 주력으로 하는 모 기업에 강연을 하러 가서 재미있는 경험을 했다. 나는 되도록 강연 시간보다 일찍 도착하는 편인데, 시간 여유가 꽤 있어 건물을 돌아다니다가 화장품 체험 코너로 들어갔다. 놀랍게도 피부의 색상과 밝기에 맞춰진 조합이 300여 개가 넘었다. '퍼스널 컬러'라 해서 사계절 분류에 기반해 개인마다 어울리는 색상이 따로 있다는 것은 알고 있었지만, 이 정도로까지 세세하게 나뉘어 있을 줄은 몰랐다. 어쩐지 어질어질해져서 거기에서 도망치고 싶었다. 화장품과 거리가 먼 전자 제품도 '비스포크(bespoke)' 등 고객의 선호에 따라 크기, 색상 등을 하나하나 고를 수 있게끔 하는 추세다. 언제쯤이면 이런 개인화 바람이 건강 분야에도 불까? 자신의 상황과 취향을 고려해서 어떻게 살아갈지 주도적으로 결정하는 것 말이다.

건강 분야에서 사람들이 되도록 가만히 있으려는 경향은 학습의 결과로도 보인다. 우리는 병원에 가서 건강과 젊음을 '구매'하는 데 익숙하다. 상담을 받고, 예약금을 내고, 의자에 앉거나 수술대에 눕는다. 시술이나 수술이 끝나면 돈을 낸다. 처음부터 끝까지 의료진이 무엇인가를 해주는 것에 길이 들었다. 이것은 우리 의료진의 문제이기도 하다. 많은 의학 연구가 환자들은 습관을 바꿀 수 없다는 것을 전제로 한다. 그래서 사람들은 이것만 먹으면 간이, 뇌가, 피부가 좋아진다는 영양제들에 돈을 쏟아붓기도 한다. 물론 습관을 바꾸는 게 쉬운 일은 아니다.

하지만 내가 적극적으로 무언가를 시도하지 않으면 건강 상태는 대개 개선되지 못한다. 허리 통증을 비롯한 근골격계 통증을 호소하며 사람들은 도수치료나 갖은 시술들에 큰돈을 쓰지만, 정작 증거들을 모아 살펴보면 균형 잡힌 근골격 시스템을 만들 수 있는 다면적인 운동 정도만으로도 큰 도움이 된다. 한 달에 수십만 원에 달하는 뇌 영양제가 불티나듯 팔리지만 효과가 있다는 증거는 미미하다. 기본적인 생활습관에 더해 뇌 기능을 개선하는 데에는 충분한 신체·인지·사회 활동만 한 것이 없다.

한편으로 이것은 우리 사회의 문제가 아닌가 싶다. 배움의 영역에서, 소화하기 쉽게 가공한 지식을 입에 쏙 넣어주는 시스템이 만연했기 때문이다. 한국인들은 대체로 '시험에 나오는 것만' 뽑아서 알려주는 것을 편안히 앉아 그저 받아들이는 것에 익숙하다. 시행착오를 겪으며 '유레카'의 기쁨을 느끼는 과정 자체를 경험하지 못한 사람이 많다.

얼마 전, 큰 회사의 아주 높은 직위의 임원들을 대상으로 강의를 할 일이 있었다. 나는 1시간 동안 인간의 작동 원리를 설명하며, 지금은 더 갈아 넣기만 할 때가 아니라 자기돌봄의 선순환이 가능한 시스템을 조금이라도 만들어야 퍼포먼스도 좋아질 수 있다고 이야기했다. 인간이 가진 의지력이 얼마나 취약한지, 전두엽이 마비된 상태에서 하는 식단이나 스트레스 호르몬이 가득한 상태에서 하는 운동이 얼마나 무의미한지도 설명했다.

이윽고 피드백이 돌아왔다. '비현실적인 이야기이고, 어차피 임원

생활 중에는 자기돌봄이 어려우니 바쁜 와중에도 간단히 실천할 수 있는 요령 하나를 콕 짚어서 설명해주었다면 좋았을 것이다.' 그들은 듣기 편하고 남이 만들어준, 형태가 부드럽고 소화가 쉬운 '초가공지식'을 원했던 것이다. '이것만 드시면 10년은 젊어집니다' 같은 유튜브 영상의 자극적인 섬네일처럼 말이다. 하지만 그렇게 요령을 피우려 할수록 더 아프고 쇠퇴한다는 인간의 작동 원리를 많은 이가 깨닫지 못하고 있는 것이 현실이다.

건강의 개인화가 가져오는
긍정적 효과

앞서 말했듯 건강 분야는 획일적인 답이 없어 개인화가 중요하며, 이를 위해 당사자의 노력이 필요하다. 이는 의학의 한계 때문이기도 하다. 물론 과거에 비해 의학이 발전했음은 누구나 인정하는 사실이다. 예전에는 환자가 삼도천(三途川, 불교의 개념으로 사람이 죽어서 저승으로 가는 도중에 만나게 되는 커다란 내)을 중간쯤 건너면 손을 쓸 수가 없었지만, 지금은 아니다. 하지만 죽을 뻔한 사람을 소생시키는 것과 그 사람을 건강한 상태로 되돌리는 것은 다른 일이다. 삼도천에 몸을 한번 담그면, 이전처럼 팔팔해지기는 정말 어렵다. 인공호흡기, 콧줄, 휠체어 등을 달고 사는 것이 대부분이다. 영화 〈서브스턴스〉에서처럼 주사 한 번으로 최상의 상태인 내가 된다거나, 서윤빈 작가의 SF 장편소설《영원한 저녁의 연인들》에서처럼 장기를 정기구독하면서 100살 넘도록 젊게 사는 것은 요원한 일이다.

아마도 의학이 아무리 발전한들 각자가 해야 할 일이 없어지지는 않을 것 같다. 우리가 의료진과 접하는 시간은 정말 짧다. 아무리 기적의 치료법이 나온들, 건강하지 못한 생활습관을 계속 유지한다면 치료 효과가 좋을 리 없다. 영화 〈서브스턴스〉에서는 매일 영양분을 주사하고, 주어진 시간 금기를 엄격히 지켜야 한다. 소설《영원한 저녁의 연인들》에서는 '모드'라는 뇌에 내장된 비서의 주문에 따라 건강관리를 해야 한다. 장기 상태가 나빠지면 구독료가 올라가는 구조다.

비슷하게, 생물학 실험실에서는 유전자를 갈아 끼우거나 최신 화학 물질을 먹게 하는 등의 방식으로 쥐의 생체 나이를 젊게 만드는 역노화(reverse aging)도 가능하다. 강력한 약제를 사용하면 노화 세포를 터뜨려버리고(senolytic) 쥐를 회춘시킬 수도 있다. 하지만 아직까지 사람이 확실하고 안전하게 실천할 수 있는 방법은 마이너스 통장에 노화가 느리게 쌓이도록 만드는 저속노화의 과정뿐인 것을 어쩌겠는가. 심지어 쥐의 노화를 늦춰주는 데 현존 최강의 조합으로 알려진 라파마이신과 아카보스를 평생 투여했을 때 얻는 효과조차 사람의 경우 생활습관만 잘 조합해도 그와 비슷한 수준의 효과를 기대할 수 있다.

이렇게만 말하면 또 뻔한 소리를 한다며 싫어할 분들이 있으리라. 어떤 일을 하는 이유는 보통 '해야 하기 때문'인 경우가 대부분이지만,

기왕 해야 하는 일을 재미있게 할 수 있다면 금상첨화다. 요즘 자기돌봄의 심리학 등이 널리 대중화하면서 우리는 '나를 사랑하세요', '나를 우선으로 여기세요'라는 말에 익숙해졌다. 한편, 조선시대 문인 유한준은 이렇게 말했다. '사랑하면 알게 되고 알면 보이나니, 그때 보이는 것은 전과 같지 않으리라.' 건강의 개인화는 자기 자신을 사랑하고 잘 돌보려는 마음에 기반해 나를 들여다보고 알아가면서 이루어진다. 나를 파악하는 것이 처음에는 어렵게 느껴질 수 있다. 그렇다면 다음 예시를 참고하면 좋겠다.

A(저자의 지인 중 한 명의 특징을 반영한 가상 인물)는 30대 중반 여성으로, 어릴 때부터 움직이는 것을 싫어한 탓에 근육도 별로 없고 기초 체력이 약하다. 구부정한 자세로 책을 읽거나 공부를 해서 자세도 좋지 않다. 먹기로 스트레스를 푸는 편이나, 케이크 등 단것은 별로 좋아하지 않는다. 위가 약해 식사가 불규칙하거나 과식하면 복통이 쉽게 오지만, 섬유질이 든 음식을 많이 먹더라도 가스가 잘 차지 않는다. 식품 알레르기도 거의 없다. '알쓰'라서 술을 잘 마시지 못한다. 회식이 별로 없어 술을 마실 일도 드물다. 잠은 빠뜨리지 않고 8시간가량 자려고 노력한다. 현재 업무 환경에서는 오래 앉아서 일한다. 인간관계 스트레스는 적은 편이나, 머리를 쓰는 일을 자주 한다. 대중교통을 주로 이용한다.

자, 어떠한가? 그렇게 부담이 되거나 어려운 작업은 아니지 않은가?

무언가를 관찰하고 글로 옮기는 것은 큰 즐거움을 준다. 《파브르 곤충기》나 《시튼 동물기》가 선사했던 흥미진진함을 떠올려보라. 하물며 관찰의 대상이 자신이라면? 미국 하버드대학교의 뇌과학자인 다이애나 타미르(Diana Tamir)와 제이슨 미첼(Jason Mitchell)의 연구에 따르면, 사람은 자신에 대해 생각할 때 쾌감을 느낀다. 뇌에서 쾌감과 관련된 부위인 측좌핵과 복측피개영역이 활성화되는 것이다. 남과 공유하지 않고 혼자 생각하기만 해도 두 영역은 활성화됐다.

개인화는 선택을 쉽게 만들어주기도 한다. 우리는 건강 지식을 너무 많이 알고 있다. '이렇게 해라' 또는 '이렇게 하지 마라'라는 정보가 사방에서 쏟아져 들어온다. 유튜브에서 건강 정보 영상을 몇 개 보다 보면, 어느새 피드가 비슷한 영상들로 가득하다. 하지만 범람하는 지식이 오히려 실천에는 나쁠 수 있다. 인간은 선택지가 많을 때 결정을 망설이고, '선택하지 않는 선택'을 하기도 한다. 미국의 사회심리학자인 배리 슈워츠(Barry Schwartz)가 '선택의 역설(paradox of choice)'이라 규정한 현상이다. 심리학자 시나 아이옌가르(Sheena Iyengar)와 마크 래퍼(Mark Lepper)의 연구에 따르면, 상품의 가짓수가 적을 때 소비자들이 구매를 더 많이 했다. 시식 코너에 놓인 잼의 종류가 얼마인지에 따라 소비자는 지갑을 다르게 열었다. 여섯 종류일 때는 시식한 사람의 30퍼센트가 잼을 샀지만, 24가지일 때에는 3퍼센트만 구매 결정을 내렸다. 이러한 현상은 선택지 간 차이가 별로 없을 때 두드러진다고 한다.

건강 지식은 선택지들 사이에 큰 차이가 없는 경우에 속할 것이다.

건강해지는 법은 식단을 제외하면 대개 비슷하다. 술은 최대한 마시지 않고, 담배는 피우지 말고, 잠은 충분히 자야 한다. 비슷비슷한 건강 지식이 넘쳐날수록 실천할 가능성은 떨어질 수 있다. 한국인의 주관적·객관적 건강 상태가 개선되지 않거나 일부는 나빠지는 현상의 원인은 어쩌면 여기에서 찾을 수 있을지도 모른다. 뻔한 이야기가 지겹다 보면 어느 순간부터는 듣기도 싫어질 수 있으니 말이다.

개인화를 하면 선택지를 많이 쳐낼 수 있어 실천에 큰 도움이 된다. 이것을 '꼬리물기'라고 부르겠다. 앞서 제시한 A의 사례로 돌아와서, 꼬리물기를 실제로 적용해보자. 자신의 건강을 고민하며 자기 삶을 되돌아본 A는 어떤 변화를 시도할 수 있을까? 가장 시급한 것은 운동이다. '인체 무료 구독' 기간이 갓 끝난 나이와 약한 체력, 오래 앉아 있는 환경을 고려할 때, A는 운동을 제대로 하면 많은 게 달라질 것으로 보인다. 그렇다면 무슨 운동부터 해야 할까?

A는 자세가 좋지 않고, 운동을 제대로 해본 적이 없으므로 골격이 뒤틀렸을 가능성이 있다. 이럴 때 무작정 운동하면 오히려 해롭다. 따라서 자세를 정렬해주는 필라테스를 약한 강도부터 시작하면 좋겠다. 오래 앉아 있는 것도 좋지 않은데, 이를 어떻게 할 것인가? 장시간 연속으로 앉아서 일하지 않고, 짬을 내어 몸을 풀어주기로 한다. 더 구체적으로는 1시간 간격으로 알람을 맞춰놓고 알람이 울리면 잠깐 자리에서 일어나 사무실 구석에서 스트레칭을 하면 좋을 것이다.

업무 중간에 매일 30~40분 정도 달리는 습관도 만들어본다. 야외 러닝도 물론 좋지만, 속도를 조절할 수 있는 트레드밀부터 하자. 필라테스와 트레드밀 등의 운동은 언제 어디서 할 것인가? 집 근처 헬스장에서 하자. 이렇게 조금씩 달리다 보니 기분 좋은 도파민을 느끼게 된다. 그러면 이제는 밖으로도 나가본다. 먹어서 스트레스를 푸는 대신 달리는 것으로 활력을 얻게 됨을 느낄 것이다. 정상 체중이지만 근육이 약간 부족한 편이니 굳이 단백질 보충제를 먹을 필요는 없다. 무리해서 간헐적 단식을 시도할 필요도 없다. 영양제도 따로 필요한 것이 없다. 간식은 한 줌의 견과류나 구운 콩으로 바꿔본다. 일하는 도중에 먹는 식사는 단순당과 정제곡물을 피하기로 한다. 부족한 신체 활동을 보충하니 수면의 질이 개선되고, 활력이 늘어나는 선순환이 찾아온다.

나는 내과 의사이자 연구자로서, 연구와 임상 경험에 기반한 건강 지식을 전한다. 그러니까 깃대를 제공하는 게 내 역할이다. 한편, 상황에 따라 적절하게 저속노화를 실천하는 것은 여러분의 몫이다. 자세히 보면 쉬워지고, 오래 보면 하게 된다. 부디 깃대를 꼭 잡고 깃발을 휘둘러보시길. 휘날리는 모습이 퍽 아름다울 것이다.

05

통념 5   **"학창 시절 공부만으로
평생을 살아갈 수 있다."**

편안함은 저속노화가 아니라 가속노화를 부른다

"배우기를 멈춘 사람은
스무 살이든 여든 살이든 늙은 것이다.
계속 배우는 사람은 늙어도 언제나 젊다."
_헨리 포드

느리게 나이 드는 삶과 평생학습에 대해 강연을
마친 뒤 우리 사회 모두가 함께 생각해볼 만한 질문을 받은 적이 있다.
청소년들은 좋은 학교에 들어갈 때까지만 열심히 공부하다가, 이후에는
안락한 직업을 얻어 가능한 한 머리 고생, 몸 고생 없이 살고 싶다고 생
각하는 경우가 많다. 그래서 이들에게 평생학습의 필요성을 설득하는
일이 쉽지 않은데, 이에 대해서 어떻게 조언하면 좋겠냐는 것이 그날 받
은 질문의 요지였다. 어찌 보면 이 질문은 우리가 삶에서 무엇을 중요하
게 여겨야 하는지에 관해 화두를 던지는 질문 같기도 했다.

또한, 고도의 경제성장기 이후 한국 사회의 구성원들이 갖게 된 광
범위한 생각의 정곡을 찌른 질문이라고 봐도 그리 틀리지 않을 것이다.

146

더 빨리, 기왕이면 더 쉽게, 그리고 결과적으로 돈을 많이 벌면 그만이라는 생각 말이다. 하지만 이 책에서 반복적으로 언급했듯 이 질문에 대한 내 대답은 간단하다. 정말 일찍이 공부를 그만두고 머리를 쉬게 내버려두면 더 빨리 치매가 오는 노년을 맞이할 수도 있다는 사실이다. 근육을 쓰지 않으면 어떨까? 가만히 침대에 오랜 시간 누워 있으면 나중에는 걷기에 필요한 최소한의 근력이 남지 않아서 근력을 회복시킬 기회마저 잃게 될 수 있다. 마찬가지로 머리가 고생하지 않고 쉬기만을 계속하면 인지 예비능이 감소된다.

위의 내용을 이해하기 위해서는 인지 예비능이라는 개념을 먼저 짚고 넘어가야 한다. 이를 다른 말로 표현하자면 뇌 근력이라고도 할 수 있다. 보다 쉬운 설명을 위해 구체적 예시를 하나 들어보겠다. 겨우 걸을 수 있는 근력만 남은 사람은 폐렴으로 며칠만 앓아누워도 침대에서 일어날 수 없게 된다. 근력 유지를 위한 최소한의 활동이 어려워지니 기능이 더 나빠진다. 근력의 여유분이 낮은 것이다. 평소 만들어둔 근력 여유분이 없으면 결국 침대에 누운 채 여생을 보내게 될 우려가 생긴다.

반면에 근력의 여유분이 충분한 사람은 침대에서 일어나 걷기 시작하는 순간부터 걷는 활동 자체가 곧 운동이 되므로 금세 회복돼 다시 일상적인 신체 활동을 할 수 있게 된다. 이처럼 '걸을 수 있는 최소 근력'과 '현재 근력' 간의 차이를 예비능이라 한다. 이렇게 보면, 여름철마다 주목받는 전력 예비력과도 비슷하다. 전력 예비력은 최대 전력 공급량에서 최대 전력 수요량을 뺀 값으로, 안정적인 전력 공급을 위해 반드시 확보해야 하는 설비의 여유분을 뜻한다. 이 예비 전력이 부족할 경우 정전 사태가 벌어질 수 있다. 마찬가지로 근력 예비능이 부족하면 우리 몸에서도 정전 사태와 같은 상황이 발생할 수 있는 것이다.

100세 시대를 살아가려면 인지 예비능이 높아야 한다

뇌의 경우도 마찬가지다. 평생 동안 다양한 방법으로 몸과 머리를 사용하면서 인지 기능을 잘 관리한 사람은 인지 예비능이 비교적 높다. 이렇게 인지 예비능의 여분이 충분하면 설령 뇌에 상당한 구조적 손상이 누적되는 상황이 오더라도 일상생활을 수행하는 데 필요한 인지 기능에는 별다른 문제가 생기지 않아 결국 치매를 앓지 않고 지낼 수 있다. 인지 예비능은 뇌의 통장 잔고라고 생각해도 좋다. 평생 동안 이 통장 잔고를 충분하게 쌓아두면 노화나 질병으로 안타깝게 뇌에 병적인 문제가 생기더라도 삶의 질을 보다 안정적으로 지킬 수 있는 것이다.

많은 연구가 평생 뇌를 어떻게 사용해왔는지가 치매의 발병이나 뇌의 구조적 변화에도 영향을 미친다는 사실을 보고하고 있다. 면허를 취득하려면 도로 지도, 주소, 도시의 랜드 마크를 다량 암기해야 하는 런던 택시 기사들의 해마가 버스 기사들의 해마와 비교했을 때 더 커져 있었다는 연구는 아주 유명하다. 복잡하고 어려운, 그래서 인지적으로 부담이 큰 직업을 가진 사람일수록 치매에 걸릴 가능성이 낮다는 연구 결과도 있다.

미국 애리조나대학교의 로스 앤델(Ross Andel) 교수팀의 연구에 따르면, 사람을 관리하거나 상담하고 고객을 접대하는 등 사람과 접촉하는 직업, 정보를 수집하고 분류하거나 분석하는 일처럼 인지적으로 높은 수준의 사고가 요구되는 직업을 가진 사람들은 난도가 낮은 직종을 가진 사람들에 비해 치매 발생률이 평균 22퍼센트 낮은 것으로 나타났다.

치매 발생과 관련된 여러 연구를 종합해볼 때, 인지 예비능을 높이는 데 도움이 될 수 있는 활동으로는 크게 신체 활동, 인지 활동, 사회 활동을 꼽을 수 있다. 복잡하고, 정신적으로 부담이 되고, 불편함을 느낄 수 있는 인지적 과제를 꾸준히 수행하면 인지 기능이 개선될 수 있다는 이야기다. 이런 연구들에서 몸을 쓰는 운동의 효과가 머리를 쓰는 인지적 활동의 효과와 비슷하다고 보고하는 것은 상당히 재미있는 결과다. 댄스와 같이 머리도 쓰고 몸도 쓰는 활동은 특히 효과가 좋은 것으로 알려졌다. 70, 80대에도 아주 젊은 뇌를 가지고 있는 슈퍼 에이저들을 연구한 에밀리 로갈스키 교수 등에 따르면, 느리게 나이 드는 뇌를 가진 이들은 역시 신체 활동과 인지 활동, 사회 활동에 적극적이었다.

힘들여 머리를 쓰면 쓸수록 인지 기능이 좋아진다. 그 결과, 더 많이 머리를 쓰게 되면 머리는 더 많은 좋은 자극들을 받고, 신경들 사이에는 새로운 연결이 생겨난다. 이러한 원리 역시 근육과 꼭 같다. 계단 오르기를 처음 할 때는 힘이 많이 든다. 하지만 반복해서 하다 보면 근력이 차즘 좋아진다. 근력이 좋아지면 점점 더 가뿐하게 계단을 오를 수 있게 되면서, 운동량이 더 많아지고 근력은 더 좋아지는 선순환이 생긴다. 반대로 몸도 머리도 쓰지 않으면 기능을 잃고, 그렇게 기능마저 많이 잃으면 종내에는 삶 자체를 잃는다.

이처럼 인지 예비능의 관점에서 봤을 때, 앞으로 100세 시대를 살아갈 우리는 평생 공부하고 평생 일하며, 동시에 늘 은퇴한 것과 비슷한 삶을 만들어가야 할 가능성이 높다. 정규교육을 마친 이후 한 가지 직업을 유지하다가 일정 시기가 되면 은퇴해 휴식으로 노후를 보내는 과거의 생애 주기가 이젠 잘 작동하지 않을 이유는 무궁무진하다. 기술 혁신으로 기존의 일자리가 사라지고 새로운 직업이 생겨나는 과정 속에서 나의 주 소득원도 계속적으로 변화하게 된다. 새로운 세상의 기술에 적응하기 위해서는 평생 공부를 이어갈 수밖에 없다. 여기에 의학적인 구실도 더해지는 셈이다.

불편을 기꺼이 즐기는 마인드셋,
슈퍼 에이저들의 왕성한 활력 비결

그런 면에서 인생의 마지막 30년을 농밀하게 만들고 싶은 분들께 내가 제안하고자 하는 마인드셋 중 하나는 '불편을 즐기는 마인드셋'이다. 100년을 사는 동안 계속해서 성장하는 동시에 조로(早老)를 피하기 위해 우리는 여러 가지 노력들을 시도할 수 있다. 그런데 이 노력들에는 전제 조건이 하나 있다. 내 몸과 머리, 마음이 불편한 것을 즐길 수 있어야 한다. 앞서 언급한 슈퍼 에이저들의 사례와 마찬가지로, 우리나라의 100세인 연구에서도 비슷한 모습이 나타난다. 이들 역시 독립적이고 활동적이며 사회적 교류를 내려놓지 않는다. 2022년의 조사에서, 우리나라 100세인 중 방 안에 머무는 비율은 20퍼센트에 불과했고, 열 명 중 일곱 명이 하루에 30분 이상 바깥에서의 활동을 유지했다. 편안하게 누워 있는 것을 즐기는 이들은 적었다. 그러니 불편을 인위적으로 만드는 것은 어떨까?

과거 서울아산병원 연구팀과 평창군에서 수행했던 연구에 따르면, 주로 댁에서 칩거를 하시던 독거 어르신들을 바깥으로 끌어내 주 2회 운동 프로그램에 참여하게 했더니, 10년 치 이상의 신체 기능 향상 효과가 관찰될 정도였다. 60세 이상 성인을 대상으로 한 미국의 연구에서는 새로운 것을 적극적으로 배우는 활동에 참여하면 활동적이지만 편안한 활동에 참여하는 것에 비해 유의미한 기억력 향상을 경험한 것으로 보고됐다(그림 9).

이러한 현상을 조금 더 들여다보면, 우리 사회 전반에 깔린 인식과 태도가 드러난다. 많은 사람이 영상을 보거나 책을 읽으며 생활습관 개선을 결심하기도 하지만, 정작 꾸준히 실행하기보다는 '노력 없이, 단기간에 결과를 얻을 수 있는' 방편에 더 혹한다. 하지만 내가 생각하는 삶의 지향점 또는 삶을 운영하는 마인드셋과 내가 얻고자 하는 생활습관

그림 9. 인지적으로 불편한 활동은 인지 기능을 개선시킨다. (출처: Park 등, The Impact of Sustained Engagement on Cognitive Function in Older Adults: The Synapse Project, Psychological Science, 2014)

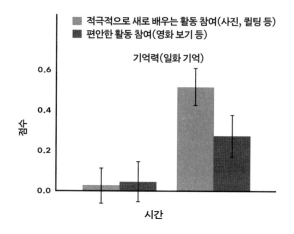

이 합치되지 않으면, 거창하게 계획했던 새해의 생활습관은 그저 작심삼일에 머물고, 내 삶의 안쪽까지 들어오기는커녕 튕겨 나갈 뿐이다. 이를 조금 더 근본으로 들어가 살펴보면, 더 편하고자 하는 마음가짐에서 모든 문제가 생겨남을 알 수 있다. 우리 사회는 더 편안한 삶을 추구하는 일을 최고의 가치로 여긴다. 더 오래 있어도 허리가 편안한 의자, 안락한 자동차, 편안한 침대를 비롯해 그 밖의 수많은 문명의 이기들을 떠올려보라. 우리는 불편함을 모두 다 외주화해버렸다.

얄궂게도, 편안함을 숭배하는 마인드셋은 우리 사회의 문화적 기반과도 맞물려 있다. 우리는 흔히 "연장자를 공경해야 한다"라고 말하지만, 실제로는 연장자를 아무 활동도 하지 않는 '수동적인 대상'으로 만들어버리기도 한다. 우리 사회의 연공서열 문화는 나이가 많을수록 머리, 몸, 마음의 고생을 덜어드려야 한다는 분위기를 강화시킨다. 부와 권력을 누리는 내로라하는 분들의 모습을 보면, 요람에 누워 미음을 받아먹고 불편이 있으면 보채는 아기와 닮았다는 인상을 받을 때도 있다. 어쩌면 사회가 너무 각박하고 힘들어서, 혹은 젊은 시절에 너무 많은 고생을 한 탓에, 그러한 사회적 관습과 보상을 누리는지도 모르겠다.

비단 노년의 어르신들이나 높은 자리에 있는 사람들만 이런 모습을 보이는 것은 아니다. 나이 불문하고 많은 이가 점차 비슷한 방향으로 수렴해가는 모습을 보이기도 한다. 일에서 즐거움을 얻기를 멀리하고, 술과 골프로 시간을 보내는, 소위 말해 '성공했다는' 기성세대들의 모습이 그렇다. 젊은이들도 빠른 자산 축적과 이른 은퇴를 동경하고, 이후의 편안한 삶을 꿈꾼다. 사회 전반에 만연한 이러한 경향은 근원적으로 과정에서 행복을 찾지 못하는 문화와도 맞닿아 있을 것이다. 압축적이고 무척 빠른 성장을 경험한 사회이다 보니, 많은 이가 자신이 하는 일과 활동을 통해 건강한 즐거움을 얻고, 그 과정에서 스스로 성장한다고 느낄 여유조차 없었던 탓은 아닐까.

하지만 그 결과는 무엇인가? 거듭 이야기하지만, 완벽히 편안한 침대에 누워 있는 것과 비슷한 상태로 100세까지 시간을 보낸다면 그 끝에서 기다리고 있는 현실은 조로한 두뇌와 신체다. 결국은 점점 근육과 인지능력, 사회적 활동 능력을 잃은 채 주저앉게 된다. 스스로에게 가하는 고려장이나 다름없다.

극단적인 편안함 추구가 불러온
가속노화의 악순환

이렇게까지 설명했는데도 여전히 '나는 물속에 떠 있는 것처럼 안락하고 고통 없는 삶을 원한다'라고 말하는 분이 계시다면, 극단의 실험 결과를 말씀드려야겠다. 실제로 극단적인 침상 생활로 인한 결과를 알아보기 위해 설계된 실험에 따르면, 아주 편안하게 누워 있기만 하면 하루에 1퍼센트 가까이 근력이 떨어진다. 이와 비슷한 경우로 우주 비행사를 들 수 있다. 우주에서 임무를 수행 중인 우주 비행사는 중력의 영향을 받지 않는데, 그 결과 근육과 뼈가 빠르게 녹아나간다. 따라서 이를 막기 위해 꾸준히 인위적인 운동 자극을 주어야만 한다.

아직 기능 상태가 괜찮을 때부터 불편함을 멀리해 버릇하면, 점차 내가 가진 기능들은 감퇴해서 사라질 가능성이 높다. 무릎 주변 근육을 쓰지 않다 보면, 체중으로 인한 스트레스를 관절의 연골이 오롯이 받아내야 할 가능성이 커진다. 그 결과로 관절염이 이미 생겨버린 다음에는 운동을 하기조차 어려운 상황이 된다. 활동이 줄어 기초 체력이 떨어지는 경우도 똑같다. 기초 체력이 부진해진 결과로 질병이 악화되며 활동이 더욱 줄어드는 악순환이 노쇠한 몸을 부른다. 한번 떨어진 근육량은 쉽게 회복되지 않으며, 꾸준히 써서 유연성을 유지하던 관절을 장기간 방치하면 재활 과정이 더 길어질 뿐이다.

뇌도 마찬가지다. 적극적인 신체·인지·사회 활동의 자극이 주어지지 않으면 영역에 따라 20~40대를 정점으로 감퇴하는 두뇌의 기능이 개선될 여지가 없다. 사회적으로도 기능이 감퇴하기는 동일하다. 안락한 교언영색(巧言令色)에 익숙해져 편안함에 젖은 전두엽은 생각의 유연성을 더 잃어버리게 할 뿐이다. 편안함만 추구하는 마인드는 문제를 구조적으로 해결하려 하기보다 정작 효과는 떨어지지만 달콤하게 들리는 갖가지 비방에 더 쉽게 기대게 만든다. 결국 불 보듯 뻔한 편안함의 악순환을 선순환으로 바꾸려면, 삶을 운영하는 마인드셋 자체를 바꾸는 것이 정답이다.

완전히 스트레스가 없는 삶을 상상해보라. 그림 10의 뒤집어진 U자 곡선을 보면 알 수 있듯이 스트레스는 정도에 따라서 좋은 일을 하기도, 나쁜 일을 하기도 한다. 사람이 아침에 잠에서 깨어나기 위해서는 적당한 정도의 스트레스 호르몬이 필요하다. 반대로 겉보기에는 이상적이라고 여겨지는 스트레스 없는 삶은 오히려 상황에 적응할 수 있게 해주는 인간의 회복탄력성을 약화시킬 수 있다. 미국 버팔로대학교 심리학과의 마크 D. 시리(Mark D. Seery) 교수는 연구를 통해 인생에서 적당한 역경을 겪은 사람이 전혀 어려움을 겪지 않은 사람보다 오히려 정신 건강과 삶의 만족도 면에서 나은 모습들을 보인다고 보고하기도 했다.

생물학에서는 이러한 현상을 호메시스(hormesis)라고 설명하기도 한다. 소량의 유해한 자극이 오히려 유익한 적응 반응을 이끌어낸다는 생각이다. 약간의 활성산소, 약간의 근육통, 약간의 머리 고생 모두 마찬가지의 곡선을 보인다. 근육 괴사가 될 정도의 트레이닝이나 완전히 번아웃이 올 정도의 머리 고생이 해롭다는 것은 두말할 나위도 없다. 이를 미국 금융철학자이자 경제학자인 나심 니콜라스 탈레브(Nassim Nicholas Taleb)는 안티프래질(antifragile)이라는 개념으로 설명한다. 안티프래질은 충격과 불확실성을 겪을 때 오히려 더 강력해질 수 있는 시스템으로, 변동성과 스트레스를 통해 나의 포트폴리오가 오히려 더 강화되는 시스템을 만들 수 있다는 개념이다.

그림 10. 호르메틱 곡선. 생명체가 경험하는 대부분의 것들에는 최적의 이익을 주는 적당한 지점이 있다.

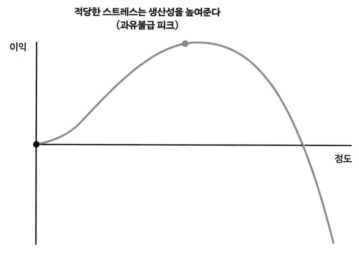

적당한 스트레스는 생산성을 높여준다
(과유불급 피크)

이익

정도

과도한 스트레스는 생산성을 떨어뜨리고
자기돌봄도 파괴한다

불편함을 받아들이는 마인드셋은
성장으로 이어진다

불편함을 내 편으로 만드는 마인드셋은 어떻게 성장으로 이어질 수 있을까? 최근 미국 코넬대학교 의과대학의 캐틀린 울리(Kaitlin Woolley) 박사는 성인 약 2000명을 대상으로 한 연구에서 실험 참여자들에게 일부러 불편함을 추구하게끔 하는 실험을 진행했다. 그 결과, 실험 참여자들이 느끼는 곤란함이 오히려 '내가 성장하고 있다'는 신호로 작용해 동기를 높이고 목표 달성에 도움을 준다는 결과를 발표했다. 사람들은 흔히 불편함을 피하려 하지만, 사실 불편함은 우리가 앞으로 나아가고 있다는 증거이며, 이를 활용하면 더 큰 성취로 이어질 수 있다는 것이다.

오스트레일리아의 긍정심리학자 브루스 윌슨(Bruce Wilson)도 '안락함은 성장의 적'이며, 불편함을 느낄 때 비로소 변화가 시작되고 삶의 지평이 넓어진다고 말한다. 안락함을 벗어나려는 시도는 결국 성장 마인드셋(growth mindset)과 궤를 같이 한다. 성장 마인드셋은 미국 스탠퍼드대학교의 심리학자 캐롤 S. 드웩(Carol S. Dweck)이 제시한 개념으로, 지능이나 능력이 노력과 경험을 통해 발전할 수 있다고 믿는 마음가짐을 말한다. 이와 반대로 고정 마인드셋(fixed mindset)을 지닌 사람은 재능과 지능이 타고나거나 정해진 것이라 여기기 때문에 실패를 두려워하고 새로운 도전을 피하는 경향이 있다.

드웩과 동료들의 연구에 따르면, 성장 마인드셋을 가진 사람은 어려움에 직면해도 더욱 노력해 발전할 가능성이 높지만, 고정 마인드셋을 가진 사람은 도전을 회피하거나 잠재력을 펼치지 못할 때가 많다. 앞서 설명했던 호메시스와 안티프래질, 근육 예비능과 인지 예비능 개념을 모두 다시 떠올려보자. 이를 사회적 경험으로 확장해본다면, 성장 마인드셋은 곧 실패를 학습 과정의 일부로 받아들이는 태도이기도 하다. 새로운 일을 시도하다 보면 불가피하게 좌절이나 실수를 경험하지만, 이를 개선과 성장의 피드백으로 보는 것이다.

운동선수들은 오래전부터 '고통 없이는 얻는 것도 없다(No pain, no gain)'라는 격언을 떠올리며 성장의 진실을 몸으로 경험해온 사람들이다. 저속노화, 느리게 나이 드는 삶은 가늘고 길게 수명만 늘이는 삶을 추구하지 않는다. 성장 마인드셋은 노년에 이를수록 더욱 활기차고 농밀한 삶의 경험을 가능하게 해주고, 굵고 긴 삶을 스스로 디자인할 수 있게 해준다. 살아가면서 숫자로서의 나이는 늘어가지만, 신체와 인지 등 전반적인 기능의 총합인 내재역량은 충분히 성장하는 삶을 그려낼 수 있는 것이다. 은퇴에 대한 관점도 마찬가지다. 이제 우리 사회는 노년기의 경제활동을 빈곤의 결과로만 이해하던 과거의 시각에서 벗어날 필요가 있다. 평생 공부하고 일하는 것은 치매와 노쇠 예방을 위한 탁월한 행동이기 때문이다. 소일거리나 봉사 활동도 좋다. 중요한 것은 집에서 나와 어딘가로 향하고(신체 활동), 직무를 수행하며(인지 활동), 사람을 상대하는(사회 활동) 것이다.

그런 관점에서, 지금까지 우리나라에서 유지돼온 입시 제도와 이에 맞춰진 공부 방식은 시대의 흐름에 역행하는 면이 있다. 생애 초기에 아주 짧은 시간 동안 사교육비를 점점 더 많이 쏟아 넣으며 바짝 공부하기만 하면, 그 이후부터는 더 쉽게 소득을 올리고 몸 고생, 머리 고생 없이 여생을 보낼 수 있다는 믿음은 이제 더 이상 작동하지 않을 가능성이 크다. 건강하고 행복한 100년짜리 삶을 만들어가는 과정은 평생 동안 나에게 중요하고 즐거운 것들을 발견하고, 그것들을 추구해나가는 여정 속에서 끊임없이 부딪히는 몸 고생과 머리 고생으로 만들어진다. 우리 각자의 삶은 평생에 걸쳐 조각해나가야 할 하나의 예술품이다. 그리고 그 과정에서 불편함을 받아들이고 과정을 기꺼이 즐기는 마인드셋은 저속노화 라이프 스타일의 가장 깊숙한 곳에서 지속 가능성을 지탱해주는 비옥한 토양이 되어줄 것이다.

3장

가속노화를
권하는
사회

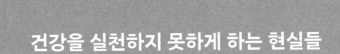

건강을 실천하지 못하게 하는 현실들

01 <u>현실 1</u> 건강을 말하던 나도 무너졌다

개인의 지식에 의존하지 말고 사회구조를 직시하라

"삶에는 속도를 높이는 것보다
더 중요한 것들이 있다."
_마하트마 간디

"우르릉 쾅쾅!" 정말 오랜만이었다. 머릿속에서 폭탄이 터지는 그 느낌. 몇 년 전에 처음 이런 느낌을 경험했을 때 나는 《당신도 느리게 나이 들 수 있습니다》를 쓰기 시작했다. 직장 안팎에서 '간사' 등의 여러 가지 이름으로 둔갑한 가짜 노동이 짚단처럼 하나둘 내 등에 쌓이다 결국 낙타의 등을 부러뜨린 순간이었다. 차라리 진료나 연구처럼 자기효능감을 느낄 수 있는 일이었다면 그렇게까지 무너지지는 않았을 것이다. 병원 앞 다리를 건너기가 무서울 정도였다. 난간을 뛰어넘고 싶은 충동이 너무 심했기 때문이다.

그 후 나는 술을 끊고, 약과 상담의 도움을 받았다. 매일 진료가 끝나면 운동을 했고, 저녁에는 최대한 약속을 줄이고 악기 연습실에 들른 뒤 집으로 돌아갔다. 그 시간 동안, 인간의 작동 방식과 생활습관에 대한 생각들이 머릿속에 하나씩 쌓여갔다.

다행히 한 달간의 안식월을 받을 수 있었다. 그때 나는 하루에 두세 시간씩 글을 썼다. 강과 들판, 그리고 트레드밀 위를 끊임없이 달리며 머릿속에 차곡차곡 쌓아두었던 생각들을 그저 워드프로세서에 풀어내기만 했을 뿐인데, 순식간에 책이 완성됐다. 신기한 경험이었다.

쉴 수 있는 시간이 주어지자, 내 뇌를 짓누르고 있던 엄청난 무게의 쇳덩어리가 스르르 사라진 듯했다. 자고 싶을 때 자고, 깨고 싶을 때 깨고, 달리고 싶을 때 달리고, 배가 고프면 먹을 수 있게 되자, 머릿속이 깨끗해졌다. 그리고 마치 잘 닦인 얼음판 위를 스케이트로 부드럽게 밀고 나가듯 글이 써지기 시작했다.

얄궂게도, 책이 출간된 지 얼마 지나지 않아 새로 집필을 계약하게 된 책이 바로 지금 이 책이다. 사실 나는 늘 자부해왔다. 시원하고 조용한 한 평 남짓한 공간, 커피와 차, 음악, 달릴 수 있는 자유로운 몸, 그리고 충분한 수면과 렌틸콩, 고독만 있다면, 매주 한 편의 논문도 쓸 수 있다고. 그것도 하루에 두세 시간만 집중하면 충분하다고 믿어왔다. 마음만 먹으면 이렇게도 빠르게 원고를 써낼 수 있는 내가, 왜 이제까지 그 모든 가능성을 열지 못하고 있었을까? 이제 그 이야기를 해보려 한다. 나의 가속노화, 또는 '뇌 썩음' 체험기다.

나의
과로 일지

서두에서 짧게 언급한, 몇 년 만에 머릿속에서 폭탄이 터지던 순간은 병동 야간 당직으로 잠을 설친 다음 날, 외래 진료실에서 찾아왔다. 야간 당직을 선 다음 날은 외래를 쉴 수 있도록 해주겠다는 일터의 약속은 지켜지지 않았고, 정원 제한을 훨씬 넘은 신규 환자들이 나를 찾기로 예약돼 있었다. 이날 외래 진료를 온 사람들 중에는 유독 건강 염려증에 걸린 이들이 많았다. "선생님, 솔직히 제가 그렇게까지 불편한 데는 없긴 한데요, 그냥 여기저기가 다 아프고 피곤해요. 정보를 찾아보니 선생님께서 자세히 봐주신다고 하던데 상담이나 해주세요."

사실 상급 종합병원 노년내과 의사가 가장 잘할 수 있고 잘해야 하는 일은 정말 복잡한 문제들이 꼬인 채 무언가 해결이 필요해 찾아오는 환자들을 진료하는 것이다. 이런 환자들은 대개 응급실을 통해 오거나 다른 병원을 거친 뒤 '이제 여기가 마지막이다' 하고 오는 경우가 많다. 하지만 많이 알려진 탓일까? 어느 순간 나의 외래 진료실은 1년 전에 예약 오픈런을 해야만 진료를 받을 수 있는 곳이 돼서, 1년 전부터 신규 환자 슬롯이 가득 차버린 상황이었다. 1년을 기다려 나를 만나러 올 수 있는 분들은 시급하고 중차대한 생사의 문제를 경험하는 이들과는 거리가 있었다.

여러 매체를 통해 노인의학의 역할에 대해 제대로 알리려고 노력했음에도 불구하고 점차 "1년이나 기다렸는데 왜 자세히 상담해주지 않나요?"라고 외치며 여타 상급 종합병원들의 기록지를 내미는 이들이 진료실을 점령하는 형국이 되고 만 것이다. 이날도 나는 외래 진료를 온 분들에게 "아직 노쇠하지 않으셨고 상급병원 노년내과로 진료를 오실 단계가 아니세요"라고 말씀드리는 일을 오전 오후 내내 반복했다. 이런 실랑이가 열 손가락을 넘어간 무렵이었을까? 갑자기 기도가 좁아지고 누군가 내 가슴을 쥐어짜는 듯한 감각과 함께 머릿속이 아득해지는 느낌이 들었다. 그리고 머릿속에서 하나의 생각이 섬광처럼 스치고 지나갔다. '아… 그간 오래 버텼다. 이제 멈추지 않으면 안 되겠네.'

이제 시간을 조금만 뒤로 옮겨 이야기해보겠다. 2024년 2월, 정부는 의대 정원을 늘리겠다는 결정을 발표했고, 여기에 반발한 전공의들이 대거 사직하거나 이탈하는 일이 지난 1년간 이어졌다. 전공의들이 도맡아 서던 당직은 남겨진 전문의들의 몫이 됐다. 비교적 규모가 작은 노년내과는 네 명의 교수진으로 2024년을 시작했지만, 2024년 12월부터 여러 사정으로 당직에 참여하는 교수는 나 혼자뿐이었다. 지난 한 해를 복기해보니 당직과 외래 진료에 쓴 시간만 해도 매주 60~70시간이다. 심지어 100시간에 달하는 주도 있다.

매해 연말이 되면 안전보건 의무교육을 인터넷으로 이수해야 한다는 연락이 온다. 이 무렵 도저히 여유가 없어 당직 시간에 영상을 틀어놓고 보던 중, 평소에는 눈에 띄지 않던 내용이 확 들어왔다. 주당 '60시간 이상, 장기간 근로를 하게 되면 죽는다.' 한마디로 과로사다. 온갖 관계

법령과 문헌들을 찾아보니, 근로시간이 주당 60시간 이하이더라도 야간 근무를 포함한 높은 수준의 스트레스를 받으며 일하면 결국 사망하게 될 위험이 현저히 증가한다고 나와 있었다. 야간 당직을 서며 시간을 쪼개 과로사 예방 교육을 듣고, 다음 날 이어질 외래를 준비하게 될 줄이야. 참 아이러니한 상황이다. 일반적인 회사와 달리 상급 종합병원 의료진들은 밤 당직을 선 다음에 집에 가지 않고, 정상 출근을 하듯 정규 진료를 이어간다. 이를 두고 흔히 '36시간 연속 근무'라고들 한다.

내가 늘 이야기하듯, 하룻밤 잠을 설치면 다음 날 아침의 인지 기능 상태는 소주 한 병을 원샷한 것과 비슷한 수준이 된다. 그 상태에서 오로지 의지력만으로 집중력을 발휘해 외래 진료를 완수해야 하는 것이다. 순리대로라면 이게 가능할 리가 없지만, 만일 문제가 생기면 책임도 내가 져야 한다. 그런 구조이니 정신을 바짝 차리지 않을 도리가 없다. 달력을 살펴보니 최악의 경우에는 화요일 새벽에 출근해 목요일 저녁에 퇴근한 날도 있었다. 이런 식의 근무가 합법인지, 불법인지는 독자들께 여쭙고 싶다. 그렇다면 이 정도의 근무는 생물학적으로 어떤 결과를 불러올까? 미국 미시건대학교 신경과학연구소의 스리얀 센(Srijan Sen) 교수가 미국의 인턴 250명을 대상으로 텔로미어의 길이를 측정하는 실험을 한 결과, 과로에 시달린 인턴들은 통상적인 사람들의 노화 속도보다 무려 여섯 배의 속도로 생물학적인 가속노화를 경험했다. 심지어 이들은 내가 경험한 것보다도 더 낮은 업무 강도에 노출된 사람들이었다. '윽' 소리가 절로 났다.

그림 11. 과로사의 메커니즘. 여러 문헌을 종합해 재구성했다.

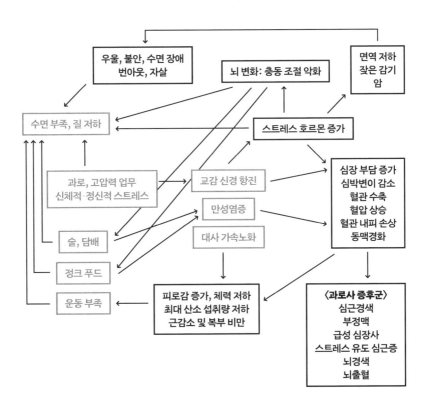

'저속노화좌',
가속노화의 구렁텅이에서 허우적대다

그렇게 1년간 병동 당직과 외래 진료를 병행하며 그동안 내가 끊임없이 강연에서 이야기하고 글로 설명했던 가속노화의 악순환을 몸과 마음으로 직접 체험했다. 당연히 무작위 대조군 임상 시험처럼 잘 설계된 연구는 아니었지만, 꽤 멀쩡하던 소위 '저속노화좌'가 스스로 무너져 내리는 모습은 무척이나 스펙터클한 경험이었다. 가장 먼저 망가진 것은 당연히 수면이다. 특히 '라떼' 이야기를 좋아하시는 선배들은 "콜이 많지 않은 분과들 당직을 모아서 서는 건데, 그게 집에서 푹 쉬는 거랑 뭐가 다르냐?"라며 묻기도 한다. 결론부터 말하자면, 많이 다르다. 직접 한번 해보시라. 언제 전화가 올지 모르고, 좋지 않은 전화가 오면 병동으로 뛰어가야 할 수도 있다. 병동 당직을 서보면, 꼭 큰일은 새벽 2시부터 5시 사이에 터진다.

이렇게 비상대기를 반복하다 보면 파블로프 반사처럼 당직 시간에는 긴장이 고조된다. 콜이 적은 날이라고 마음이 편해질 리가 없다. 나의 긴장됨을 내 손목의 스마트워치가 나보다 더 잘 파악하고 있었다. 이런 날 스마트워치를 보면, 심박변이도가 추락하고, 수면의 질 역시 바닥으로 떨어진 상태다. 당직 시간부터 다음 날 외래 진료 시간까지 스트레스 지수는 쭉 연이어 최고조를 찍는다. 이윽고 스마트워치가 나에게 심호흡이 필요함을 알려온다. 아마 부신은 코르티솔을 열심히 펌핑하고 있을 것이다.

수면이 망가지고 스트레스 지수가 높아지면 사람이 어떻게 변할까? 이에 대해서는 이 책의 앞부분에서 이미 언급했다. 스트레스, 수면, 식사 취향은 셋 중에 하나만 나빠져도 나머지가 이어서 악화된다. 수면 부족에 강도 높은 스트레스는 나의 식사 취향에 바로 영향을 미쳤다. 마트 매대에 놓인 모습을 볼 때면 '저걸 대체 왜 먹지?' 싶던 컵라면에 쉽게 손이 갔다. 그놈의 뚜껑을 내가 자정에 열게 될 줄은 생각도 하지 못했다. 그렇게 컵라면으로 대충 허기를 달래고 자다 깨다를 반복하다가 아침을 맞이하면 온몸이 부어 있었다. 고개를 절레절레 흔들며 외래에 내려가 혈압계에 팔을 넣으니 지난 몇 년간 꽤 안정적이던 혈압은 다시 고혈압 범위에 도달해 있었다. '허, 이것 참.' 허탈한 한숨이 새어 나오지만 어쩌겠는가. 혈압약을 다시 먹는다. 그뿐이 아니다. 몸도 부쩍 무거워진 것 같고 허리 벨트도 한 칸 뒤로 밀려나서 인바디(체성분 체중계)를 해보니 몇 달 만에 체중이 4킬로그램 늘고, 근육은 4킬로그램 빠졌다. 그럼 어디서 8킬로그램이 더해졌을까? 범인은 복부 비만이다.

컵라면에 이어 내가 항복하게 된 대상은 또 있다. 바로 망할 놈의 술이다. 하룻밤을 긴장한 채로 보내니, 다음 날의 잠자리도 편치가 않다. 안정기 심박수도 올라가 있다. 어느새 손이 술병으로 향한다. 스트레스가 많은 리더일수록, 책임이 클수록 수신(修身)에 힘써야 한다는 이야기를 늘 하지 않던가. 지금의 이 고단함을 달랠 수 있다면 술 한 잔 정도는 마셔도 괜찮을 것 같다. '에이, 딱 한 잔만 마시고 푹 자자!' 하지만 다들 알다시피 한 잔이 두 잔이 되고, 두 잔이 세 잔이 된다. 이렇게 일상이 흐트러지니 아무래도 안 되겠다 싶어 명상도 해보고, 달리기도 해보고, 예전에 술 당김을 참는 데 무척 효과가 좋았던 단백질 셰이크도 마셔보고, 캐모마일 차도 마셔본다. 그럼에도 도저히 술 당김이 줄지 않아 의사 친구에게 술 당김을 줄여주는 '항갈망제'를 처방받아 먹기까지 했다.

변한 것은 이뿐만이 아니다. 평균 수면 시간이 줄고, 수면 점수가 떨어진 것에 이어, 나의 삶이 서서히 없어지기 시작했다. 당직의 피로가 회복되고 정상으로 돌아오기 전에 다음 당직이 찾아온다. 앞서도 언급했지만 2024년의 마지막 달인 12월, 여러 사정으로 진료 인원은 줄고 또 줄어 우리 분과에 교수진은 나 혼자만 남았다. 온콜(on-call, 응급 호출) 대기와 당직을 포함해 긴장된 상태로 저녁과 밤을 보내야 하는 날이 한 달의 절반에 달했다. 알렉산더 테크닉(Alexander technique) 레슨을 포함해 대부분의 자기돌봄을 위한 루틴은 3월에서 멈춰 서버렸다.

배가 해상에서 위기를 만나면 배에 실은 짐을 버리듯, 좌초한 나의 일상도 바뀌어갔다. 끼니는 허겁지겁 때우는 일이 늘고, 운동량은 현저히 줄어들었다. 가족과의 시간이 사라졌으며, 집에 들어오면 그야말로 맥주를 때려 마시고 쓰러지는 일을 반복했다. 연구나 외부 활동도 서서히 줄어들어 그 흔적만 남는 상태에 들어갔다. 애초에 원고가 잘 읽히지도 않았고, 있는 힘을 끌어모아 글을 쓰려고 하면 손가락에 납으로 된 캐스트를 씌워놓은 것 같았다.

스마트워치는 무너져가는 나를 정확하고 냉정하게 보여준다. 추정 최대 산소 섭취량이 1년간 55밀리리터퍼킬로그램퍼분(ml/kg/min)에서 49밀리리터퍼킬로그램퍼분까지 감소했다. 앞서 스리얀 센 교수가 인턴 250명을 대상으로 한 연구에서 과로를 한 사람들은 6년 치 가속노화를 겪었다고 했는데, 나의 스마트워치는 나의 최대 산소 섭취량 변화를 보고 정확히 6.5년 치의 기능이 감퇴했다고 추정했다. 피트니스 나이 (fitness age, 건강 나이)가 기존의 31세에서 37.5세까지 혹 나빠져버린 것이다. 눈치 없는 친구들은 마라톤 대회를 나가자고 연락을 해왔지만, 이 상태로는 결코 쉽지 않았다. 트레이닝 분량은 계속 바닥을 찍어, 스마트워치가 매일같이 '디트레이닝 상태(신체 기능이 저하될 정도로 운동량이 줄어든 상태)'라고 외쳤다. 많이 할 때는 스무 개 이상도 하던 턱걸이도 이제는 다섯 개도 채 완수하기 어려운 지경이 됐다.

저속노화 리부트,
그리고 이어진 놀라운 변화

그렇게 하루하루를 보내던 중, 머릿속에서 드디어 폭탄이 꽝 터진 것이다. 몇 해 전 안식월을 갖기 직전처럼 일을 그만두지 않으면 정말 죽을 것 같았다. 다행스럽게도 안식월까지는 아니지만 두 달간 잠깐 진료를 쉴 수 있는 기회를 얻었다. 이후 무슨 일이 생겼을까? 첫 며칠은 그냥 아무것도 하지 않는 시간을 보냈다. 자고, 걷고, 조금씩 뛰고, 책을 읽고, 밀린 행정 업무와 연구 관련 업무를 처리했다. 가장 큰 변화는 그 난감하던 술 당김이 큰 폭으로 줄어들었다는 점이다. 그동안 인간은 의지력으로 생활습관을 억누를 수 없다고 매번 말해왔다. 인간은 그저 호르몬에 의해 굴러가는 복잡계 메커니즘일 뿐이라고. 노년내과 의사이자 연구자이며, 소위 '저속노화좌'로 불리는 나도 마찬가지다.

변화는 다방면으로 이어졌다. 첫 일주일에 걸쳐 스마트워치가 보고하는 수면 점수가 최악에서 최상으로 올라왔다. 빨간 불꽃을 번뜩이던 스트레스 지수는 어느 순간부터 바닥을 쳤다. 가장 드라마틱한 변화는 역시나 쉽사리 걷혀버린 브레인 포그다. 책을 읽는 속도가 몇 배나 빨라진 것은 물론이고, 1년 동안 도저히 진행하지 못했던 케케묵은 원고를 다시 쓸 수 있게 됐다(바로 이 책의 원고다!). 다시, 자고 싶을 때 자고, 깨고 싶을 때 깨고, 달리고 싶을 때 달리고, 먹을 수 있을 때 먹게 되자, 머릿속의 적란운이 사라져버렸다. 몸도 순식간에 가벼워졌음은 물론이다. 코르티솔이 꽉 잡아놓은 물과 소금 덕에 잔뜩 부어 있었던 몸이 가뿐해졌다. 그 덕에 시곗줄을 한 칸 줄여서 스마트워치를 차야 했을 정도다.

10일 정도가 지나자 조금 더 큰 규모의 선순환이 이어졌다. 손에서 내려놓지 못하고 갖은 SNS를 이유 없이 스크롤하던 스마트폰은 저 멀리 충전기에 꽂아둔 채 하루를 보내게 됐다. 그 대신 책과 논문을 찾아 읽고 생각을 글로 정리하거나 몸을 움직이는 것으로 일상의 대부분을 채웠다. 자극적인 음식을 찾아 껄떡대던 식탐은 어느덧 연기처럼 사라졌고, 먹는 것은 자연스럽게 채소와 통곡물, 물과 차로 바뀌어갔다. 고단백 식사를 딱히 하지 않았고, 근력 운동에 큰 시간을 쏟아붓지 않았는데도 사라졌던 복근의 윤곽이 아주 조금씩 돌아오는 것이 보였다.

이쯤에서 이 책의 앞부분에서 다루었던 문장을 다시 살펴보자.

내가 삶을 바라보는 관점이 '나'라는 나무가 자라나는 토양을 만든다. 그 토양에서 뿌리가 자라난다. 이 뿌리는 내가 삶을 운영하는 원리와 원칙이다. 이 원리 원칙이 잠을 아껴 일을 하거나 그 반대로 수면 시간을 철저히 지키거나 하는 등의 생활 방식을 만든다. 생활 방식은 결과적으로 나의 식사, 운동, 술, 담배, 소비 행태와 같은 라이프 스타일을 낳는다. 라이프 스타일은 내가 만든 삶의 결과이자 표현형이다. 그런데 라이프 스타일이 난잡하고 지저분하면(가속노화) 뇌가 지저분해진다. 전두엽 기능이 떨어지고 편도체는 활활 타오른다. 그 순환은 더 지저분한 라이프 스타일을 낳는다. 물론 반대 방향의 선순환도 가능하다. 라이프 스타일을 좋은 방향으로 바꾸면 뇌가 깨끗해지고, 그러면 내가 삶을 바라보는 관점도 보다 잘 균형 잡힌다.

그런데 내가 삶을 운영하는 원리와 원칙은 개인인 내가 어떻게 한다고만 해서 바뀔 수 있는 것이 아니다. 생활습관 전반을 시들게 해 몸과 뇌를 모두 파괴할 정도의 업무 강도가 그 사회의 일반적인 노동 강도의 기준으로 받아들여지며, 그러한 기준이 개선될 여지가 보이지 않는다면, 그러한 환경 속에서 살아가야 하는 개개인은 저속노화를 실천하기가 어렵다. 그 결과, 모두가 가속노화된 뇌를 가지게 돼 모두의 편도체가 활활 타오르고 전두엽 기능은 떨어진 상태라면? 자기돌봄이 어렵고 스스로에게 자애로울 여유가 없는 곳에서 상대방에게 자애로움을 발휘할 여유가 과연 남아 있을까? 그런 사회의 모습이 결국 지옥이 아니겠는가.

의료 현장의 여러 상황을 고려하면 지난 1년간 내가 경험한 상황은 다소 극단적이었다고 볼 수도 있다. 그렇다면 매주 88시간 근무를 지속해온 전공의들의 근무 환경은 정상이라고 볼 수 있는 것일까? 현실은, 밤샘을 한 의사에게 생사를 가르는 판단을 맡기고, 그 판단의 결과가 좋지 않다면 법적으로 책임을 묻는다. 실제로 서울대학교병원의 기성세대 교수 4인은 2025년 3월, 언론에 발표한 성명서에서 이렇게 주장했다. 일주일 총 168시간 중 대부분을 근무에 쏟는 것이 당연한 관례이며, 그러한 과로가 한국을 선진 의료사회로 만든 원동력이라는 것이다. "지금의 교수들은 전공의 시절 거의 매일 병원에 머무르며 환자를 돌보고, 배우고, 익히며 성장했습니다. 140~150시간씩 일하던 시절도 있었습니다. 그러나 우리는 압니다. 그 과정이 오늘의 한국 의료 수준을 만든 기반이라는 것을요." 하지만 만약 실제로 그 정도의 수면 박탈과 과로가 존재했다면, 오히려 그 때문에 수많은 환자가 의료사고로 목숨을 잃었을 것이고, 그 과로가 누적된 결과는 지금처럼 부조리로 점철된 한국 의료의 현실일 가능성이 높다.

이러한 태도는, 과로로 인한 판단력 저하로부터 승무원과 승객의 생명을 보호하기 위해 미국 연방항공청(Federal Aviation Administration, FAA)이 정한 규정과는 뚜렷이 대조된다. FAA는 조종사에게 근무 사이 10시간 이상의 휴식과 8시간의 수면을 보장하게 하고 있으며, 매주 연속된 30시간 이상 휴식을 취해야 할 뿐 아니라, 한 번의 근무시간도 8시간을 넘길 수 없게 제한하고 있다. '악으로 깡으로' 정신을 갖는다고 퍼포먼스가 유지되진 않는다. 1978년부터 1999년까지 발생한 55건의 항공사고를 분석한 결과, 조종사가 정상 근무를 한 경우보다 10~12시간 근무 시 사고 위험이 1.7배, 13시간 이상 근무 시엔 무려 5.5배까지 높아지는 것으로 나타났다(그림 12). 또한, 전문가들에 따르면 모든 교통 관련 사고의 약 20퍼센트 정도는 피로로 발생한 것으로 보고된다.

그림 12. 조종사가 정상 근무를 한 경우에 비해 10~12시간 이상 근무하면 사고 발생 위험이 1.7배에서 5.5배까지 높아지는 것으로 나타났다. (출처: Goode JH, 2003)

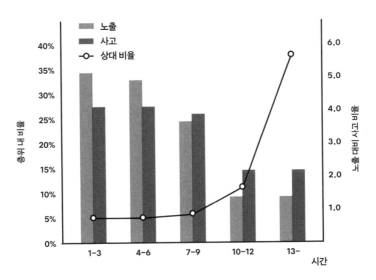

기장들의 근무시간과
근무시간 길이에 따른 사고 발생 비율

다른 산업 분야도 마찬가지다. 어떤 반도체 회사는 세계 최고의 성과를 내고 있을 때는 스마트 워크를 지향하며 유연 근무를 허용했다가 정작 경영에 어려움이 생기자 근무시간을 크게 늘려야 한다며 입장을 뒤바꾸기도 했다. 인간의 작동 원리를 제대로 이해한다면 이런 발상은 쉽지 않은데 말이다.

자기돌봄이 물리적으로 어려운 사람의 뇌는 제 성능을 발휘하지 못한다. 엔진에 균열이 생길 때, 가속페달을 더 세게 밟기만 하면 결국 균열이 파국을 불러일으킨다. 조직이 어려워지면 뭐라도 하지 않으면 안 될 것 같은 관리자의 불안함 때문에 마이크로 매니징(micro managing, 직원이 수행하는 모든 업무를 일일이 감독하고 지시하는 것)과 가짜 노동도 늘어난다. 조직의 성과와 직결되지 않는 불필요한 결재나 회의 등이 잦아지다 보면 오히려 제대로 된 부가가치의 생산을 가로막는 결과가 빚어지는데도 말이다. 또한, 경영난 타계의 일환으로 인건비를 줄이기 위해 둘이 하던 일을 한 명이 하게 함으로써 노동자는 과로에 시달리게 된다. 하지만 잘 생각해볼 일이다. 과로에 시달리는 노동자의 판단력이 조직의 성과를 더욱 떨어뜨리지 않을까?

다음 장에서는 어쩌다가 우리 사회가 이런 모습에 이르렀으며, 또 어떻게 이 상황을 풀어내야 할지 이야기하고자 한다.

02 현실 2 우리는 건강조차 선택할 수 없게 됐다

나만의 가처분 시간을 확보하라

"건강을 위해 시간을 내지 않으면
결국 병을 위해 시간을 내게 된다."
_에드워드 스탠리

서울교통공사는 2024년 1월 10일, 출근 시간 대 혼잡도를 개선하기 위한 방편으로 지하철 4호선을 '의자 없는 열차' 로 만들어 시범 운행을 시작했다고 발표했다. 의자를 없애고 탑승 공간 을 확보해 혼잡도를 줄이겠다는 것이다. 이 뉴스를 듣고서 나는 '의자 앉 기 게임'이 떠올랐다. 이 게임은 참여자보다 의자 개수가 부족한 상태로 시작하는데, 남들보다 빠르게 의자에 앉지 못한 사람은 탈락한다. 게임 이 진행됨에 따라 의자 개수는 차츰 줄어들고, 최후까지 버텨 마지막 의 자에 앉는 데 성공한 1인이 승자의 자리를 차지한다. '의자 없는 열차' 정책 사업이 출근 시간대 혼잡도를 얼마나 개선할지는 잘 모르겠다. 다 만, 이 정책 사업이 '의자 앉기 게임'처럼 정해진 소수의 자리를 두고 여러 사람이 경쟁하는 구도가 만연한 우리 사회를 잘 반영하고 있다는 생각은 확실히 들었다.

〈중소기업뉴스〉의 2022년 분석에 따르면, 서울특별시에는 전국 대기업의 52.1퍼센트, 중소기업의 21.4퍼센트가 몰려 있다. 상대적으로 질 좋은 일자리를 찾아 전국의 젊은이가 서울로 향한다. 하지만 의자는 충분치 않다. 서울에는 일자리가 많지만 모든 사람이 직장에서 가까운 곳에 거주하지는 못한다. 이에 따라 필연적으로 동반되는 현상은 시간이 많이 소요되는 길고 긴 지옥의 출퇴근이다. 출퇴근을 해야 할 사람 수를 줄일 수도, 지하철 배차를 갑자기 늘릴 수도 없으니 고육지책으로 지하철 특정 칸의 의자를 없애는 지경에까지 이르렀다.

이와 비슷한 시기인 2023년 말, 지상에서는 서울 시내에서 경기도로 향하는 광역버스들이 뒤엉키며, 걸어서 10분이면 이동할 거리가 버스와 자동차로는 1시간 이상 소요되는 퇴근길 교통지옥이 발생했다. 버스 노선에 따라 정차 장소를 분리하는 서울시의 새로운 정책이 가장 직접적인 원인이었다고 하지만, 우리 사회의 교통 인프라가 가진 한계선을 넘어서는 수준까지 수도권 과밀화가 진행됐음을 방증하는 상징적인 사건으로 볼 수도 있다.

그림 13. 청년들은 거대 도시로 몰려들고, 이곳에서 '의자 앉기 게임'의 삶을 경험하며 건강을 잃어간다. (출처: 국토연구원, 2018)

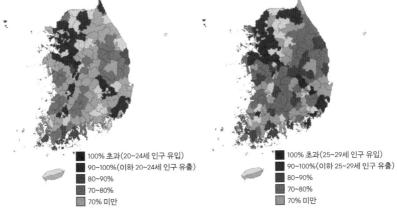

생애 시기별 청년 인구(만 15~34세) 유출입 비중

• 지역별 20대 초반 청년 인구 유출입 비중
  – 만 10~14세 인구(2005년) 대비 만 20~24세 인구(2015년) 비율

100% 초과(20~24세 인구 유입)
90~100%(이하 20~24세 인구 유출)
80~90%
70~80%
70% 미만

주: 2005년 기준 10~14세 인구 규모와 2015년 기준 20~24세 인구 규모를 비교한 결과임. 즉, 10대 초반 지역에 남아 있던 청년들이 20대 초반에 진입하며 얼마나 지역을 떠났는지, 혹은 다른 지역의 청년들이 새로 유입되었는지 의미, 자세한 산식은 김준영(2016); 조성철 외(2019) 참조.

자료: 통계청. 2019. 주민등록연앙인구(해당 연도의 중간인 7월 1일을 기준으로 함) 자료를 이용하여 저자 작성.

• 지역별 20대 후반 청년 인구 유출입 비중
  – 만 20~24세 인구(2010년) 대비 만 25~29세 인구(2015년) 비율

100% 초과(25~29세 인구 유입)
90~100%(이하 25~29세 인구 유출)
80~90%
70~80%
70% 미만

주: 2010년 기준 20~24세 인구 규모와 2015년 기준 25~29세 인구 규모를 비교한 결과임. 즉, 20대 초반 지역에 남아 있던 청년들이 20대 후반에 진입하며 얼마나 지역을 떠났는지, 혹은 다른 지역의 청년들이 새로 유입되었는지 의미, 자세한 산식은 김준영(2016); 조성철 외(2019) 참조.

자료: 통계청. 2019. 주민등록연앙인구(해당 연도의 중간인 7월 1일을 기준으로 함) 자료를 이용하여 저자 작성.

20대 초반 청년은 대학 입학을 계기로 지방에서 수도권 이주

• 20~24세 시기 청년 인구의 광역시도 간 이주는 주로 대학 진학을 통해 발생

• 서울(+5.4%p), 경기(+6.1%p), 인천(+0.9%p)은 유일하게 20~20세 초반 인구의 유입이 관찰되는 지역

• 반면, 전남(-11.91%p), 전북(-8.81%p), 울산(-6.52%p) 등은 큰 폭으로 20대 초반 인구 유출이 진행

20대 후반 청년은 취직 기회를 찾아 지방에서 수도권 이주

• 25~29세 시기의 지역 간 이주는 학업을 마친 이후 구직 시점에서 발생하는 것으로 이해될 수 있음

• 서울(+12.18%p), 경기(+8.97%p)는 20대 초반 대비 20대 후반의 청년 인구 비중이 10%p 전후로 증가

• 반면, 전남(-14.2%p), 전북(-14.0%p), 강원(-12.7%p), 대구(-11.4%p), 경북(-10.6%p)은 10%p를 초과하는 25~29세 청년 인력 유출 발생

저속노화적 삶의 시도를
가로막는 가속사회

내가 건강한 삶의 방식의 중요성을 강조하면, '내가 그걸 몰라서 못하는 게 아니다'라며 화를 내는 분들이 있다. 처음 트위터에서 저속노화 이야기를 했을 때 경험했던 저항감은 실로 놀라웠다. 종합병원 의사는 우리 사회 특권층이니 시간도 돈도 많아서 저속노화가 가능할 수 있겠지만, 보통 사람은 어림도 없다는 이야기가 이어졌다. 렌틸콩밥은 원가가 매우 저렴하며 영양 구성이 좋은 데다, 한 번에 많이 만들어서 냉장고에 쌓아두었다가 간장계란밥 같은 간단한 메뉴를 해 먹는 데에 아주 짧은 시간만 필요하다고 이야기하자 분노의 목소리는 더 커졌다. 비좁은 자취방에 밥솥까지 사다 둘 여유도 없으며, 애초에 식자재를 집에 들여 놓는 것조차 사치라는 말들이 이어졌다. 집에 들어가면 밥은 고사하고 바로 쓰러져 자고 새벽같이 나와야 하는데 이게 웬 말도 안 되는 소리냐는 반응 일색이었다.

내 삶을 돌이켜보면 이런 반응들은 하나도 틀린 것이 없다. 2019년, 나는 개인적인 이유로 부천에서 분당까지 6개월간 출퇴근을 시도했다. 일을 마치고 자정 즈음 집에 도착하면 근처 편의점에서 소주를 한 병 사서 원샷한 후 방 안에 쓰러져 5시간 동안 최악의 수면을 취하고 일어나 다시 병원으로 향해야 했다. 당시 장거리 통근이 너무 끔찍해서 병원 당직실에서 잘 때가 많았다. 다른 선생님들과 함께 콜을 받으며 자다 깨기를 반복하는 당직실이니 역시나 수면의 질은 바닥이었다. 삶이 없는 삶이었다. 라이프 스타일의 악순환은 너무 명확해서, 퇴사 결정은 자연스러운 수순이었다. 분당의 직장을 사직한 후 다른 곳에서 일을 시작하기까지 1개월의 쉬는 시간을 가져 한동안 안정된 컨디션을 유지했고, 특히 2022년 가졌던 안식월을 계기로 선순환하는 라이프 스타일을 회복했으나, 2024년 봄부터 시작된 당직 및 외래 진료 병행 때문에 그 시절을 조금 더 험악한 버전으로 다시 맞이하게 됐다. 그것의 결과가 어땠는지는 바로 앞의 글에서 자세히 설명했다. 이처럼 개인의 의지력으로는 가속노화 생활습관의 쓰나미를 절대 막지 못한다.

긴 시간의 출퇴근에 시달리는 사람들이 건강을 유지하고, 나아가 가정을 형성해 아이를 낳고 키우는 것이 가능할까? 이를 위해서는 스스로의 몸과 마음을 잘 돌보며 노화 시계가 천천히 굴러가도록 만들 수 있어야 한다. 여기에 필요한 것을 나는 가처분 소득에 빗대어 '가처분 시간'으로 설명한다. 가처분 소득이란 개인의 의사에 따라 마음대로 쓸 수 있는 소득으로, 총소득에서 세금이나 의료보험료 등 비소비지출을 제외하고 남은 돈을 가리킨다.

건강한 식자재를 구입하고, 러닝화나 책도 사고, 연주회도 보러 가려면 가처분 소득이 필요한 것과 마찬가지로 우리에게는 가처분 시간이 필요하다. 하지만 안타깝게도 대다수의 한국인들은 가처분 시간을 충분히 갖지 못하고 있는 것이 현실이다. 가처분 시간이 생기더라도 질적으로 활용하지 못하는 경향이 짙다. 이를 하나하나 살펴보자.

그림 14. 세계 주요 국가들의 연간 노동시간

2022년 국가별 연간 노동시간

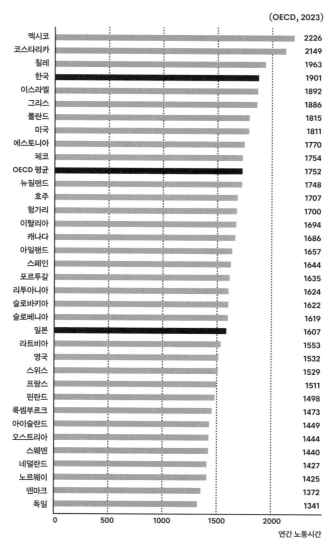

(OECD, 2023)

국가	연간 노동시간
멕시코	2226
코스타리카	2149
칠레	1963
한국	1901
이스라엘	1892
그리스	1886
폴란드	1815
미국	1811
에스토니아	1770
체코	1754
OECD 평균	1752
뉴질랜드	1748
호주	1707
헝가리	1700
이탈리아	1694
캐나다	1686
아일랜드	1657
스페인	1644
포르투갈	1635
리투아니아	1624
슬로바키아	1622
슬로베니아	1619
일본	1607
라트비아	1553
영국	1532
스위스	1529
프랑스	1511
핀란드	1498
룩셈부르크	1473
아이슬란드	1449
오스트리아	1444
스웨덴	1440
네덜란드	1427
노르웨이	1425
덴마크	1372
독일	1341

연간 노동시간

가처분 시간의 빈곤에
빠진 한국인들

첫 번째 문제는 **절대적인 가처분 시간의 결핍**이다. 한국인의 출퇴근 시간은 세계 최고 수준이다. 2016년 자료에서 한국인의 일평균 출퇴근 소요 시간은 58분이었는데, 이는 OECD 국가 전체의 일평균 출퇴근 소요 시간(28분)의 두 배를 넘는 수치였다. 2023년 통계청의 조사에 따르면, 대한민국 근로자의 일평균 출퇴근 소요 시간은 72.6분이며 수도권 직장인의 경우는 83.2분이었다. 2019년 국토교통부 조사에 따르면, 경기도에서 서울로 왕복 출퇴근을 하는 직장인의 경우 일평균 출퇴근 소요 시간은 자그마치 168분이었다.

게다가 우리나라 사람들은 일도 무척 많이 한다. 2022년 OECD 연간 노동시간 자료에서, 한국인은 멕시코, 코스타리카, 칠레를 뒤이어 연간 1901시간을 일했다. 이는 OECD 평균인 1752시간보다 높은 수치이고, 독일의 수치(1341시간)와 비교하면 거의 1.5배를 더 일한 셈이다. 장시간 노동이 기본값이 된 사회, 장거리 출퇴근이 당연시되는 사회에서는 절대적 가처분 시간이 일단 귀하다. 미국 코넬대학교의 게리 에반스(Gary Evans) 교수에 따르면, 편도 출퇴근 시간이 2시간으로, 1시간인 사람들보다 2배 더 긴 사람들은 타액의 스트레스 호르몬 수치가 유의하게 높았고, 주관적 스트레스 정도도 심했으며, 심지어 출근 시의 인지 기능도 낮았다. 출퇴근 소요 시간이 1분 증가할 때마다 잠이 0.2분 줄고,

식사 준비에 0.04분, 운동에 0.03분을 덜 사용한다는 분석 결과도 있다. 잠, 식사, 운동은 모두 수명이나 노화 속도와 연관이 있는 인자들이다.

두 번째 문제는 **상대적인 가처분 시간의 결핍**이다. 모두가 불안에 시달리는 '의자 앉기 게임' 같은 형국에서, 경쟁에서 이기기 위해서는 더 많은 시간과 노력을 투입해야 한다는 분위기가 사회 전반에 팽배해 있다. 경제적 불안감으로 여가 시간에도 여러 부업을 줄 타듯 아슬아슬하게 이어나가야 하는 삶을 살아야 한다면, 건강한 식사와 운동은 사치가 된다. 최종적으로 이러한 가처분 시간의 결핍 현상에서 살아남은 시간을 쪼개어 자기돌봄에 써야 하는 상황이다.

가처분 시간의 결핍에 더해 자극이 넘쳐나는 요즘 사회에서는 세 번째 문제인 **가처분 시간 활용의 왜곡**이 동반된다. 몸과 마음이 지친 상태에서 잠깐 쉴 틈이 주어지면 스트레스를 쉽게 푸는 방법에 손이 가기 마련이다. 술, 담배, 마약, SNS와 숏폼 비디오, 명품 구입, 상품화된 여행 등이 그렇다. 이렇게 빠른 보상을 줄 수 있는 것들이 어렵사리 손에 쥔 가처분 시간과 가처분 소득을 점유하고야 만다. 나부터가 전반적으로 상태가 나빠지면 곧바로 일평균 스마트폰 사용 시간이 급증하고, 상태가 좋아지면 스마트폰을 쉽게 멀리한다.

잠시 우리의 삶을 되돌아보자. 회사에서든 학교에서든 단위시간당 더 많은 일을, 더 빠르게 해내야 한다. 한시도 뒤처져서는 안 되는 분위기라서다. 깨어 있는 시간의 대부분을 이동과 업무에 할애하는 것은 물론이다. 통신기술의 발달로 업무 시간 외에도 이메일과 메시지를 손쉽게 주고받게 된 탓에 언제라도 업무 연락을 받을 수 있게 됐다. 언제 어떤 일로 누가 연락해올지 모르니 잠자리에서까지 스마트폰을 손에서 놓지 않는다.

지금껏 그렇게 열심히 서로 경쟁하면서 한국 사회는 가속 성장했다. 수도권 거대 도시는 온 나라의 젊은이들을 빨아들였고, 안정된 삶의 문턱은 상향됐다. 2020년 취업 포털 인크루트가 조사한 내용에 따르면, 지난 25년간 대졸 신입 사원의 평균연령은 6세 상승했다. 남녀 모두 첫 결혼의 시기가 5년가량 늦춰졌고, 이에 맞춰 첫째를 낳는 엄마의 나이도 그만큼 올라갔다(그림 15). 좁아터진 거대 도시에서 앉을 자리를 찾는 경쟁은 점점 더 치열해지고, 그 지난한 과정의 기간도 더욱 길어지는 추세다.

"여기에서는 같은 장소에 있으려면 할 수 있는 한 최선을 다해 뛰어야만 하지. 만약 다른 곳에 가고 싶으면 적어도 두 배는 더 빨리 달려야 하고!" 영국 작가 루이스 캐럴의 소설 《거울 나라의 앨리스》에 나오는 문장이다. 이 소설에 등장하는 '붉은 여왕'이 사는 곳에서는 제자리에 멈춰 있으면 자신도 모르게 뒤쪽으로 이동해버리고 만다. 즉, 현상 유지라도 하려면 죽어라 뛰어야 한다. 평범한 직장인의 가처분 소득으로 은퇴 준비는커녕, 아무리 벌고 또 미친 듯이 투자해도 서울에 집 한 채조차 마련하기도 어려운 상황이며 이는 좀처럼 나아질 기미가 보이지 않는다. 그러다 보니 모두가 강제로 N잡러가 되어야 한다는 불안감에 시달린다. 그 끝은 김현성 작가가 쓴 것처럼 '자살하는 대한민국'이다.

그림 15. 한국인의 생애 주기 변화

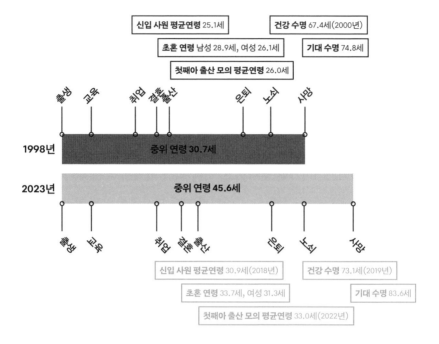

경쟁국보다 빠른 성장을 채근당하며 선진국으로 변모한 우리 사회는 그야말로 가속사회다. 그 와중에 우리 삶 속의 모든 것은 스스로를 가속노화하는 방향으로 진화했다. 밥을 더 빨리 짓기 위해 가속기계인 압력밥솥을 사용하듯, 높은 압력의 가속사회에서 우리 모두가 가열되고 있는 형국이다. 회사뿐 아니라 교육 환경, 가정, 공동체 등 한국 사회의 모든 면에서 쉬어야 할 때 쉬지 못하는 구조적 문제가 존재한다. 청소년들은 늦은 시간까지 학원과 숙제로 잠을 못 자고, 부모 세대는 그런 자녀들을 뒷바라지하느라 자신을 돌볼 겨를이 없다. 이렇게 전 생애에 걸쳐 자기돌봄의 기회가 박탈되니, 그 영향이 고스란히 사회 분위기의 악순환을 낳고, 개인의 건강도 파괴한다.

　가속사회의 템포는 계속해서 더 빨라진다. TV 드라마가 책을 이겼고, 그보다 더 짧은 유튜브 동영상이 대세가 되더니 이제는 숏폼의 시대가 됐다. 스마트폰과 SNS가 등장한 이래, 즐길 거리는 많아졌지만 전 세계 젊은이들은 오히려 더 우울하고 불안해졌다. 음식도 더 자극적으로 변해 지난 60년 사이 한국인 1인당 당류 소비는 수십 배 증가했다. 사회적 상황이 이럴수록 건강관리가 개인의 의지력으로 도달해야만 하는 자기 계발의 하나로 치부돼서는 곤란하다. 가속노화는 개인의 문제도, 세대의 문제도 아닌, 우리가 살아가는 환경인 이 가속사회의 문제다. 여유로운 가처분 시간이 주어지고 스스로의 몸과 마음을 돌볼 여지가 생겨야 가정도 형성하고, 아이도 가질 수 있다.

끝 모르고 질주하는 가속사회에
브레이크를 걸기 위해

가속사회의 문제를 해결하기 위한 물꼬를 어디서부터 시작해야 할지 고민하다가 서강대학교 사회학과 이철승 교수의 《쌀 재난 국가》에서 단초를 얻었다. 밥과 빵의 차이가 동서양 문화권을 구분 짓는다고 주장했던 대표적인 학자인 프랑스 역사학자 페르낭 브로델(Fernand Braudel)로부터 영감을 받아 한국 사회가 돌아가는 원리에 대해 천착한 책이다. 벼농사 체제의 유산들이 현대 한국인의 삶에서 어떻게 발현되고 영향을 미쳤는지를 분석한 관점이 눈길을 잡아당겼다.

벼농사는 물대기가 중요하다. 따라서 오래전부터 물을 통제할 수 있는 시스템은 나라의 몫이었다. 통치는 곧 치수(治水)였고, 재난 관리는 나라가 책임져야 하는 기본적이고도 중요한 책무였다. 일사불란한 재난 관리에 치중한 국가 시스템은 복지 서비스나 평등 추구와는 거리가 멀었다. 한편, 벼농사는 씨족과 이웃의 두레나 품앗이 등의 공동 노동 형태로 이루어졌다. 생산 과정에서는 공동 노동을 했지만, 논에서 나온 생산물은 각자가 소유했다. 공동 노동 및 개별 소유의 관행은 협력하되 경쟁하고 서로를 질시하며 간섭하는 이중적인 관계를 만든다. 끊임없이 다른 사람과 자신을 비교하고 눈치를 보는 우리의 모습을 떠올려보라.

농업을 하며 정착 생활을 하는 국가는 토양, 기후 등에 대해 축적된 지식도 무척 중요하다. 이 때문에 세상을 더 오래 살아 경험이 풍부해 청년보다 상대적으로 빅 데이터를 가지고 있는 연장자의 발언권이 강력해졌다. 이철승 교수에 따르면 이러한 벼농사 국가의 전통적인 위계질서가 연공제(근무연한에 따라 임금과 직급이 상승하는 임금제도)로 기업에 이식돼 한국 사회의 현재 모습이 만들어졌다는 주장이다. 연공제가 유지되는 상태에서 압정 모양으로 진화 중인 인구구조가 지속되면 연령이 높은 직원들에게 많은 인건비를 지출할 수밖에 없는 기업은 신규 직원을 비정규직이나 파견직 형태로 채용하게 된다. 실제 한국의 신규 입사자 임금 대비 근속년수 30년 된 노동자의 임금 비율은 약 3배에 달해, 1.7 배인 서유럽을 압도한다.

오랜 시간 일하는 문화의 배경도 벼농사에서 그 기원을 찾을 수 있다. 계절과 날씨에 민감한 벼농사는 제때 모내기와 수확을 하지 않으면 큰 식량난으로 이어질 수 있었다. 자연스레 동이 트는 새벽부터 해가 질 때까지 쉼 없이 일하는 문화가 형성될 수밖에 없었다. 이처럼 오랜 세월 벼농사를 해오며 한국인의 DNA에 새겨진 전통적 성실함과 공동체 정신은 산업화 시기 국가에 의해 근대적 노동 윤리로 재구성됐다. 실제로 1970년대 새마을운동 등에서 강조된 '근면, 자조, 협동' 정신은 국민적 가치로 장려돼 경제 발전의 원동력으로 작용했다. 온 국민이 '죽어라 일해야 산다'라는 워크 하드(work hard) 방식의 노동 문화를 내면화하게 된 것이다.

근면한 노동력은 여러 요인과 어우러져 '한강의 기적'이라는 말로 상징되는 고도 성장의 기반이 됐다. 하지만 산업이 혁신하고 성장하는 원리가 빠르게 바뀌어가는 2020년대 중반 시점에서 과연 워크 하드 모드로 개인을 갈아 넣는 것만이 생산성을 높이는 답일지는 알 수 없다. 삼성경제연구소의 보고서에 따르면 장시간 노동은 노동자로부터 자기 계발 시간을 빼앗고 효율과 창의성을 갉아먹는 결과를 초래한다.

서울대학교 황농문 교수는 저서 《몰입》에서 이제는 '싱크 하드(think

hard)의 패러다임'으로 전환해야 한다고 강조한다. 그는 연구자 시절의 깨달음을 통해, "아무리 열심히 일해도 머리를 쓰지 않으면 남들보다 나은 결과를 얻기 어렵지만, 열심히 생각하면 남보다 열 배, 백 배, 천 배까지도 잘할 수 있다"라고 말한다. 즉, 단순히 일을 오래 하고 많이 하는 것으로는 성과의 획기적 향상을 이루기 어렵지만, 싱크 하드, 즉 깊이 생각하고 몰입하는 방식을 통해서는 질적으로 뛰어난 성과를 낼 수 있다는 것이다. 21세기 창의 혁신의 시대에는 문제를 해결하거나 새로운 가치를 창출하는 능력이 중요하며, 이는 우리가 두뇌를 최적으로 활용할 때 달성 가능하다는 인식이다.

브레인 포그 상태에서 상사가 퇴근할 때까지 자리를 지킨다고 무슨 아이디어가 나오겠는가. 최고조의 퍼포먼스로 전 세계가 진검을 들고 실시간으로 경쟁하는 상황인데, 개발자는 더 오랜 시간 연장 근무를 할 수 있도록 규제를 풀어야 한다며 시대를 역행하는 담론이 사회를 지배한다. 자기돌봄을 통해 퍼포먼스의 수준과 몰입 역량이 높아지면, 강도 높은 스트레스 상황에서도 성과를 발휘하게 되고, 이러한 성공 경험이 쌓이다 보면 즐거움과 자기효능감이 동기부여를 북돋운다. '성과 향상 → 자신감 상승 → 더 나은 동기와 도전 → 다시 성과 향상'으로 이어지는 선순환 구조가 형성되는 것이다. 자기돌봄은 결코 나태함이나 자기만족으로 흐르는 것이 아니라, 더 높은 생산성과 창의성으로 이어지는 투자라고 볼 수 있다. 조직 입장에서도 구성원이 신체적·정신적으로 건강할 때 팀워크와 창의적 문제 해결 능력이 향상되므로, 휴가 장려나 근무 유연성 확보 등 자기돌봄 친화적 정책이 장기적으로 기업 성과를 높이는 길임을 인식해야 한다.

　하지만 사회가 바뀌기를 기대하며 목소리를 내는 일은 쉽기도 하면서 동시에 공허하다. 연공서열형 가속사회에 이미 익숙해진 기성세대의 뇌 구조가 단번에 바뀌기를 기대하기도 어렵다. 변화는 언젠가 일어나겠지만, 생각보다는 오래 걸릴지도 모른다. 그래서 나는 조금 다른 시도를 해보고 싶었다. 어떤 방향으로든 선순환을 시작할 수는 있으니 아주 간단한 것부터 해보자는 것이다. 가장 손쉽게 바꿀 수 있는 것은 역시 식사였다. 그래서 나는 일상적인 한 끼에서 저속노화의 가능성을 찾아보기로 했다.

　트위터의 집단 지성은 많은 아이디어를 쏟아냈다. '렌틸콩 즉석밥이 있으면 전자레인지에 1분만 돌려도 먹을 수 있지 않을까요?' '편의점에서 파는 도시락 구성이 저속노화 스타일로 바뀌면 좋겠어요!' 이런 반응을 접하다 보면 박사 과정 시절에 자취하면서 내가 만든 괴식과 짜디짠 편의점 도시락 사이에서 무얼 먹을지 매일 고민하던 일이 떠오르기도 한다. '5분 안에 건강하고 맛있는 음식을 해 먹을 수 있는 방법을 퍼뜨리면 좋지 않을까?'라는 아이디어도 나온다. 이와 같은 건강한 아이디어들 중 일부는 저속노화 라이프 스타일에 관심이 있는 기업들의 협업 제안으로 이어졌고, 실제로 상품 개발 및 유통이 이루어지기도 했다. 또한, 트위터 커뮤니티 '저속노화 식단'에는 간편하면서도 건강에도 좋은 레시피들이 매일같이 올라온다.

이렇게 우리의 상상들이 현실이 되고, 어느 순간 사람들의 건강 행동이 조금씩 바뀌기 시작하는 것을 목격한다. 저당, 저속노화가 더 멋지고 스마트한 소비 트렌드로 떠오르고, 선배 의사들의 입에서도 잠이 중요하다는 이야기, 술을 줄여야 한다는 이야기를 자주 듣게 된다. 강연장에서 처음 만나는 이가 나에게 찾아와, 생활을 바꾸니 머리가 맑아지고 삶이 달라졌다는 이야기, 덕분에 원하던 바를 이룰 수 있었다는 이야기를 전해주기도 한다. 사회는 사람들의 집합이다. 그렇게 모두가 조금씩 자기돌봄을 시작함에 따라 저마다의 전두엽이 기능을 회복하고, 흥분 상태인 편도체가 가라앉으면, 우리 사회에 팽배했던 가속 압력도 서서히 가라앉지 않을까?

03 성과 아니면 쾌락! 그 사이에 나는 없다

자기돌봄을 위해 과정 중심적 사고를 가져라

"당신의 시간은 한정됐다.
그러니 다른 사람의 삶을 사느라
시간을 낭비하지 마라."
_스티브 잡스

앞서 한 개인이 환경적인 압력 속에서 망가지고 또 조금은 회복하는 일화를 보며, 우리 사회가 어떻게 이런 압력솥 같은 환경을 만들어내고 있는지도 살펴보았다. 지난 몇 년간 나는 이런 사회 속에서 일원으로 살아가는 우리가 대체 어떻게 해야 망가지지 않고 살아남을지 고민했다. 그러던 중 유튜브에서 저출산에 대한 한 뉴스의 댓글이 눈에 들어왔다.

공부를 잘하든 못하든 10대에는 하루 종일 학교와 학원에 붙잡혀 살았고, 20대는 대학교와 아르바이트, 취업 시장에서 살아남기 위해 전전긍긍하며 살았다. 본격적으로 취업을 하니 8~10시간 하루 종일 회사에 붙잡혀 살고 출퇴근 때문에 2시간은 지하철에서 보낸다. 지금도 힘들고, 돈이 좀 생겨도 이걸로 일 때문에 받은 스트레스 풀고 예전에 못했던 취미 시간 겨우 짬 내서 한다. 그런데 무슨 출산이며 양육이냐? 92년생으로서 나는 10대부터 지금까지 한시도 바쁘지 않은 적이 없고, 내가 해보고 싶은 거 돈 없거나 시간이 없어서 할 수 없었다. 늘 여유가 없었고, 지금도 없다. 평범하고 보잘것없는 나의 인생을 돌이켜보면, 나 스스로를 돌볼 수도 없었다는 것을 깨닫는다. 지나치게 너무 많은 요구들이 있었고, 그 요구들을 하나하나 다 충족시켜서 남는 것이라곤 평범한 삶이다. 이제 더 이상 아등바등 살고 싶지 않고, 나에게 주어진 요구를 이제는 방기하려고 한다. (_@beobachter346님)

이 댓글을 읽고 또 읽으니, 그동안 직장에서 들어왔던 수많은 말이 머릿속을 스쳐갔다. "아직 마흔밖에 안 됐는데, 아침 7시부터 밤 11시까지는 병원 일을 해야 정상이야. 지금 너는 0.5인분도 못하는 꼴이다." 이미 당직과 진료로 심신이 너덜너덜해졌을 때 들은 말이다. "아이는 어차피 알아서 큰다. 육아는 사람을 쓰고 일에 집중해라." 육아휴직을 단칼에 거절당했을 때 들은 답변이다. 그들 눈에 이기적으로 자기돌봄 따위를 찾는 나는 아무래도 큰 병원 일에는 적성이 맞지 않아 보였던 모양이다. 차라리 월급을 절반만 받을 테니, 절반만 일하게 해줄 수는 없는 걸까? 그러면 아마도 "너는 0.25인분이야"라고 할 것이다.

우리 사회에서 멀쩡한 사회 구성원으로 인정받으려면 과연 얼마만큼의 슈퍼맨이 돼야 하는 것일까? 어쩌면 그들이 원하는 것은 그냥 로봇일지도 모르겠다. 24시간, 일주일 내내 부르면 즉시 달려와서 시키는 대로 일을 해주고, 잠을 자지 않으며, 대가를 바라지도 않는. 그렇다. 이제 나도 나에게 주어지는 요구들을 모두 들어주지는 못할 것 같다.

'갓생', '욜로', '자기돌봄과 건강'이라는 트릴레마

그런 생각들 속에서, 우리가 트릴레마(trilemma)로 생각하는 삶의 세 가지 중요한 것들을 떠올려본다. 자기돌봄을 통해 건강을 지키자는 내 외침에 반감을 가진 이들이 쓰는 댓글도 떠오른다. 이 댓글들은 크게 두 부류로 나뉜다. '지금은 성공 추구가 우선이니 자기돌봄이 어렵습니다' 부류와 '나는 굵고 짧게 즐기다 갈 테니 상관 마시오' 부류다. 하지만 앞선 나의 사례에서 보았듯 이 사회에서 인정받는 모습으로 '갓생'을 살기 위해 스스로를 갈아 넣으면 어떻게 되는지는 이제 더 이상 설명이 필요하지 않을 정도다.

그렇다면 이렇게 자기를 파괴하는 삶이 우리가 진정 원하는 삶의 모습인가? 성취와 즐거움을 위해 자신의 건강과 평안을 버리는 것이 옳은가? 그 끝은 성취와 즐거움을 잃고 마음속에는 화병만 남는 상태인데도 말이다. 만성적인 스트레스 상태에 빠져 편도체가 활활 타오르는 뇌

그림 16. 우리는 갓생(성취), 욜로(즐거움), 자기돌봄과 건강이 상충한다고 생각한다. 하지만 자기돌봄을 통해 성취의 가능성을 높이고, 과정을 통해 즐거움을 얻어 세 가지를 모두 얻는 다른 길도 생각해볼 수 있다.

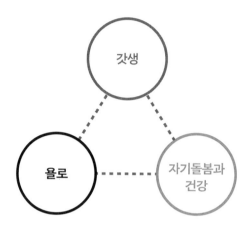

는 불교식으로 이야기하면 번뇌 상태이자, 심리학 용어를 빌리자면 극도의 '마음놓침(마음챙김의 반대)'된 상태와 다름없다. 이런 상태에서는 판단력이 떨어지고, 화가 많아진다. 일본 소설가 마루야마 겐지가《시골은 그런 것이 아니다》에서 술이 만들어내는 악순환에 빠진 이들을 두고 "인간도 동물도 아닌 기괴한 존재로 변해"버린다고 이야기한 것과 비슷하다.

경제학자 강수돌이 자신의 스승 홀거 하이데(Holger Heide)와 함께 집필한《중독의 시대》는 우리 사회가 직면한 깊은 모순을 지적한다. 두 사람 모두 한국 사회의 노동 문제에 대해 오랫동안 연구해온 학자들이다. 우리는 빠른 성과, 더 많은 소비, 손쉬운 즐거움에 중독되어 있다. 이 중독은 우리를 끊임없는 경쟁과 소비의 굴레에 가두고, 스스로의 마음을 놓치게 만든다. 우리는 과정보다는 결과를 좇으며, 결국 과정에서 즐거움을 느끼지 못한 채 삶과 자신을 놓치고 있는 것은 아닐까?

앞선 장에서 언급했듯, 대부분의 한국인들은 과정에서 즐거움을 느끼지 못한다. 대학 입시를 떠올려보라. 핵심만 쏙쏙 알려준다는 '족집게' 교재, 강사 등이 인기를 얻는다. 초등학교 때부터 고등학교 3학년 때까지 12년의 정규교육 기간 동안 배우는 지식의 극히 일부만이 대입에 필요한데, 그중에서도 그해 입시에 나올 법한 지식만을 뽑아서 가르친다. 입시와 연관이 적은 예체능 과목이 푸대접을 받는 이유이기도 하다.

대학교에 들어가서는 어떤가. 공인 영어 시험이나 자격증 시험을 준비할 때도 '시험에 나오는 것만' 공부하는 것이 똑똑한 전략으로 받아들여진다. 가히 공부의 '가성비' 추구라 할 만하다. 의과대학 재학 시절 나는 '족보'의 존재를 처음 접했다. 현장에서 전수되는 방대한 의학 지식에 지금까지 논문의 형태로 세상에 나온 증거들의 에센스를 한데 모아놓은 책이 교과서라면, 이를 교수가 강의 형태로 수업하는 것이 대학에서 이루어지는 기본적인 지식 전달 방법이다. 이 내용들 중에서 정말 꼭 알고 있어야 하는 것들, 그중에서 문제의 형태로 만들어낼 수 있는 것들이 결국 시험에 나온다. 가성비 좋게 공부를 해서, 최소한의 노력으로 최고의 학점을 얻는 방법은 시험 직전에 벼락치기로 최근 수년간 시험에 나왔던 기출문제들의 모음집, 즉 족보를 달달 외우는 것이다.

보통 이러한 공부 노동은 시험 바로 전날 밤, 밤샘 과정을 통해 이루어진다. 밤을 꼴딱 새고, 시험을 치고, 끝나면 왁자하게 술을 마시는 삶이다. 공부 내용이 장기 기억으로 전환되지도 못하고 날아가는 안타까운 모습은 차치하자. 족보 위주의 공부는 맥락이 사라진 무조건적 암기로 진행되기에 기초과학, 의생명과학, 임상의학으로 지식의 거미줄이 연결되는 과정을 배제한다. 예를 들자면, 해부, 생리, 면역, 약리가 모두 머릿속에 남아 있어야 내과 공부의 의미가 발생한다. 매번 지식의 편린만 머리카락 위에 슬쩍 올려두었다가 시험장에 털어놓고 나오면, 도제식 수련 과정에서 경험하는 임상적 의사결정 뒤에 숨어 있는 방대한 배경지식을 머릿속에서 주마등처럼 빠르게 재생하는 일이 거의 불가능할 것이다. 임상 진료 현장에서 내가 궁금했던 점을 바탕으로 새로운 연구를 설계하는 등의 창발적 작업은 언감생심이다.

　　그렇다면 빠름, 효율, 극한의 가성비를 추구해 결과를 얻는 한국인들은 행복할까? 수능이 끝난 뒤의 관행 중 하나는 그동안 공부했던 책들을 불태우는 것이다. 쓰임이 다한 책을 다루는 데는 몇 가지 방법이 있다. 간직하거나, 다른 사람에게 주거나, 팔거나, 버리거나. 이러한 방법들을 쓰지 않고 굳이 책들을 화형에 처하는 것이다. 수험 생활을 함께한 전우에게 하는 대우라고는 믿을 수 없는 박한 처사다. 나는 여기에서 과정에 대한 분노를 읽는다. 결과만이 중요하기에 과정은 불필요하고 의미가 없으며, 때로는 불태우고 싶을 만큼 증오스럽다. 결과가 좋았더라도 과정은 힘들다 여겨지고, 만일 결과가 좋지 않았다면 과정의 힘듦이 한층 더 크다.

　건강에서도 마찬가지다. 건강한 상태는 결과이고, 건강해지려는 과정은 자기돌봄이라고 말할 수 있다. 가령, 식재료를 준비해 명상하듯 천천히 입으로 음식을 즐기는 것, 지금 이 순간의 감각에 집중하며 명상하듯 달리는 것, 달콤한 스마트폰은 조금 멀리 둔 채 책을 읽으며 잠을 청하는 것은 과정을 즐기는 자기돌봄이다. 하지만 과정에서 즐거움을 느끼지 못하는 한국인은 자기돌봄에서도 예외가 없다. 과정을 즐기지 못하는 자기돌봄은 '지금 이 순간의 농밀함'이 결여됐다. 그렇다 보니 건강해지려는 과정조차 돈으로 사려는 경향이 짙다. 나는 한국인의 지극한 영양제 사랑을 이러한 맥락에서 이해한다.

　이처럼 돈이나 돈으로 환산되는 모든 것, 심지어 내가 먹고 즐기는 것도 결과로서 끊임없이 남들과 비교한다. 연령대에 따라, 연봉에 따라, 굴려야 하는 자동차와 가야 하는 여행지마저 '이 정도는 돼야 한다'라고 정해둔 채로, 서로를 비교하며 시기하거나 우월감을 갖는다. 여행을 가서도 가장 핫한 곳에 가서 멋진 것을 주문한 후에 인증 사진을 찍어 SNS에 올린다. 이를 본 누군가는 따라 하고 싶다는 욕망에 불이 붙거나 그러지 못하는 처지를 비관하며 우울함에 빠진다. 마음놓침된 집단적 번뇌는 이렇게 확대 재생산된다.

자기돌봄은 '갓생'과
'욜로'와 통할 수 있다

다행스럽게도 미친 듯한 갓생과 미친 듯한 욜로 외의 제3의 길이 존재한다. 바로 '굵고 길면서 충만하고 농밀한 저속노화적 삶'이다. 자기돌봄을 통해 몸과 마음의 퍼포먼스와 회복탄력성을 높이고, 매일매일 살아가는 과정에서 그 순간의 가치와 즐거움을 느끼는 삶. 이것이 바로 내가 제시하고자 하는 새로운 삶의 방식이다. 그렇다면 이러한 삶을 구체적으로 어디서부터 어떻게 실천할 수 있을까? 나는 여기에서, 개인이 시도할 수 있는 두 가지 아이디어를 제시하고자 한다. 첫째는 자기돌봄을 통한 퍼포먼스와 성취 만들기이고, 둘째는 과정 중심적 사고를 통한 욜로와 갓생의 일원화다.

먼저, 자기돌봄을 통한 퍼포먼스와 성취 만들기에 대해 생각해보자. 자동차 계기판에는 분당 엔진 회전수, 즉 RPM을 알려주는 계기판도 있다. 이 RPM 계기판에는 적정 숫자 이후로 빨갛게 표시된 부분이 있는데, 이를 레드존(red zone)이라고 한다. 자동차 액셀을 세게 밟아 계기침이 레드존을 넘어서면 엔진 과열이나 과부하의 위험이 생길 수 있다. 카레이싱의 경우 빠른 속도를 내다 보면 레드존을 자주 넘게 되는데, 이것이 빈번해지면 차에 이상이 생길 가능성이 커지고, 결국 차가 망가져 레이싱을 완주할 수 없게 된다.

우리가 삶에서 중요하게 생각하는 것들에 자기돌봄을 위한 공간이 없다면, 몸과 마음의 성능이 파탄에 이르는 것은 물론이고, 가속노화 생활습관에 따라 삶의 모든 요소가 일그러져간다. 한편, 자기돌봄은 단순히 건강관리를 넘어서 우리의 몸과 마음을 최적의 상태로 유지하는 데 기반이 됨을 거듭 설명했다. 충분한 수면과 잡곡밥 같은 도파민, 질 좋은 식사와 신체 활동은 선순환을 만들고, 몰입 역량을 비롯해 우리 삶 전반의 퍼포먼스를 향상시킨다. 불확실성과 스트레스가 가득한 환경을 헤치고 나아가는 데 도움을 주는, 더 나은 회복탄력성도 자연스레 따라온다.

호르메틱 곡선(그림 10)에서 살펴보았듯 자기돌봄을 위한 공간을 남겨놓을 때 우리는 골디락스의 영역에서 최고의 집중력과 창의성, 그리고 생산성과 성장을 얻어낼 수 있다. 운동을 꾸준히 하면 일생 동안 운동에 투자한 시간보다 훨씬 더 큰 폭의 건강 수명을 돌려받을 수 있듯이, 자기돌봄의 포트폴리오에 시간과 노력을 투자하면 그보다 더 큰 폭의 퍼포먼스와 성취의 선순환이 따른다. 이러한 효과와 비교한다면, 만족스러운 체형과 체성분 구성, 양호한 건강검진 결과는 오히려 부수적인 현상에 가까워 보일 정도다.

다음으로 과정 중심적 사고를 통한 욜로와 갓생의 일원화에 대해 이야기해보자. 우리는 종종 욜로와 갓생을 상반된 개념으로 생각한다. 하지만 과정에 초점을 맞추면, 이 둘은 서로 조화롭게 공존할 수 있다. 갓생이 추구하는 성취와 성장은 하루아침에 이루어지지 않는다. 그것은 매일의 작은 노력과 진전의 결과다. 애초에 갓생으로 떼돈을 번 뒤 무중력 의자와 같이 편안한 상황을 만들어 여생을 보내겠다는 아이디어는 실현 불가능하다. 이는 치매와 노쇠로 가는 급행열차를 타겠다는 발상에 불과하다. 마찬가지로, '단순당 같은 도파민'으로 뇌를 가득 채워버리면 남는 것은 반대급부의 스트레스뿐이라서 오히려 불쾌한 우울과 불안, 공허에 빠질 뿐이다.

진정한 욜로의 정신은 단순히 순간의 쾌락을 좇는 것이 아니라, 매 순간을 충실히 살아가는 것이다. 어차피 굵고 길게 성장하며 살기 위해서는 불편한 고생을 피할 수 없다. 그 고생의 과정은 잡곡밥 같은 도파민을 충분히 선사해준다. 많은 러너가 달리기를 하는 이유는 결승선을 통과하는 그 순간만을 위해서가 아니라, 달리는 과정 자체가 즐거워서다. 악기 연주도, 글쓰기도 마찬가지다. 학문을 연구하는 것도 단순히 결과물을 위해서가 아니라, 탐구하는 과정 자체에서 깊은 만족을 얻기 때문이다. 이러한 관점에서 보면, 갓생과 욜로는 더 이상 대립되는 개념이 아니다. 갓생의 성취 과정에서 매 순간 최선을 다하고 그 과정을 즐기는 것은 바로 욜로의 정신과 일치한다.

동시에 현재의 순간을 마음챙김된 상태로 충실히 살아가는 새로운 욜로의 태도는 장기적으로 갓생의 목표 달성으로 이어진다. 예를 들어, 새로운 기술을 배우는 과정을 생각해보자. 갓생의 관점에서는 이 기술 습득이 미래의 성공을 위한 투자일 수 있다. 더불어 배움의 과정 자체에서 즐거움과 성취감을 느끼며 현재를 충실히 살아가는 것은 욜로의 정신과 일맥상통한다. 이처럼 과정에 초점을 맞추면, 갓생과 욜로는 서로를 보완하고 강화하는 관계가 된다. 더 나아가, 이러한 과정 중심적 사고를 통한 적극적인 인지 활동은 심지어 스트레스마저 줄여줄 수 있다. 결과에만 집착하면 불안과 조급함에 시달리며 얍삽한 마음이 꿈틀거리게 되지만, 과정에 집중하면 현재의 순간에서 의미와 만족을 찾을 수 있다.

2021년, 미국의 퓨리서치센터는 한국을 비롯한 17개국의 성인 1만 9000명을 대상으로 스스로의 삶을 의미 있게 만드는 가치가 무엇인지 조사했다. 대부분 국가의 응답자들이 꼽은 가장 중요한 가치가 '가족'이었던 것에 비해, 한국인은 '물질적 풍요'를 최고의 가치로 꼽았다. 그렇다면 당신은 삶에서 무엇을 중요하게 생각하는가? 하루 종일 나에게 주어진 시간과 돈, 생각을 할애하는 것들에 무엇이 있는지 한번 적어보자. 그중에 정말 나에게 중요하기 때문에 우선순위의 상단에 있는 것은 얼마만큼의 비중을 차지하는지도 고민해보자. 내가 가지고 싶어 하던 비싼 물건에서 진정한 사용 가치는 과연 몇 퍼센트를 차지하는지도 점검해보자.

'몇 살까지 얼마를 모으겠다' 하는 생각처럼 우리가 달성하고자 세우는 목표들은 어쩌면 나의 진정한 필요와 욕구에 의해 세워진 것이라기보다 사회 통념이 가스라이팅 해오던 것에 불과할 수도 있다. 이렇게 외부에서 주입된 성취 목표들은 대개 과정의 즐거움이 빠져 있다. 그러니 이제부터라도 어떤 식의 재조정을 통해 내 삶에 자기돌봄, 성취, 즐거움의 선순환을 만들어줄지 고민해보자. 사회가 억지로 강요하던 갓생이 아닌, 나를 위한 삶, '내생'을 찾아와야 할 때다.

04 일하는 방식이
우리를 늙게 만든다

생애 주기에 따라 포트폴리오를 리셋하라

> "먹고사는 일에 너무 바빠서
> 정작 자신의 인생을 꾸리는 것을 잊지 말라."
> _돌리 파튼

어차피 일을 하면서 살아야 한다면, 어떻게 일과 삶을 디자인해야 성취와 저속노화 라이프 스타일의 선순환을 모두 얻을 수 있을까? 수많은 자기 계발서를 읽으며 답을 찾으려 애썼지만, 이 책들은 대개 세 가지 정도의 부류로 나뉘었다.

첫째, 목표를 외치기만 하면 목표가 이루어진다면서 좋은 생각을 반복하면 저절로 일이 잘 풀린다고 말하는 부류다. 나는 연구자로 치열하게 고민하는 직업을 가지고 있고, 취미는 호른 연주와 달리기다. 내가 하는 그 어떤 일도 정교한 계획과 최선의 집중, 꾸준한 노력의 삼박자가 완벽하지 않고는 지리멸렬함을 벗어나기 어려웠다. 드러누워서 페이스 단축을 상상한다고 최대 산소 섭취량이 증가될 리는 없다. 호른 연주라면 전문 연주자의 뇌는 음악을 상상하기만 해도 실제 연주 시 활성화되는 부위에 대사가 늘어난다는 연구가 있을 정도이니 이미지 트레이닝의 도움을 무시할 수는 없다. 하지만 이미지 트레이닝도 연습이다. 그냥 "잘할 수 있다!"라고 외친다고 해서 음악가로서의 역량이 개선된다고 믿는 것은 망상에 가깝다.

둘째, 빨리 '시스템'을 만들어서 소위 '꿀을 빨라'는 부류다. 현생은 지옥 같고 일을 하는 것은 바보짓이므로, 이를테면 부동산 자산이나 홈쇼핑, 광고 바이럴 회사 같은 자동기계를 만들고 고생은 남 주라는 식인데, 그렇다면 소는 누가 키우는가? 이런 부류는 빠르게 성장하는 방법을 비싼 강의료를 받고 판매하거나, 혹은 비법을 공유받을 수 있는 프랜차이즈 또는 리딩방 같은 것을 운영하기도 한다. 이들은 자신이 부자인 것을 티 내기 위해 크롬색 빛이 나는 람보르기니를 인스타그램에 올리는 부류이기도 하다. 물론 가짜다. 정작 한국의 '찐' 부자들은 돈 있는 것을 들킬까 봐 전전긍긍하며, 최대한 수수하게 보이려 애쓴다. 많이 봐줘서, 그렇게 경제적 자유를 얻었다 치자. 그 다음부터는 어딘가에 편히 앉아 모히토를 마시며 가속노화의 급행열차를 탈 생각인가?

마지막으로 떠오르는 부류는, 그중에서도 가장 해롭다고 생각하는 경우다. 인간을 데카르트적 기계로 보고, 하루에 4시간만 자면서 15시간 일하고, 매일 최대한 네트워킹을 하면서 미친 듯한 성장을 이루라는 부류다. 첫 단행본《지속가능한 나이듦》에서도 언급했었는데, 이런 메시지를 전하는 책들은 근무 처우가 아주 나쁘고 지옥 같은 기업들의 운영진이 여러 권씩 구매해서 직원들에게 강제로 읽히기 위한 목적으로 만들어지고 있는 것이 틀림없다. 나는 이런 책을 쓰는 자들을 불러놓고 실제로 그들이 말하는 대로 1개월 정도씩 가둬진 채 삶을 살아보라고 하고 싶다. 시간을 정복할 수 있어야 한다는 저자들, 일을 삶으로 만들라는 저자들, 그들은 살아오면서 어디서 무엇을 했고 어떤 성취를 이루었는지, 사회에 기여한 바는 무엇인지 궁금하다.

언제까지 일을 위한 일을 할 것인가?

그런 면에서, 이 사회의 그 누구도 함부로 대들 수 없는 분이 있다. 《초격차》를 쓴 권오현 전 삼성전자 회장이다. 그는 스마트 워크를 강조하며, 빨리 집에 가서 충분히 잘 쉬어야 창의력이 좋아질 수 있으니 모두가 쉬이 퇴근할 수 있도록 임원부터 먼저 빨리빨리 퇴근하라고까지 했다. 회의는 10명 이하 참석에 의제 안건은 10건 이하, 발표 시간은 10분 이내로 주재했다. 그는 이렇게 말한다. "어리석은 경영자들의 특징은 약물중독자처럼 노동 강도를 점점 높여간다는 것입니다. 이런 특징의 해악은 본인에게만 한정되지 않고 또 다른 부작용을 낳습니다. 이들은 본인의 노동 강도를 점차 높여갈 뿐만 아니라 직원들에게도 이전보다 더 강도 높은 노동을 요구합니다. 이런 경영자들은 기술과 혁신이 주도하는 시대를 거꾸로 살아가는 사람들입니다. 다른 사람들은 개선이 아니라 혁신을 추구하는데, 그 사람들은 시간의 흐름을 거꾸로 돌리고 있습니다." 그는 리더가 통찰력, 결단력, 실행력, 지속력을 골고루 갖춰야 한다고 역설하며, 직장 생활 후반부에는 이러한 리더의 덕성을 골고루 갖춘 인물을 키우는 데 끊임없이 고민했다고 한다.

한편, 그간 내가 경험해본 다양한 형태의 민관 조직이 굴러가는 모습은 이와 사뭇 달랐다. '신속한 판단이 필요할 때 회의를 열자고 제안한다. 업무와 상관없는 개인적인 이야기를 늘어놓거나 의사결정을 위한 위원회를 구성하자고 한다. 동료가 멋진 아이디어를 낼 경우 단어의 정확성을 따진다. 또 환경 탓만 하며 불평한다. 일이 잘 안되면 누가 책임을 질 거냐며 겁을 준다.' 이는 적국 조직의 효율을 떨어뜨리기 위해 미국 전략정보국(Office of Strategic Services, OSS, 중앙정보국[CIA]의 전신)이 1944년 1월 발간한 스파이용 방해 공작 지침이다. 수십 년 전 먼 나라의 첩보 지침이라고 하지만, 사실 요즘의 우리가 직장 생활을 하며 많이 보는 모습이 아닌가?

보고를 위한 보고서, 회의를 위한 발제문과 발표 자료, 회의가 끝났으니 작성해야 하는 회의록 등 잉여의 서류 작업이 끊이지 않는다. 회의장에서 가장 발언권이 센 사람이 현안에 대해 가장 파악이 덜 되어 있는 경우도 부지기수다. 안건은 깔끔하게 서로 겹치지 않고 모든 내용을 포괄할 수 있어야 하는데(mutually exclusive, collectively exhaustive), 발언권이 있는 사람들이 갑자기 꽂힌 세부 사안에 빠져 몇십 분씩 자기 이야기만 늘어놓는다. 이러한 가짜 노동에 요즘 들어 추가로 얹히는 일이 있으니 바로 멀티태스킹 요구다. 메신저, 전화, 메일을 통해 사방에서 연락을 해대니 통상적 근무시간에는 집중 자체가 어렵다. 일하는 시간은 길면서 노동생산성은 주요국 중 최하 수준인 우리나라 조직의 단면이다. 대체 소는 언제 키우란 말인가.

길다면 길고 짧다면 짧은 연구자로서의 내 경험상 멀티태스킹만큼 해로운 것은 없었다. 일은 병렬처리가 아닌 순차처리가 기본이다. 대신 한 번에 한 가지 일을 너무 오랫동안 붙잡지 않아야 한다. 어차피 인간의 집중력은 한 번에 2시간을 넘기기가 어렵기 때문이다. 하지만 한 번에 한 가지씩 제대로 집중해서 하면 굉장히 많은 일을 할 수 있다. 따라서 짧고 깊게 집중하고 새로운 일로 전환하는 방식이 효율적이다. 그리고 위임한 일은 결과가 나올 때까지 잊어버린다(fire and forget). 그래야 위임 받은 이도 전권을 가지고 자기효능감을 느끼며 최선을 다할 수 있다.

뇌과학자들도 멀티태스킹과 정보 과부하가 두뇌에 해롭다고 지적한다. 동시에 여러 자극에 대응하며 분주하게 움직일 때 우리의 주의력과 업무 수행 능력은 떨어지고, 두뇌는 끊임없이 교감신경을 자극받아 과각성과 만성적인 피로 상태에 빠진다. 반면에 한 번에 한 가지씩 집중하고 집중 끝에는 충분한 휴식을 취하는 방식으로 일하면 전전두엽 등 고차원적으로 작동하는 뇌 영역이 제대로 기능할 수 있기에, 깊은 사고와 학습, 창의적인 문제 해결이 가능하다.

일의 효율은 높이고 삶의 균형은 회복하는
골디락스 루틴

그렇다면 성과와 집중력의 골디락스 지점은 어떻게 찾을 수 있을까? 20세기 초의 유명한 영국 수학자 고드프리 해럴드 하디(Godfrey Harold Hardy)는 창조적인 집중은 하루 4시간이 한계라고 언급했다. 그의 동료인 존 이든저 리틀우드(John Edensor Littlewood) 역시 1시간 간격으로 걷는 등 틈틈이 쉬어가며 하루 4시간, 많아도 5시간 정도만 깊이 몰두하는 일을 지속할 수 있다고 말했다. 2022년 수학계의 노벨상인 필즈상을 수상한 수학자 허준이 교수도 "하루 4시간만 연구하고 나머지는 가족과 보낸다"라고 밝혀 화제가 되기도 했다.

전문성과 관련된 연구로 유명한 미국 심리학자 앤더스 에릭슨(Anders Ericsson) 박사는 딥 워크(deep work)의 경우 매일 지속 가능한 한계는 약 4시간이며, 그 이상은 드물다고 이야기하기도 했다. 앤더스 에릭슨은 연구를 통해 바이올린 연주자, 운동선수, 체스 기사 등 엘리트 성과자들이 하루에 길어야 약 4.5시간 정도로 연습 시간을 제한하면서, 이를 90분 이내의 집중 세션 3회 내외로 나누고, 그 사이에 충분한 휴식을 취하는 방식을 사용한다는 공통점을 발견했다. 최고 수준의 바이올린 연주자들은 보통 에너지 레벨이 가장 높은 아침에 90분간 집중 연습을 하고 나서 휴식을 취하는 식으로 일과를 구성했으며, 절대 하루에 장시간을 몰아서 연습하지 않았다는 것이다.

또한, 이들은 평균적인 사람들보다 밤에 약 1시간 이상 더 많이 수면을 취해 충분히 회복했다는 특징도 보였다. 에릭슨은 장기적인 성취 향상을 극대화하려면, 탈진을 피하고 하루나 주 단위로 완전히 회복할 수 있는 양으로 연습을 제한해야 한다고 조언했다. 대신에 최고의 연주자들은 연습을 확실히 했다. 그들은 뚜렷한 목적을 가지고 집중된 연습을 하는 경향이 있으며, 꾸준하게 집중할지언정 무조건 많은 시간을 의미 없이 보내지 않았다.

이와 비슷한 사례는 유명 작가 중에도 많다. 미국의 베스트셀러 작가 스티븐 킹 역시 하루에 4~6시간 읽거나 쓰면 충분히 힘든 하루라고 생각한다고 했다. 대한민국 최초로 노벨문학상을 수상한 한강 작가도 적어도 시간을 정복하고 스스로를 갈아 넣으며 열 몇 시간씩 앉아 있는 타입은 아닌 것 같다. 자신이 하루에 몇 시간 작업하는지는 구체적으로 언급하지 않았지만, 그는《디 에센셜 한강》에서 '매일 시집과 소설을 한 권씩 읽는다. 문장들의 밀도로 다시 충전되려고. 스트레칭과 근력 운동과 걷기를 하루에 두 시간씩 한다. 다시 책상 앞에 오래 앉을 수 있게'라고 언급했다. 그는 노벨상박물관에 찻잔을 기증하며 자신의 루틴을 공개하기도 했다. 아침 5시 30분에 일어나 가장 맑은 정신으로 전날까지 쓴 소설의 다음을 이어 쓰기, 당시 살던 집 근처의 천변을 하루 한 번 이상 걷기, 찻주전자에 홍차 잎을 넣어 우린 다음 책상으로 돌아갈 때마다 한 잔씩만 마시기가 그것들이다. 그는 인터뷰에서 "그렇게 하루에 예닐곱 번, 이 작은 잔의 푸르스름한 안쪽을 들여다보는 일이 당시 내 생활의 중심이었다"라고 말했다.

　나는 보통 포모도로(pomodoro) 타이머를 쓰는 등의 방식으로 25~45분 일하고 잠깐 쉬다가 다시 일하는 식으로 한 번에 1시간 반에서 2시간을 블록으로 일한다. 인지 활동을 충분히 했다면 그 다음에는 신체 활동이나 악기 연습 등으로 종류를 바꾸는 것이 가장 효과가 좋았다. 이런 식으로 하루 보통 2시간, 최대 4시간 정도만 일해도 무척 많은 양의 일을 해낼 수 있었다.

　진화론을 주장한 영국 생물학자 찰스 다윈도 이와 비슷한 식으로 일했는데, 하루 세 차례에 걸쳐 90분간 집중해 연구를 진행했다. 다윈은 아침 8시부터 약 1시간 30분 동안 집중적으로 작업한 후 휴식을 취했고, 다시 10시 30분부터 12시까지 두 번째 작업을 마치고 나면 오늘 할 일은 이제 다 했다고 이야기했다. 이후 산책과 점심 식사 등을 하며 한가한 시간을 보낸 후 오후 3시에 낮잠을 자고 일어나서 또 산책을 했다. 이어서 오후 4시부터 1시간 30분 동안 이번에는 좀 가볍게 연구를 진행하고 업무 종료를 선언했다. 이렇게 수많은 대가의 삶을 살펴보면 하루에 4~6시간 정도 집중하는 것도 충분히 고된 일이라고 생각해볼 수 있다. 성취를 이룬 이들이 하루에 15시간 동안 시간을 정복하며 하얗게 불태워 집중해 일한다는 증거는 찾기가 어려웠다.

과학적으로도 밝혀진
장시간 노동의 비효율성

1시간 반 정도 집중하는 일은 생물학적으로도 그 근거를 찾을 수 있다. 24시간보다 짧은 주기의 생체 리듬인 울트라디안 리듬(ultradian rhythm)의 존재가 그것이다. 미국 시카고대학교의 너새니얼 클레이트만(Nathaniel Kleitman) 교수는 인간의 뇌와 신체는 약 90분을 주기로 각성 수준이 변화하는 기본 휴식-활동 주기(basic rest-activity cycle, BRAC)를 따른다고 보았다. 이 개념은 수면 연구에서 처음 발견됐는데, 1950년대에 클레이트만 교수는 인간의 수면이 약 90분 간격으로, 렘수면이라 불리는 얕은 잠과 비렘수면이라 불리는 깊은 잠이 교대로 나타나는 주기를 따른다는 것을 밝혀냈다. 그는 이후 깨어 있는 동안에도 유사한 주기가 반복된다고 제안했고, 이를 기본 휴식-활동 주기라고 명명했다.

깨어 있을 때의 90분 울트라디안 주기는 초기 약 1시간가량 뇌파 활동이 빠르고 집중력이 높은 각성 단계로 시작한 뒤, 마지막 20분 정도에 뇌파가 느려지고 피로감을 느끼는 단계로 진행되는 양상이 이어진다. 약 90분마다 뇌와 몸이 자연스럽게 피로를 느끼며 휴식을 요구하는 셈이다. 이런 생리학적 주기는 뇌간과 시상하부 등의 신경망을 통해 전신에 영향을 주며, 교감신경과 부교감신경의 활성 변동, 호르몬 분비 리듬 등과도 관련이 있다고 추정된다. 실제로 뇌파(electroencephalography, EEG) 신호에서도 90분 전후의 주기적인 스펙트럼 변화가 관찰된 바 있는데, 독일 본대학교에서 이루어진 한 연구에서는 전두-중앙 뇌 영역에서 약 90분을 포함한 다양한 울트라디안 주기가 미약하게나마 확인됐다고 보고했다.

90분 집중 작업 후 휴식을 가지는 패턴의 유효성에 대해 심리학 및 신경과학 분야에서는 여러 연구가 이루어졌다. 이 연구들이 세운 전반적인 가설은 약 1시간 반 정도 집중하면 뇌의 자원이 고갈되기 시작하므로 15~30분간 회복 시간을 가지면 효율이 극대화된다는 것이다. 몇몇 실험 연구는 장시간 연속 작업 시 인지 수행 능력이 점차 떨어지는 현상(시간 경과 효과)을 관찰했는데, 작업 중간에 휴식 시간을 넣으면 이러한 성능 저하를 늦추거나 방지할 수 있다고 보고했다. 이와 같은 결과는 규칙적인 휴식이 뇌의 한정된 인지 자원을 보충해준다는 자원-회복 모형과 부합한다.

한편, 휴식 길이의 효과에 대한 연구도 흥미롭다. 한 연구에서는 작업 도중 주어진 휴식 시간이 길수록 직후의 과제 수행 능력이 더 향상됐지만, 대신 너무 긴 휴식 후에는 다음 작업 블록에서 피로 누적이 빨리 진행되는 양상도 발견됐다. 따라서 15~30분 정도의 충분한 휴식은 특히 높은 인지적 부담이 드는 작업 후에 보다 효과적인 성과 회복을 가져올 가능성이 있다.

상대성이론 등을 발견한 세기의 물리학자 알베르트 아인슈타인도 집중과 휴식을 병행했다. 나치의 박해를 피해 독일에서 미국으로 건너가 프린스턴고등연구소에 정착한 이후, 그는 아침에 신문을 읽고 계란과 버섯 등으로 간단한 식사를 한 후 오전에 일을 하다가 점심 식사 뒤에는 집으로 와서 낮잠을 자는 루틴을 보냈다. 주로 주간에 4~5시간 남짓 연구에 몰두했고, 나머지 시간은 낮잠과 산책, 바이올린 연주로 채워 넣었던 그는 '단조롭고 조용한 생활이 마음을 평온하게 하고, 창의력을 촉진한다'라는 신념을 가지고 있었다.

지금까지 내가 쓴 원고와 각종 강연 대본은 대부분 걷거나 달리면서 착상이 이루어졌다. 단지 나를 지켜보고 있는 상사를 만족시키려는 목적으로 데스크톱 모니터 앞에 브레인 포그 상태로 장시간 앉아 있어봐야 아무런 일도 진행되지 않는다. 애플의 창업자이자 시대를 혁신한 창의성의 아이콘인 스티브 잡스의 유명한 습관 중 하나는 '10분 룰'이다. 어려운 문제로 10분 이상 고민해도 답이 나오지 않으면 책상에서 일어나 산책을 나서는 것이다. 잡스는 걷는 회의를 즐기기도 했는데, 몸을 움직이며 토론하는 과정에서 아이디어가 더욱 잘 떠올랐다고 한다.

이처럼 창의적 성취를 이룬 인물들은 저마다 자신만의 리듬으로 몰입과 휴식을 조절했다. 이들은 공통적으로 하루 중 가장 에너지와 집중력이 높은 시간대에 3~5시간 정도 핵심 작업을 하고, 나머지 시간에는 산책, 식사, 독서, 낮잠, 취미 활동 등으로 뇌를 재충전했다. 이러한 생활 패턴은 결과적으로 오랜 기간 엄청난 성과를 내게 했으며, 굵고 긴 성장의 저속노화적 삶을 가능케 했다. 최고의 성과를 낸 이들의 삶에는 고요함과 차분함, 자기돌봄이 충만했고, 정보의 과잉과 가짜 노동, 과로와 자기 학대는 없었다.

한편, 너무 긴 노동을 하면 생산성이 오히려 떨어진다는 연구도 있다. 미국 스탠퍼드대학교의 존 H. 펜카벨(John H. Pencavel) 박사의 연구에 따르면, 근무시간이 주당 50시간을 넘어서면 시간당 생산량이 급격히 감소하고, 55시간을 넘기면 추가 노동이 사실상 성과로 이어지지 못한다고 한다. 극단적으로 주당 70시간을 일해도 55시간 일한 것과 견주면 결과가 별 차이 없을 정도로, 초과 근무 15시간이 무의미했다는 것이다. 장시간 일할수록 피로와 스트레스로 집중력과 효율이 급락하기 때문이다.

미국 스탠퍼드대학교의 에릭 로버츠(Eric Roberts) 교수는 심지어 주당 60시간을 넘어 장시간 일할 경우, 실수와 오류로 인한 손해까지 고려할 때 오히려 순생산성이 주당 40시간을 일하는 것보다 적을 수 있다고 지적했다. 다시 말해, 너무 오래 일하면 오히려 성과를 망치는 역효과가 생긴다는 것이다. 야간 당직에 연이은 외래 진료의 반복으로 뇌가 녹아버렸던 시절의 나는 명확하게 이런 경험을 했다. 밤을 샌 다음 날은 처방에 실수가 많아져서, 외래 간호사님들이 긴장을 바짝 하고 내가 제대로 하고 있는지 하나하나 챙겨야 했을 정도다. 소주 한 병을 원샷한 의사가 종일 외래 진료를 본다고 상상하면 이해가 될지도 모르겠다. 이런 상태로 차량을 운전하는 것은 불법으로 인정되지만, 아직까지 노동의 영역에서는 오히려 이러한 일들이 당연하게 여겨지는 것이 현실이다.

뇌가 끊임없이 긴장 상태에 놓이면 기발한 아이디어를 만드는 디폴트 모드 네트워크(멍 때릴 때 활성화되는 뇌 회로)가 안정적으로 작동하지 못하고, 창의적 통찰의 순간이 줄어든다. 앞서 잡스의 사례처럼, 잠깐의 이완이나 멍 때림 속에서 오히려 '아하!' 하고 아이디어가 떠오르는 법이다. 계속 바쁘고 쫓기는 삶은 이런 골디락스 존, 즉 최적의 정신 상태를 놓치게 만든다.

이제는 새로운 노동 윤리와
기준이 필요하다

각성제를 먹어가면서 미싱을 밤새도록 돌려야 더 싸게 많은 양의 옷을 제작해낼 수 있던 과거의 노동 원리는 이제 일과 삶을 관리하는 데 별 도움이 되지 않는다. 김현곤 전 국회미래연구원장은《국가미래전략 Insight》에 '고령화 대응 국가전략을 만드는 새로운 방법'이라는 제목의 보고서를 발표하며, 평균수명이 60~70세이던 시절의 모델이 100세 시대에는 작동하지 않으리라고 역설했다. 그는 '공부 → 일 → 여가'의 순서로 각 단계마다 한 가지만 해야 하던 과거의 모델에서 이제는 모든 것이 포트폴리오 형태로 바뀌어야 함을 강조한다. 과하게 일만 해도 가속노화를 일으키고, 너무 과한 무료함도 가속노화를 부른다. 생애 주기에 걸쳐 역량을 포트폴리오 형태로 재구성하는 것은 불필요한 소진은 막고, 굵고 긴 삶을 그려내는 저속노화 마인드셋의 모델에 부합한다.

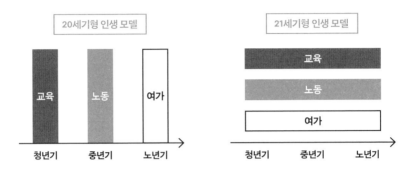

그림 17. 인생 모델의 변화 (출처: 김현곤 전 국회미래연구원장, 2020)

20세기형 인생 모델

교육 / 노동 / 여가

청년기 · 중년기 · 노년기

21세기형 인생 모델

교육 / 노동 / 여가

청년기 · 중년기 · 노년기

고령화는 인생 모델의 근본적인 변화다: 세로 모델에서 가로 모델로

나아가 내가 하는 일의 포트폴리오도 연속적으로 변해갈 수 있다(그림 18). 그러므로 잘하고, 재미있고, 자기효능감을 느낄 수 있으면서, 현금 흐름도 창출할 수 있는 일을 모으고 또 모아야 한다. 지금과 똑같은 방식으로 자기효능감이 없고 보상도 낮은 지옥 같은 일만 죽을 때까지 계속하는 '현역 마인드셋'으로 정신 승리를 하라는 이야기가 절대 아니다. 이런 생각은 나의 또 다른 책《당신도 느리게 나이 들 수 있습니다》에 자세히 서술했는데, 여기에서 한 번 더 강조해 이야기한다.

설령, 선천적 자질을 타고난다 하더라도 어떤 능력이 일정 수준에 도달해서 부가가치를 만들어내기까지는 상당한 훈련의 지속 시간(lead-time)이 필요하다. 그 역량이 글쓰기이든, 악기 연주이든 간에 관심이 취

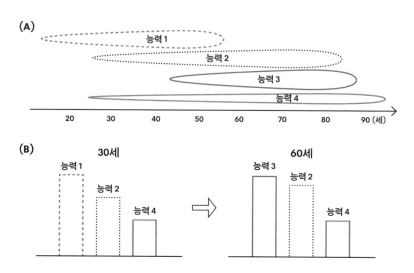

미를 넘어 커리어가 되려면, '투입한 시간×몰입 정도(시간 밀도)×습득 능력(인지 기능)'의 결과값이 충분한 수치를 넘겨야 한다. 이렇기 때문에 새로운 능력을 습득하는 과정은 자신의 머릿속에 아주 작은 회사를 창업해 키워나가는 것과 비슷하다. 어떤 한 분야에서 어느 정도의 실력을 인정받기 위해서 필요한 역량이 90이라고 했을 때, 80~90 정도의 실력을 갖추는 데까지는 그리 많은 시간을 투여할 필요가 없다는 점에 유의하고, 일주일에 2~3시간 정도를 새로운 능력을 습득하기 위한 노력에 할애하는 것도 좋다. 종잣돈을 창업 초기 회사에 투자하거나, 내재가치에 비해 현저히 저평가된 기업의 주식에 투자해놓는 것과 비슷하다.

이러한 방식으로 역량의 포트폴리오를 관리, 조정하다 보면 삶의 경과에 따라 몰입하고 싶은 것, 실력이 좋은 것, 경제적 보상을 확보할 수 있는 것들의 순서가 조금씩 바뀌어감을 경험할 것이다. 배분된 자산을 계속해서 조정해나가는 것처럼, 포트폴리오 내에 있는 능력들의 우선순위를 조정하다 보면 점진적으로 본업과 부업, 취미가 교차될 수 있다. 몰입하고 싶은 일이면서 실력(역량)도 우수한 한 가지 영역에서 경제적 보상도 끌어낼 수 있다면 가장 좋을 것이다.

아직까지도 우리 사회는 수천 년간 내재화한 농업적 근면성에 빠른 경제성장을 촉구하는 조바심이 더해진 저부가가치 산업사회 시절의 논리로 굴러가는 중이다. 하지만 이제는 보다 더 스마트하게 일해야 한다. 그래야 사회도 살고, 나도 산다.

05 현실5 우리의 휴식 시간은 소비 활동이 돼버렸다

가속노화적 휴식의 굴레에서 벗어나라

"휴식을 취하라.
휴식을 취한 들판은 풍성한 수확을 가져다준다."
_오비디우스

긴 연휴가 주어지면, 어떻게든 지옥 같은 이 나라를 떠나 쉬겠다는 사람들의 열망이 끓어오른다. 공항은 해외로 나가 조금이라도 더 긴 시간 동안 좋은 경험을 즐기고자 하는 사람들로 인산인해를 이룬다. 실제로 2025년 구정 연휴 기간에 인천국제공항은 역대 최다 이용객 수를 기록했다. 연휴 직전, 보안 검색 절차가 지나치게 지연됨에 따라 제시간에 비행기를 타지 못한 승객들의 이야기가 뉴스로 보도될 정도였다.

이렇게 해외여행을 선호하는 경향 뒤에는 일상에서 벗어나려는 현실 도피 심리와 새로운 경험 소비 욕구가 자리한다. 낯선 환경에서 얻는 자극으로 일상의 스트레스를 잊고, SNS에 자랑할 만한 '인생샷'과 추억을 수집하려는 것이다. 버킷 리스트를 채우고자 하는 이러한 열망은 사회 전반에 해외여행 열풍을 일으켰다. 국내 여행지에서는 새로움을 느끼지 못할뿐더러 쉴 수 있는 짧은 시기에 모든 수요가 몰리는 탓에 성수기에는 돈을 쏟아붓는다고 한들 좋은 경험을 하기가 어렵다는 심리도 작용한다. 인기 휴양지의 숙박 요금과 물가는 치솟는 데 비해 경험 만족도는 낮아 "차라리 그 돈으로 해외 간다"라는 말이 나올 지경이다.

여행 산업은 이러한 심리를 자극해 끊임없이 '여행의 상품화'를 조장한다. 각종 미디어와 광고에서 '이번엔 어디로 떠나야 한다'라는 메시지를 쏟아내며, 여행을 일종의 소비 경쟁으로 만든다. 심지어 연봉이나 사회적 지위에 따라 적합한 여행지까지 암묵적으로 정해놓고 서로를 비교하는 분위기도 있다. 여행을 가서도 가장 핫한 장소에 가서 비싸고 멋진 것을 즐긴 뒤 인증 사진을 SNS에 올리기 바쁘다.

그러나 이렇게 과시적인 소비로 변질된 여행은 정작 다녀온 뒤에 남는 것이 허탈감과 피로뿐인 경우가 많다. 많은 사람이 휴가를 다녀온 후 오히려 더 피곤함을 호소한다. 늦게까지 무리하게 이어지는 일정 속에서 불규칙한 수면에 건강하지 않은 식사를 하고 잦은 음주까지 더해지면 우리 몸이 그야말로 가속노화적 악순환의 사이클에 빠지기 때문이다. 언제부턴가 여행은 몸과 마음의 휴식이라기보다, 비용과 에너지를 소모한 대가로 피로만 누적되는 상품이 되고 말았다. 우리는 가속노화적으로 일하다 지치면 가속노화적으로 휴식하는 셈이다. 일의 문제는 이제 쉼의 문제로 연장됐다.

인간에게 휴식의 시간이
필요한 이유

가속노화적인 쉼에 대해 이야기하기에 앞서 우리가 쉼을 가지는 이유에 대해서 생각해보려 한다. 앞선 글에서 살펴봤듯이, 집중해 일할 때는 교감신경이 활성화되고 각성 상태가 유지되지만, 일정 시간이 지나면 뇌는 피로를 느끼고 효율이 떨어진다. 특히 여러 일을 동시에 처리하거나 정보 과부하에 시달리면 전전두엽 등 고등 뇌 영역이 제 기능을 못하고 만성피로 상태에 빠지기 쉽다. 이런 상태로 격무에 시달리며 수면 부채(빚)가 쌓이는 평소의 삶을 이어갈 때, 일정 기간의 휴식은 지속 가능한 삶을 위한 소중한 재충전의 기회로 여겨진다.

단기적인 관점에서, 충분한 휴식을 취하면 전전두엽 등 고차원 뇌 영역의 기능이 정상화돼 깊이 있는 사고, 학습 능력 및 창의적 문제 해결 능력이 향상된다. 또한, 뇌가 외부 업무에 직접 몰두하지 않을 때 활성화되는 디폴트 모드 네트워크는 휴식 중에 무의식적으로 정보를 정리하고 문제를 해결하는 데 기여한다. '아무것도 안 하는' 휴식 시간에 뇌는 내부적으로 다양한 연결망을 가동하며 창의적인 아이디어를 떠올릴 준비를 하는 것이다. 얼핏 비생산적으로 보이는 것 같은 이 휴식의 시간은 사실 오히려 채우는 시간에 가깝다.

생리학적으로 볼 때 휴식은 항상성 회복의 시간이다. 간혹 만원 지하철을 타고 다니다 보면 면역력을 올려준다는 영양제 광고를 보곤 한다. 그때마다 피로에 지친 우리 모두에게 필요한 것은 영양제가 아니라 제대로 된 휴식이 아닐까 하는 생각을 한다. 면역력은 인체 안에서 아주 정교하게 조절돼야 하며, 조금이라도 과하게 활성화되면 면역계는 내 몸을 공격할 수 있다. 실제로 면역력을 높여준다는 성분을 과도하게 섭취할 경우, 오히려 루푸스나 류마티스관절염 같은 자가면역질환 위험이 커질 수도 있다. 결국 면역력은 뭔가를 더 먹어서 끌어올릴 대상이 아니라, 제대로 된 휴식이 부족하다고 몸이 보내는 신호에 더 가깝다. 우리가 면역력이 떨어졌다고 느낄 때, 그것은 코르티솔이 만성적으로 높아진 결과일 가능성이 크다.

스트레스를 받을 때 분비되는 호르몬인 코르티솔이나 아드레날린은 단기간 몸을 각성시켜주지만, 이것이 만성화되면 면역계와 각종 신체 시스템에 부담을 준다. 만성 스트레스 상황에서 지속적으로 코르티솔 수치가 높게 유지되면 우리 몸의 면역 반응은 억제돼 감염에 취약해지고 오히려 만성 염증은 끓어오른다. 코르티솔은 내 몸에 들어오는 에너지는 뱃살로 저장시키고, 근육은 녹여서 혈당을 올리는 데 써버린다. 쉼 없이 일하다 보면 어느새 이티(ET) 체형이 되는 이유다. 만일 몸 상태가 이미 이런 지경에 이르렀다면 제대로 된 휴식은 기사회생의 동아줄이다.

충분히 쉴 때는 코르티솔 수치가 낮아지면서 깨졌던 면역 균형이 다시 맞춰진다. 휴식과 수면을 충분히 취하면 스트레스 호르몬 분비가 감소하고 면역세포의 기능이 개선돼 감기 등 잔병에 걸릴 가능성도 줄어든다는 연구는 차고 넘친다. 휴식 중에는 부교감신경계가 우세해져서 심박수와 혈압이 안정되고, 손상된 세포의 복구도 활발해진다. 충분한 수면을 취한 뒤에는 기분을 좋게 만드는 세로토닌, 동기와 보상에 관여하는 도파민 등의 뇌내 신경전달물질 수치도 최적화돼 전반적인 컨디션 향상에 도움을 준다. 잠이 부실한 다음 날에는 스마트폰에 손이 더 가거나 단것이 당기지만, 꿀잠을 자고 난 다음 날엔 저절로 저속노화 라이프 스타일을 경험했다는 이야기는 이미 이 책에서 여러 차례 다루었다.

.

쫓기듯 이루어지는 쉼은
휴식조차 소비로 만든다

연휴가 되면 서울을 떠나 고향으로 향하는 자동차들의 행렬로 교통 정체가 극심해진다. 이때는 어딜 가든 사람이 너무 많아서 국내 여행을 하면서 최악의 경험을 하기 십상이다. 이는 우리 사회의 휴일 구조와 관련이 있다. 대부분 평소에는 다들 죽어라 일하다가 8월 초 집중 휴가 기간이나 매년 몇 차례 주어지는 소위 '황금연휴' 기간에 몰아서 짧게 쉰다. 그러니 어디든 미어터지기 마련이고, 비싼 돈을 내고 호캉스를 간다고 해도 비수기 때보다 양질의 서비스를 누리기 어려워진다.

한편, 이렇게 쥐어짜서 쉬는 데도 계급이 있다. 제조업과 서비스업에 종사하는 수많은 이는 연휴와 주야에 관계없이 일해야 한다. 외래와

입원 환자를 진료하며 당직을 섰던 나의 경우에는 작년 추석, 크리스마스이브와 크리스마스 당일, 그리고 12월 31일과 1월 1일을 밤낮으로 병원 당직실에 갇힌 채 보내기도 했다. 여유로운 이들은 징검다리 연휴를 길게 붙여 해외로 떠난다. 그보다 더 여유 있는 극소수의 사람들은 평일이나 비수기에도 자유 시간을 가질 수 있을 것이다. 이처럼 쉴 여유가 많지 않으니 쉴 시간이 주어졌을 때 허겁지겁 급히 놀 수밖에 없다. 그렇게 휴식은 소비의 전쟁터가 된다.

언제든 충분히 쉴 수 있고, 휴가 기간도 자유롭고 길게 활용할 수 있다면, 국내 여행의 경험도 꽤 다를 수 있다. 평일 비수기의 국내 여행으로 좋은 경험을 해본 이들은 이 말에 동의할 것이다. 사람들이 해외로 몰리는 것의 근본적인 메커니즘은 국내 여행지의 '바가지'나 '상술'의 문제라기보다는, 사람들이 자유롭게 분산된 기간에 쉴 수 없다는 시스템 특성에서 찾아야 한다. 해외여행을 가더라도 짧은 시간 안에 돈을 쓰고 사진을 찍고서 자리를 떠야 하는 한국인들과 달리, 오랜 기간 쉴 수 있는 다른 국가 여행자들은 여유롭게 한적한 숙소에서 긴 기간을 머물며 현지에서의 신체 활동 등을 즐기는 경향이 있다고도 한다. 우리와 달리 이들은 어떻게 여유 있는 휴식을 즐길 수 있을까?

유럽이 지고선의 기준은 아니지만, 참고 정도는 해볼 수 있다. 유럽 대부분의 국가에서는 법적으로 연간 4주 이상 유급휴가를 보장하고, 주당 노동시간도 35~40시간으로 제한하는 경우가 많다. 특히 프랑스는 주 35시간 근무제를 법으로 정하고 최소 5주 이상의 연차휴가를 의무화

했으며, 퇴근 후 업무 이메일이나 전화를 받지 않을 권리, 소위 '연결되지 않을 권리'까지 법제화해 직원들이 여가 시간에 완전히 쉴 수 있도록 배려하고 있다. 여름철이 되면 한 달 가까운 장기휴가를 사용하는 것이 일반적이라 도시의 상점들이 한꺼번에 문을 닫는 풍경도 흔하다. 독일 역시 근로기준법상 연 4주의 최소 휴가를 보장하지만 실제로는 기업들이 6주 이상의 휴가를 주는 경우도 많고, 업무 시간이 아니면 직원에게 연락하지 않는 것이 불문율이다.

유럽 국가들의 휴식 문화는 한술 더 뜨는데, 이들 국가는 노동시간이 비교적 짧고(주 4일제나 6시간 근무제 등의 시도도 꾸준히 이루어짐), 유연근무제와 육아휴직 제도도 잘 갖춰져 있다. 예를 들어, 아이슬란드에서는 세계 최초로 주 4일 근무 정부 시범 사업을 실시했는데, 그 결과 근로시간을 줄여도 생산성이 유지되거나 향상됐고 직원들의 행복과 복지 수준이 개선되는 긍정적 효과가 나타났다.

한국은 이와 사정이 다르다. 당장 여유가 없으니 휴식도 가속노화적으로 하게 된다. 이는 오히려 휴식 시간이 가뜩이나 부족한 몸과 마음의 잔여 에너지를 더욱더 소진하는 소모 기간이 될 수도 있다는 이야기다. 오늘날 많은 사람이 평소 너무 많은 자극에 중독돼 일과 중 잠깐의 휴식 시간, 퇴근 후 주어지는 잠자기 전의 휴식 시간조차 스마트폰과 미디어의 자극으로부터 떨어져 있기를 어려워한다. 도파민 결핍감과 고요함에 대한 불안, 고요함을 가지는 시간 동안 주변 사람들과 사회로부터 뒤처질 것 같다는 얼마간의 포모(fear of missing out, FOMO)가 모두 섞여, 몸과 마음이 제대로 회복될 시간을 만들지 못하는 것이다.

여행 산업과 미디어가 보여주는, 전형적인 '단순당 같은 도파민'으로 가득 찬 휴가의 이미지는 휴식 시간을 또 하나의 소모 활동으로 전락시킨다. 가령, 여름휴가를 다녀오고 나면 얼마나 더 멀리 날아가 더 많은 돈과 자원을 소모하고 돌아왔는지를 SNS를 통해 선보이거나 대화를 나누며 비교하기도 한다. 이런 식의 현대 소비주의는 위치재(positional goods, 타인의 소비와 비교함으로써 그 가치가 결정되는 재화로, 희소하거나 다른 사람들이 대체재보다 선호하기 때문에 가치가 생기는 재화)를 추구하는 사람들의 심리를 이용해 굳이 건강과 정서에 필요하지 않은 과잉 여행 활동을 조장하는 면이 있다.

직장에서의 시간을 성과 지표를 높일 수 있는 활동들로 빈틈없이 채워내는 사람을 우수한 직원으로 평가하듯, 휴가 기간을 물질과 경험을 소비하는 활동들로 빈틈없이 채워야 알차고 보람 있게 보냈다고 느끼는 것 같다. 그렇게 돈과 시간을 투입해 떠난 여행지에서조차 스마트폰을 놓지 않는 경우가 많다. 결국 돈을 버는 활동에서 쓰는 활동으로 형태만 바뀌었을 뿐, 몸과 마음은 계속된 과로를 경험하는 상태에 머무는 것이다. 자신과 가족을 소중히 여긴다는 생각으로 알차고 보람 있는 휴가를 계획했지만, 그 결과는 펀더멘털(fundamental)의 소진과 해소되지 않은 피로로 이어지는 역설적 상황이다. 여기에 단순당과 정제곡물 일색의 식단, 술, 시차와 빠듯한 일정으로 인한 수면 부족은 여행의 피로를 더한다. 이러한 양상의 쉼은 휴식의 탈을 쓰고 있지만, 수면과 스트레스,

생활습관 그 어느 하나에도 개선이 없기에 가속노화로 이어진다.

몸과 마음이 충전되는
진짜 휴식을 취하려면

진정으로 자신과 가족을 소중히 여긴다면, 휴가를 몸과 마음의 긴장과 불균형을 회복할 수 있는 계기로 삼는 것이 좋다. 익숙하지도 않은 방식의 삶이라 어디서부터 시작해야 할지부터 막막할 수 있다. 일단 **스트레스, 수면, 식사**를 중심으로 전반적인 생활을 짧은 기간 동안이라도 리셋해 변곡점을 만들겠다는 목적의식이 필요하다. 세 가지가 동시에 충족돼 단단한 중심 가지를 만들어야 곁가지에서 나뭇잎으로 피어나는 나머지 생활습관들이 저절로 좋아질 수 있다. 더불어 스트레스, 수면, 식사 관리가 잘되면 생리학적으로 같은 음식을 먹더라도 내 몸에서 이를 처리하고 이용하는 방식이 더 나아진다. 물론 휴가 기간이라 하더라도 이 세 가지의 교착을 풀어내는 것은 쉽지 않은 일이다.

　우선, 스트레스를 달래야 수면이 좋아진다. 약간은 적극적인 방법으로 스트레스를 쓰다듬어주어야 한다. 앞서 도파민에 대해 따로 다루었는데, 잡곡밥 같은 도파민이야말로 스트레스를 낮춰준다. 지옥 같은 일을 잠깐 쉬는 동안 노잼 활동을 하라니 답답하실 수도 있다. 이럴 때는, 휴가의 앞부분은 며칠 동안 꿀잼 활동으로 한번 끝까지 가보는 것도 좋다. 설령 그렇다 하더라도 휴가 후반부의 일부는 자기돌봄에 할애해보자.

스마트폰과 미디어의 자극으로부터 머리를 비워내는 시간을 만들어보자. 끊임없는 메신저 알림과 영상의 자극 탓에 산만해진 머리를 마음챙김으로 가라앉히고, 종이책을 차분히 읽는 시간을 만들어보자. 많이 걷고 몸을 움직이자. 몇 시간이고 조용히 걷다 보면 뇌를 씻어내는 기분이 들 것이다. 평소 충분히 운동하지 않던 상태에서 갑작스레 근골격계에 스트레스를 줄 수 있는 과도하고 치우친 야외 활동은 주의할 필요가 있다. 충분한 스트레칭과 수분 섭취도 챙기는 것이 좋다. 시간을 보내는 장소가 어디이든, 술과 커피 등 기호식품은 절제해보자. 어차피 뇌를 씻어내다 보면 술이나 커피도 훨씬 덜 당길 것이다.

스트레스를 줄이고 잘 자려면 깨끗하게 먹고 마시는 것도 중요하다. 과음은 안 잔 것과 마찬가지의 수면으로 이어진다. 여행을 하다 보면 즐거운 마음에 과식하기 쉽다. 일본 오키나와가 아직 장수 마을이던 시절 많이 쓰던, '하라하치부(腹八分)'라는 말이 있다. 내 배의 80퍼센트 정도 만족할 때까지만 먹고 그 이상이 되기 전에 수저를 내려놓고 멈추라는 것이다. 마음놓침된 상태에서의 식사는 과식을 부른다. 평소 일이 바빠 입안으로 허겁지겁 밥을 쑤셔 넣는 이들이 많다. 나도 종종 그렇다. 이렇게 급히 식사를 하면 포만감 호르몬이 분비될 새가 없다. 하라하치부는 커녕 내 배의 120퍼센트를 먹게 된다. 조금 더 편안한 분위기에서, 때로는 이야기를 즐기며, 마음챙김된 상태로 지금 이 순간 느껴지는 감각들, 이를테면 음식의 모습과 질감, 향 등을 즐기다 보면 식사 속도를 많이 늦출 수 있다.

바깥 음식은 단순당과 정제곡물이 너무 많고 짜기까지 하다. 탄수화물을 처리하기 위해 췌장은 인슐린을 분비하고, 인슐린은 신장이 물과 소금을 제대로 소변으로 내보내지 못하게 만든다. 소금과 탄수화물은 모두 부기를 만들고, 코골이를 악화시키며, 수면의 질을 한층 떨어뜨린다. 단기간의 휴가 후에 몇 킬로그램이 쪘다고 느끼는 것은 대부분 이 부종의 영향이다. 혈당이 빠르게 올랐다 폭락하면 스트레스 역시 악화된다. 그러니 여행지에서도 천천히 혈당을 움직이는 음식들을 위주로 선택해 먹자.

채소로 시작해 단백질을 더하고 탄수화물로 마무리하는 거꾸로 식사법도 좋다. 뷔페에서 본전을 제대로 뽑는 방법은 먹으면서 즐겁고 먹고 나서 컨디션이 좋을 수 있는 한 끼를 완성하는 것이다. 신선한 채소, 견과류, 베리류 과일, 두부로 시작해 입에 달고 쾌감을 주는 음식은 조금씩 즐기다 보면 배불리 먹어도 후유증이 없다. 이런 시도들로 며칠이라도 덜 달고 덜 짠 음식에 익숙해지는 계기를 만들 수 있다. 평소에 얼마나 마음놓침된 상태로 식습관의 악순환을 만들어오고 있었는지 절감할 것이다. 여유가 있어서 식후에 산책 등 가벼운 신체 활동을 더한다면 금상첨화다.

스트레스를 살피며 식사를 돌보면 꿀잠은 자연스레 따라온다. 블루라이트를 피하고 저녁에 카페인을 피하는 등 수면 위생에 대한 여러 가지 실천법들이 많이 권고되지만, 아무래도 가장 기본은 스트레스와 식

230

사, 잠의 선순환이다. 중년 이상이라면, 식사와 신체 활동이 조금만 나아져도 밤에 화장실을 가는 횟수가 크게 줄어드는 경험을 할 것이다. 저녁 식사 후에 하는 산책은 잡념을 줄여줘서 편안한 잠에 들기 쉽게 도와준다. 평소 저녁에 술을 찾는 버릇이 있다면 주의를 다른 곳으로 돌림으로써 더 건강한 도파민의 보상도 받을 수 있을 뿐 아니라 혈당 변동과 부종이 줄어들어 수면의 질에도 좋은 영향을 받을 수 있다. 밤에는 어두운 분위기에서 종이책을 즐기다가 이완 명상을 통해 잠을 청해보자. 글쓰기를 해보는 것도 좋다. 떠오르는 생각을 글이나 마인드맵 형태로 정리하다 보면 잡념이 정리되고 불필요한 불안과 걱정을 덜 수 있다.

쉴 때는 시간을 조금 더 써서 마음챙김 명상을 연습해보는 것도 좋다. 내 마음의 평온한 상태를 유지할 수 있는 능력은 근력과 비슷한 면이 있다. 형편없는 근력으로는 데드리프트가 어림없듯 마음놓침 상태나 집중력이 떨어진 상태에 익숙해져 있으면 마음챙김은 어림없다고 느껴진다. 바쁘고 정신없는 상황에서는 내가 들이마시고 내뱉는 호흡과 내가 서 있는 자세에 집중하는 것조차 어렵게 느껴질 수 있다. 마음챙김 명상을 처음 할 때는 어색하고 온갖 잡념이 떠오를 것이다. 따로 시간을 내서 아주 짧게는 5분, 길게는 1시간 이상까지도 호흡이나 감각 등에 집중하는 훈련을 공식 수련이라고 한다. 시간과 마음에 여유가 있는 휴가 기간에 이렇게 집중적으로 공식 수련을 시도하면 때로는 마음이 재활한다는 느낌을 받기도 한다.

매일의 활동을 명상처럼 하는 것도 좋다. 먹기, 걷기나 집안일 등 여러 가지 일상 업무를 하는 과정에서 그 순간에 집중하는 훈련(비공식 수련)을 더하면, 쉼의 기간 전체를 마음챙김으로 가득 채울 수 있다. 뇌 영상 연구에 따르면, 명상으로 편도체의 반응성이 감소하고, 감정 조절을 담당하는 전전두엽-편도체 연결성이 강화된다고 한다. 이는 명상을 통해 부정적 자극에 덜 휩싸이고 정서적 안정을 찾는 뇌 구조적 변화가 일어남을 시사한다. 규칙적인 명상 수련은 전두엽 피질과 해마 부위의 두께를 증가시켜 노화와 함께 줄어들기 쉬운 뇌 영역을 보호한다는 의견도 있다.

명상은 스트레스, 수면, 식사의 선순환을 만드는 저속노화적 쉼에 큰 촉매 역할을 한다. 개인적인 경험을 공유하자면, 휴식기 동안 동양 고전《채근담》같은 책을 차분하게 읽으면서 공식적인 명상 수련을 시도하다 보면, 지난 몇 달간 많이 망가져 있던 마음 근력을 체감하게 되고, 그 순간 화들짝 놀라 다시 본래의 자리로 돌아가려는 노력을 시작하게 될 때가 많다.

자연에서의 휴식도 좋다. 숲이나 자연환경에 몸을 맡기고 휴식하면 교감신경 활동이 줄고 부교감신경이 활성화돼 심신이 깊은 안정 상태에 들어간다. 일본의 '신린요쿠(森林浴, 산림욕)' 연구에 따르면 숲속을 천천히 산책하는 것만으로도 혈압과 맥박이 떨어지고, 코르티솔 수치와 교감신경 활성이 현저히 감소했다. 동시에 긴장을 풀어주는 부교감신경 활성이 증가해 몸이 이완과 회복 모드로 전환됐다. 중년 남성들을 숲에서 지내게 하면 NK면역세포가 증가하고 면역력이 개선된다는 연구도 있다.

지금까지 당신의 쉼은 어떠했는가? 가속노화적이었는가, 저속노화적이었는가? 과시하고 소비하는 휴가를 보내기보다는, 이제부터라도 휴가 기간을 생활 패턴을 점검하고 비뚤어진 습관을 고치는 시간으로 삼아보자. 소진하는 쉼이 아닌, 에너지를 쌓고 몸과 마음이 회복되는 쉼은 분명 내 머릿속에 황금을 가득 채워줄 것이다.

4장

—

느리게
나이 드는
마인드셋

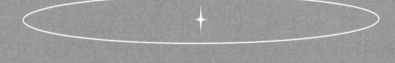

삶에 녹아든 저속노화의 장면들

01 루틴 1 움직이는 명상, 달리기

지속 가능한 페이스가 삶을 지탱한다

"이기고 싶다면 100미터를 달려라.
특별한 것을 경험하고 싶다면 마라톤을 뛰어라."

_에밀 자토펙

지금의 나는 느린 나이 듦을 좋아하지만, 기억나는 가장 어린 시절의 난 오히려 속도에 상당히 집착했던 것 같다. 1993년 여름, 집에 386 컴퓨터가 생겼다. 당시 초등학생이던 나는 '삼국지' 게임을 누구보다 빠르게 깨는 것에 중독돼, 엔딩을 보고 다시 처음부터 시작하기를 반복했다. 1995년에는 '니드 포 스피드(Need for Speed)'라는 게임이 출시됐고, 나는 펜티엄 컴퓨터로 이 게임을 광적으로 플레이했다. 그 전부터도 차에 관심이 많던 나에게, 페라리 512 테스타로사, 포르쉐 911(993 모델), 쉐보레 콜벳, 혼다 NSX 등이 당시로서는 믿기 힘든 화질로 등장하는 이 게임은 말 그대로 환상적인 경험이었다. 덕분에 운전에 대한 로망이 무럭무럭 자랐지만, 운전면허를 딸 수 있는 나이가 되려면 한참을 기다려야 했다. 면허는 언감생심인데 속도는 즐기고 싶다 보니 다른 방법이 필요했다. 나는 부모님을 졸라 기어가 달린 자전거를 사서 한강을 달리는 것으로 대신 갈증을 풀었다.

얼마나 스피드광이었는지 자전거에 속도계도 달았다. 매일 내 최고 기록을 깨려는 생각으로 미친 듯이 달렸다. 당시는 제대로 된 자전거 도로 시스템이 완성되기 전이었고, 한강은 늘 한산했다. 중고등학생 시절의 나는 상당히 뚱뚱한 몸매의 소유자였는데, '간헐적 폭식'으로 스트레스를 풀고, 이런 식으로 무식하게 자전거를 몰아댄 탓에 특히 허벅지가 도드라지게 두꺼워졌다. 그러던 어느 아름다운 해 질 녘, 선유도 앞을 최고 속도로 통과하던 순간이었다. 여느 때처럼 빠르게 자전거를 타고 가고 있었는데 아무런 예고 없이 도로가 가로로 잘려나가 있었다. 아마도 배관 공사 같은 이유로 파낸 자리였던 것 같다. 부리나케 브레이크를 잡았지만 가속이 붙을 대로 붙은 상태라 소용없었다. 자전거는 하늘로 팅겨 오르듯 날아갔고 나 또한 한참을 붕 떠올랐다가 그대로 땅바닥에 미끄러져 내렸다. 잠시 후 정신을 차려 보니 몸에 성한 데가 없었지만, 천만다행으로 어디가 부러진다거나 하지는 않았다. 그날 어떻게 귀가했는지는 기억나지 않는다. 한남대교 남단에 살던 때의 일인데, 그날부로 자전거로 속도를 만끽하던 짓은 그만두었다.

오래지 않아 운전면허를 딸 수 있는 나이가 됐다. 면허를 따자 차를 샀고, 20대의 미성숙한 전두엽 기능에 걸맞게 위험한 속도를 탐닉했다. 차를 종종 망가뜨리고, 또다시 고치는 나날이었다. 막상 운전을 하고 보니 막무가내로 속도를 즐기기엔 도로가 너무 막혔다. 그렇다고 레이싱을 하러 서킷에 갈 돈은 없었다. 그즈음에 독일의 유명한 레이싱 서킷인 뉘르부르크링 노드슐라이페(Nürburgring Nordschleife)를 달릴 수 있는 플레이스테이션 게임 '그란 투리스모 4'가 출시됐다. 나는 합판을 잘라 F1 레이싱카의 콕핏(cockpit, 조종석)과 비슷한 구조를 만든 후 스티어링 휠(steering wheel)을 설치했다. 부모님은 이 흉물을 별로 좋아하지 않으셨지만, 그래도 진짜 자동차를 파괴하는 것보다는 훨씬 낫지 않은가.

게임에 나오는 역사상 가장 빠른 레이싱카를 섭렵하면서, 곧 '현타('현실 자각 타임'의 준말)'가 왔다. 출력과 직선주로에서의 최고 속력은 얼마든지 높일 수 있지만, 노드슐라이페를 잘 달리는 공식에는 더 많은 것들이 들어 있다는 사실을 깨달았다. 잘 달리려면 먼저 느리게 달려야 했다. 차량의 종류, 세팅과 타이어의 종류에 따라 코너 구간을 공략하기 위한 적정 진입 속도와 유지해야 하는 라인이 달랐다. 속도를 70퍼센트 정도까지는 몰아붙여도 괜찮았다. 하지만 그 이상의 과욕, 오버 스피드는 스핀(spin, 차량이 접지력을 잃어 빙그르르 돌아버리는 현상)이나 트랙 이탈을 의미했다.

이런 사실들을 깨닫자, 어느 순간부터는 느리게 모는 차가 더 재미있게 느껴지기 시작했다. 총 길이 20.832킬로미터에 이르는 노드슐라이페에는 73개의 코너가 있다. 이 코너들을 가장 깔끔하게 공략하는 기쁨을 제대로 즐기려면 오히려 200마력 정도의 느린(?) 차가 더욱 여유로웠다(일반적인 준중형 자동차의 경우 200마력은 충분한 힘을 보여주는 출력이지만, 레이싱카 기준에서 200마력은 그렇다고 하기 어렵다). 그래야 코너를 돌 때의 과정을 더 세밀하게 즐길 수 있었다. 그렇게 노드슐라이페를 깨끗하게 몇 바퀴 돌다 보면 내가 차인지 차가 나인지 모르는 상태, 몰입의 삼매경에 빠졌다. 무작정 빠른 차에 대한 집착은 이렇게 사라졌다.

스피드광, 달리기의 매력에 빠지다

자동차의 액셀러레이터를 밟아 스릴을 느끼는 것에 대한 관심이 다른 데로 옮겨가기 시작한 것이 이즈음이다. 이 무렵부터 달리기가 더 강력한 도파민을 주기 시작했다. 비용이 들지 않고, 이산화탄소 배출도 자동차 운전과 비교하면 무시할 만한 수준이며, 나의 최대 산소 섭취량과 근육, 관절의 건강 상태가 곧 최고 속도의 제한 요인이 돼주었다. 자전거는 타다 보면 크게 다칠 수 있는 반면, 달리기는 아무리 속도를 낸다 한들 자전거만큼 위험하지는 않았다. 긴 거리를 반복해 달릴수록, 달리기는 노드슐라이페를 주행하는 것과 분명 다르면서도 한편으로는 무척 닮아 있다는 것을 느꼈다.

새로운 스포츠카가 출시되면 노드슐라이페를 얼마나 빠르게 한 바퀴 돌 수 있는지가 사람들의 관심을 끈다. 요즘 슈퍼카들은 7분 30초가 채 걸리지 않는다. 한편, 러너 입장에서는 노드슐라이페 한 바퀴가 딱 하프 마라톤 거리(21.0975킬로미터)인 게 눈에 들어온다. 2024년 기준, 하프 마라톤 세계 기록은 남자 57분 31초(제이콥 키플리모), 여자 1시간 2분 52초(레테센베트 기디)다. 달리기는 딱 몸이 힘든 만큼의 즐거움을 준다. 달리기를 하며 땀을 흘리면 몸의 긴장과 스트레스가 사라지는 느낌을 만끽할 수 있다. 자동차로는 같은 거리를 거의 10배쯤 빠르게 달릴 수 있지만, 달리기가 선사하는 육체적 쾌감은 느낄 수 없다.

아직 실제로 가보지는 못했지만 언젠가 노드슐라이페를 달릴 수 있는 기회가 생긴다면, 자동차보다는 먼저 달리기로 한 바퀴 돌아보고 싶다는 생각을 한다. 체코 소설가 밀란 쿤데라는 장편소설《느림》에서 "느림과 기억 사이, 빠름과 망각 사이에는 어떤 내밀한 관계가 있다. (…) 실존 수학에서 이 체험은 두 개의 기본 방정식 형태를 갖는다. 느림의 정도는 기억의 강도에 정비례하고, 빠름의 정도는 망각의 강도에 정비례한다"(민음사, 2012)라고 썼다. 노드슐라이페의 풍경을 오롯이 느끼고 기억하려면 내 몸으로 천천히 오랫동안 달리는 편이 훨씬 좋을 것이다.

무리하지 않고
제대로 잘 달리려면

그렇다면 잘 달리기 위해서는 어떻게 해야 할까? 먼저 잘 달린다는 것이 무엇을 의미하는지부터 고민해봐야 한다. 그중 하나는 기록 단축을 의미한다. 기록 단축은 어떻게 하는 것일까? 여기에도 다양한 방법들이 존재한다. 첫 번째는 얼차려의 공포를 느껴가면서 최대한의 트레이닝 분량을 달성하는 방식이다. 앞서 살펴봤던 전형적인 우리나라의 선형적 성장 사고방식의 연장선이라고 봐도 무방한데, 우리나라 엘리트 스포츠 트레이닝 방식을 떠올리면 쉽게 이해될 것이다.

이 방법은 단기적 성과를 내는 데는 즉시 효과를 발휘할 수 있다. 하지만 달리기에 진저리를 내는 사람이 되기 딱 좋다. 즉, 러너로서의 수명을 단축시키는 데 효과적인 방법이기도 하다. 이와 달리, 얼핏 답답해 보이지만 장기적으로는 더 효과적으로 기록 단축을 이루어낼 수 있는 방법이 있다. 잘 자고, 잘 먹어가면서, 즐겁게 달리는 것이다. 충분히 달리되, 달리기와 일견 관련이 없어 보이는 근력 운동, 스트레칭과 요가 등 다른 연습도 챙겨준다. 이를 두고 거창하게 '크로스 트레이닝(cross training, 하나의 운동 외에 다른 운동을 번갈아 병행하는 것)'이라고 이름을 붙이기도 한다. 이렇게 잘 달릴 수 있는 몸을 제대로 만들어두면 평생 달려도 관절 건강이 오히려 젊은 사람들보다 더 좋을 수 있다. 체계적인 훈련과 충분한 휴식은 운동을 전공한 선수들의 퍼포먼스가 나이가 들어도 잘 유지되는 최근의 경향과도 깊은 관련이 있다고 생각한다.

그렇다면 기록 단축만이 달리기를 더 잘하는 방법일까? 100세까지 즐기면서 달리는 몸과 마음의 시스템을 만드는 것을 목표로 할 수도 있다. 달리기를 조금 다르게 바라본다면 잘 달리는 것의 의미를 기록 단축으로 굳이 환원할 필요가 없다. 이때는 성능과 즐거움, 부상 방지 사이에서 조금 더 정교한 계획이 필요할 것이다.

　달리는 속도가 느리다면 또 어떤가? 달리는 과정에서 느끼는 자기 효능감과 즐거움이 크다면, 그리고 이를 안전하고 지속 가능하게 느낄 수 있다면, 느리더라도 그 자체로 잘 달리는 것이다. 이렇게 잘 달리려면, 너무 빠르지도 너무 느리지도 않은 자기만의 골디락스 페이스를 찾는 일이 중요하다. 나의 기준에서, 빠르고 깔끔하면서도 다치지 않고 멀리까지 달리기 위해 가장 중요한 것은 오버 페이스를 막는 일이었다. 노드슐라이페를 달리는 것과 마찬가지로, 달릴 때도 70퍼센트의 선을 지켜야 했다.

달리기를 하면서
누구나 겪을 수 있는 시행착오

내가 달리기를 시작하게 된 것은 첫 수능을 마친 지 얼마 되지 않았을 때, 평생 처음으로 등록한 헬스장에서였다. 당시 나의 몸무게는 88킬로그램이었다. 고등학교 졸업 전까지 여유 시간이 길게 주어졌으니, 그간 못했던 일들을 해봐야겠다고 마음먹었고, 일단 살부터 좀 빼자고 결심했다. 이윽고 다이어트에 관한 짧은 지식으로 절식과 운동을 시작했다. '헬스장 형님'은 두 가지를 알려주었다. "40분 동안 뛰어라. 기준 속도는 시간당 9킬로미터. 그리고 잠깐 쉰 다음 스텝퍼를 또 그만큼 하고 집에 가라. 그걸 매일 해라. 그렇게 하다 보면 살이 빠질 텐데, 그 다음에 웨이트를 가르쳐주겠다."

이후 별다른 생각 없이, 헬스장 형님이 하란 대로 했다. 처음에는 뛰는 시간보다 걷는 시간이 많았다. 슬슬 뛰는 시간이 늘어나면서부터 신경전달물질들의 향연을 느끼기 시작했다. 석 달 뒤, 졸업식에서 나를 알아보지 못하는 아이들이 생길 정도로 다른 모습이 돼 있었다. 그 후로 지금까지 비슷한 체중 범위를 유지하는 중이다. 달리기가 주는 신경전달물질의 칵테일 폭죽을 느낀 이때부터, 달리기는 내 삶의 한 부분이 돼버렸다.

배경음악 없이 달릴 때도 있지만, 보통은 여러 가지 음악을 들으며 달린다. KBS 클래식 FM을 들으며 달릴 때도 있다. 연주해야 할 새로운 곡을 공부해야 한다면, 달리는 동안 여러 음악가들의 연주를 잇달아 들으면 제격이다. 더우면 더운 대로 땀을 빼서 좋고, 추우면 추운 대로 땀이 덜 나서 좋다. 시간과 공간에 따라 바뀌는 풍경을 감상하며 지면의 진동을 느낀다.

달리기는 움직이는 명상이라 불릴 만큼 정신적인 평온을 선사한다. 규칙적인 리듬으로 발을 내딛고 숨을 쉬다 보면 잡념이 사라지고 지금 이 순간에 완전히 집중하게 돼 마음이 고요해짐을 경험한다. 달리는 동안 호흡, 발걸음, 주변 소리에 주의를 기울이면 머릿속 걱정이나 잡념이 흘러가버리고 명상할 때와 유사한 뇌파 패턴이 나타난다는 보고도 있다. 나의 경우에는, 8킬로미터 정도를 달리고 나면 생각이 고요해지며 부드러운 호흡이 떠오르기 시작한다. 11~12킬로미터를 넘으면 정말 영원히 뛸 수 있을 것 같은 느낌을 받는다. 스스로의 성장 가능성이 주는 만족감도 크다. 흔히 말하는 '러너스 하이(runner's high)'를 즐기면서 마일리지는 순식간에 올라간다.

러너스 하이는 달리기 후 느껴지는 행복감을 가리킨다. 강도가 상당한 달리기를 지속하면 엔도르핀과 도파민, 엔도카나비노이드가 분비된다. 엔도르핀은 마취 효과를, 도파민은 보상을, 대마초와 유사한 엔도카나비노이드는 불안감을 낮춰주고 평온함을 주는 효과를 낸다. 그래서 나는 달리기를 반대급부가 없는, 순작용만 잔뜩 모아놓은 마약이나 향정신약물 같다고 이야기하기도 한다. 이렇게 달리기를 하다 보면 시간 가는 줄 모르고 몰입하게 되는 순간을 경험하게 된다.

이러한 몰입(flow, 플로우) 상태에서는 행동과 의식이 완전히 합쳐진 듯한 집중과 시간 감각의 왜곡이 일어나고 일종의 무아지경에 빠진다. 미국 심리학자 미하이 칙센트미하이는 이러한 상태를 '인생을 가장 가치 있게 만드는 최적의 경험'이라고 부르며 행복의 비밀로 언급하기도 했다. 몰입 경험이 만드는 자기 목적적(autotelic)인 즐거움은 삶의 만족도를 높여준다는 연구도 있다. 하지만 그렇게 페이스가 늘고 달리는 거리가 늘어나다 보면 어느덧 실수가 찾아오게 마련이다.

내가 '러너의 인간소외 현상 오류'라고 멋대로 이름 붙인 실수가 바로 그것이다. 이는, 관료제 아래에서 인간의 본성이 소외되거나, 생산 라인이 테일러리즘(taylorism, 노동 표준화를 통해 생산 효율성을 높이는 관리 기법)에 기반한 작동 원리로 운용됨으로써 인간의 안녕이 거세되듯, 특정 페이스를 빠르게 달성하고야 말겠다고 다짐하거나 특정 거리를 주파하고야 말겠다는 목표를 함부로 세워, 러너가 스스로를 학대하는 현상이다. 오버 트레이닝은 스트레스 호르몬과 부상을 부른다. 달리는 것 자체를 즐기고, 달리는 과정에서 몸을 자애롭게 사용하며, 호흡 또한 안정됐을 때라야 달리기는 곧 명상이자 자기돌봄 활동이 된다. 타인이나 가상의 자아와 기록을 비교하면서 내가 지켜야 할 70퍼센트의 선을 넘어 80, 90, 100, 110을 넘보기 시작하면 달리기는 부상, 불쾌, 슬럼프, 스트레스를 불러온다. 달리기에서도 비교하는 마음은 독이다.

내가 평소 달리기를 즐긴다는 사실을 알고, 다짜고짜 페이스가 몇이냐, 기록은 얼마냐, 신발은 무얼 신느냐며 끝도 없이 비교할 거리를 물어오는 이들이 적지 않다. 달리는 일은 서열을 결정하려고 하는 것이 아니다. 내 몸이 외치는 소리를 듣고, 몸이 받아들일 수 있는 적정한 속도와 거리를 찾아내고, 그것을 꾸준히 이어가는 편이 기록 단축을 강박적으로 노리는 것보다 훨씬 좋다는 것을 기억하자. 물론 대회에 나가거나, 여러 사람이 있는 운동장을 뛰다 보면 경쟁심이 끓어오를 수 있다. 하지만 그 또한 나를 시험해보는 기회로 삼는 데서 멈추고 결과에는 연연해하지 않는 여유를 갖는 편이 좋다. 마음을 비우고 뛰면 오히려 기록 향상은 보너스처럼 따라오는 경우도 많다. 약간 느리게, 약간 더 힘을 빼고, 하지만 꾸준하고 건강하게 달리다 보면, 어느 순간 내가 처음의 나로부터 저 멀리 앞서 있는 것을 발견하게 된다. 산속을 그저 오르다가 어느새

고개를 돌리면 저 멀리에 미니어처 같은 도시의 풍경이 파노라마처럼 눈앞에 펼쳐지는 것과 마찬가지다. 그렇게 내가 좋으면 그만인 것이다.

달리기는 저속노화적 삶의 선순환을 만들어주는 중심축

다들 달리기가 좋은 것은 알지만 시간이 없어서 못 달린다고 한다. 맞는 말이기도, 틀린 말이기도 하다. 밤을 연이어 새다 보면, 나의 스마트워치는 계속 오늘은 달리지 말라고 권고한다. '오늘의 권고 활동: 휴식'. 이런 상태에서 무리하게 달리면 그야말로 급사할 수도 있다. 그러니 잠을 아끼면서 달리기를 하란 뜻은 아니다. 하지만 연구자이자 작가로서 내게 달리기는 시간을 벌어주는 도깨비방망이에 가깝다. 어디가 됐든, 달리는 공간은 나에게 작업실이다. 이 책의 얼개도 트레드밀 위에서 마무리됐다. 원고의 절반 이상은 한강변과 운동장, 트레드밀 위에서 만들어졌다. 그렇게 이미 머릿속에 만들어진 원고를 컴퓨터에 옮겼을 뿐이다.

　박사 과정 때도 마찬가지였다. 논문 마지막 부분이 유독 꽉 막혀 진도를 나가지 못하고 있었다. 한동안 그렇게 교착 상태에 있던 중 집 주변을 걷고 달릴 일이 있었는데, 놀랍게도 어려움을 겪던 지점의 실마리가 잡히면서 논문 집필을 마무리할 수 있었다. 생각이 풀리지 않는다면, 달려라. 앉아서 모니터를 바라보는 것만으로는 미끈한 생각이 떠오르지 않는다. 아예 대놓고 메모장과 머릿속에 답을 찾고자 하는 아이디어들을 대기열처럼 만들어놓고 달리기에 나서기도 한다. 생각보다 많은 이슈가 이렇게 해결됐다. 미국 스탠퍼드대학교의 연구에 따르면, 신체 활동 중에 창의적 발상이 크게 증가하며, 앉아 있을 때보다 창의력 산출이 약 60퍼센트 높아졌다고 한다. 앞선 글에서 언급한 스티브 잡스의 사례처럼, 많은 사람이 움직임의 효과를 실제로 두뇌 활동에 활용하기도 했다. 신체 활동이 두뇌의 회복과 성장을 돕는 뇌유래신경인자(brain derived neurotrophic factor, BDNF)와 같은 물질의 분비를 자극한다는 것도 잘 알려졌다. 달리기는 여러 연구를 통해 실제로 그 효과가 검증된 뇌 영양제인 셈이다.

이제 나에게 달리기는 신체 활동이자 동시에 조금 더 정신적인 활동처럼 여겨진다. 달리기는 과유불급의 이치를 몸으로 경험케 하는 확실한 선생님 역할을 한다. 충분한 안전 마진을 두지 않고 과욕을 부리면 상당한 아픔을 겪게 해준다. 부상이 생기면 쉬어야 하고, 쉬면 퍼포먼스가 더 떨어지게 마련이다. 밖으로 나가서 달리다 보면, 내가 그동안 바쁘게 살아오면서 자기돌봄을 제대로 하지 못했구나 하는 생각이 들곤 한다. 몸이 무겁거나 숨이 차는 날이면, 그간의 과로와 스트레스, 수면 부족 같은 생활의 불균형이 선명하게 드러난다. 달리기는 그렇게 삶을 점검하는 건강한 진단법이기도 하다. 속도를 줄이고 숨을 고르며 다시 천천히 달리기 시작할 때, 달리기는 단지 운동이 아니라 일상에서 소진된 펀더멘털을 회복하는 저속노화적 자기돌봄이 된다.

저속노화적 삶의 핵심은 과정을 충분히 즐기며 지속 가능한 선순환 구조를 만드는 데 있다. 달리기는 그런 점에서 저속노화적 성장의 좋은 축소판이기도 하다. 천천히, 하지만 꾸준히 달릴 때 몸은 점점 강해지고, 마음은 차분하고 명료해진다. 좋은 경험은 더 움직이고 싶은 마음을 만들어준다. 이 선순환이 반복되며 뇌가 깨끗해지고 생활습관은 더욱 맑아진다. 꾸준함과 성실함이 사라졌을 때 내 몸이 어떻게 반응하는지를 배우다 보면 삶에 도둑놈 심보가 깃들 가능성이 적어진다. 나에게 달리기는 자기돌봄의 중요성을 깨닫고 삶을 유지하게 해주는 선순환의 중심축이다.

02 <u>루틴2</u> 쓰기 위해 채우는 일, 악기 연습

꾸준함이 몰입을 위한 근육을 만든다

"틀린 음을 연주하는 것은 대수롭지 않은 일이다.
열정 없이 연주하는 것은 용서할 수 없다."

_루트비히 판 베토벤

"대체 왜 '취미'인데 그렇게 열심히 하시나요?"라는 질문을 많이 받는다. 제정신이 아닌 사람 취급을 받을 때도 많다. 그때마다 이렇게 대답하는 수밖에 없다. "제 삶이니까요." 호른 연주 이야기다. 나에게 호른은 인생 선생님이다. 나의 연구실 벽에는 지칠 때 마음을 다잡기 위한 여러 인쇄물들이 붙어 있는데, 그중 제일은 호르니스트 펠릭스 클리저(Felix Klieser)의 리사이틀 팸플릿이다. 그는 선천적으로 양팔이 없었지만, 다섯 살 때 호른 소리에 매료돼 왼발과 입술을 이용해 악기를 배우기 시작했다.

호른은 오케스트라 화성에서 중요한 역할을 차지하지만, 깨끗하고 정확한 음을 내기 어려운 악기로 악명이 높다. 호른 연주를 배우는 데는

지름길이 없다. 잘된다 싶다가도, 며칠만 연습을 놓으면 다시 형편없는 소리가 난다. 연습 과정은 일견 지루할 것 같지만, 한 음씩 호흡에 몰입하며 소리를 만들다 보면 나를 잊는 황홀경에 빠질 수 있다. 호른 연습은 신체적으로나 정신적으로 꽤 피곤하기에, 이런 황홀경을 얻는 데까지는 진입 장벽이 상당히 높다.

그런 면에서, 신체적 제약을 극복하고 홀을 가득 채우는 펠릭스 클리저의 호른 소리는 장구한 세월의 꾸준한 몰입을 방증한다. 연습과 연주를 즐기며 매 순간에서 희열을 얻는다고 이야기하는 그는 남들이 5~10년을 보고 미래를 계획할 때, 자신은 30년을 바라본다고 말한다. 나는 이 팸플릿 바로 옆에 '마부작침(磨斧作針)'이라는 글자를 붙여놓았다. 도끼를 갈아서 바늘을 만든다는 뜻으로, 아무리 어려운 일이라도 멈추지 않고 정진하면 언젠가는 성공함을 이르는 말이다.

나는 졸저《당신도 느리게 나이 들 수 있습니다》에서 노인의학적 사고방식인 4M을 강화하고 저속노화를 실천할 수 있음을 이야기하고자 했다. 여기서 4M이란 나에게 중요한 것들(what matters most), 이동성(mobility), 마음 건강(mentation), 질병과 약 등 의학적인 것들(medical issues)을 가리킨다. 이 개념을 적용할 수 있는 범위가 우리의 노화에만 머물 필요는 없다고 생각한다. 그 응용 사례로서 나는 이번 글에서 호른을 활용하고자 한다. 하지만 이는 하나의 메타포(비유)로 받아들여도 좋다. 왜냐하면 그것이 호른 연주가 아니라 앞서 언급한 달리기나 수영, 글쓰기, 의생명과학 연구 등이라 하더라도 근본적인 원리는 마찬가지이기 때문이다. 이 글에서는 호른 연주를 통해 배운 몇 가지 원칙(나만의 개똥철학)들을 소개하며, 직업인으로서 이런 원칙들이 사람의 내재역량, 또는 삶에 어떻게 통합될 수 있을지도 생각해보려 한다.

내가 호른 연주에
깊이 빠지게 된 내력

우선 호른이 익숙하지 않은 독자들도 많으실 테니 이 악기가 무엇인지부터 잠깐 짚고 넘어가자.

금관악기의 저변이 취약한 우리나라에서는 서양 고전음악을 좋아하는 분들도 호른이 무엇인지 잘 모르고 있는 경우가 많다. 오보에와 비슷한 겹리드 악기인 잉글리시 호른(English horn)과 구별해 프렌치 호른(French horn)이라 부르는 이들도 있지만, 호른이 연주용 악기로 사용된 것은 독일(숲에서 연주한다 해서 'waldhorn'이라고도 한다)이 먼저다. 호른을 오케스트라 악기로 발전시키고 개량한 주요 국가 역시 독일인 관계로 프렌치 호른이라는 표현은 적절치 않으며, 아무래도 그냥 '호른'으로 칭하는 편이 낫다.

호른은 모든 오케스트라 악기 중에서 소리를 제대로 내기가 가장 어려운 악기라고 알려졌다. 이 점을 이해하기 위해서는 다소간의 역사적 배경에 대한 설명이 필요하다. 1800년대 중반까지만 하더라도 호른은 키(key)가 없었다. 3미터가 넘는 파이프와 옛 축음기에서 소리를 증폭시키는 녀석처럼 생긴 벨 플레어(bell flare), 그리고 입술과 닿는 마우스피스가 전부였다. 호른이 아주 긴 파이프를 가지게 된 것은 파이프의 자연배음을 촘촘하게 만들어 호흡과 입술의 장력을 이용해 12음계 내에서 최대한 많은 음을 커버하려는 목적 때문이었다.

호른은, 손을 뺀 상태로 호흡만으로도 '도-솔-도-미-솔-시♭-도-레-미-파#-솔-라-시♭-도' 하는 식으로 중간 영역에서 대부분의 음을 낼 수가 있고(자연배음이라고 한다), 손을 벨 속에 넣으면 위치에 따라서 두세 반음 정도를 내리는 것도 가능하기 때문에, 실질적으로는 웬만한 음을 다 낼 수 있다. 다만, 손을 넣어서 음정을 바꾸면 음색도 얄팍해지기에, 과거에는 크룩(crook)이라는 추가 관을 사용해서 F, E, E♭, D, G, A, B♭과 같은 여러 스케일의 배음을 자연스럽게 만들었다. 그래서 옛 호른 연주자들은 연주곡의 기본 조와 조바꿈에 따라서 크룩을 준비하고, 음정은 호흡과 입술의 긴장, 오른손의 위치를 조합해서 최선을 다해 만들어내는 식으로 연주해야 했다. 한마디로, 옛날의 호른은 준비와 실제 연주 모두 복잡하고 까다로운 묘기 같은 악기였다.

하지만 길어진 관 덕분에 아주 풍성한 배음의 조합을 만들 수 있고, 부드럽게 연주하면 솜사탕처럼 포근한 소리를 내기도 한다. 반면, 음에 힘을 실으면 작곡가 존 윌리엄스(John Williams)가 언급했듯이 오케스트라 레퍼토리와 현대 영화음악 레퍼토리에서 가장 영웅적인 부분을 그려낼 수도 있는 악기다. 그렇기에 많은 작곡가와 지휘자는 호른을 사랑했고, 멋진 부분의 연주는 늘 호른에 맡겼다.

산업혁명 이후, 야금술과 정밀한 기계가공 기술이 발달하면서 사정이 조금씩 나아지기 시작했으나, 오히려 호른 연주의 복잡도도 높아졌다. 현대 오케스트라에서 가장 대중적으로 사용하는 더블 호른은 F호른과 B♭호른을 합쳐놓은 것인데, F호른과 B♭호른에 각기 키를 세 개씩 달아서 완전한 스케일을 자유자재로 구현할 수 있게 됐다. 여기에서 음악음향학의 내용을 더 복잡하게 들어가지는 않겠지만, 현대 오케스트라의 호른 주자들은 자연배음을 이용한다는 파이프의 특성과 키가 존재한다는 더블 호른의 특성이 합쳐진 결과로, 결국에는 키와 호흡, 입술의 긴장과 벨에 들어가 있는 오른손의 위치를 동시에 조정해서 연주해야 하는 과업을 수행해야만 하게 됐다. 연주법의 복잡함이 치매 예방에 많은 도움이 될 것 같지 않은가?

실제로도 이처럼 복잡한 호른 연주는 대단한 집중력을 요구하는데, 솔로 파트를 주로 담당하는 오케스트라의 전문 수석 호른 연주자가 경험하는 스트레스 정도는 영화 스턴트맨, 자동차 경주의 레이서, 곡예 비행사 등에 못지않으리라고 생각하는 이들이 많다. 음반에서는 편집되겠지만, 실황 연주에서는 세계적으로 유명한 오케스트라단인 경우에도 호른 연주에서 유독 미스 톤(삑사리)이 많이 나는 것을 흔히 경험할 수 있는 이유다.

그런 '괴랄한' 악기를 잡아들게 된 것은, 순전히 우연의 누적이다. 음악 애호가이기도 한 무라카미 하루키의 초단편소설 모음집《밤의 거미

원숭이》에 실린 〈호른〉에는 이런 대목이 나온다. "그는 어느 날 오후, 깊은 숲속에서 호른과 우연히 맞닥뜨렸을지도 모른다고 나는 상상해본다. 그리고 세상 돌아가는 이야기 등을 하다가 아주 의기투합해서, 그래서 그는 직업적인 호른 연주자가 된 것이다."(문학사상, 2003) 어린 시절부터 오케스트라 연주 듣는 것을 좋아했던 나는 특히 총보(스코어)를 읽으며 머리 식히는 것을 좋아했는데, 음악을 들으면 들을수록 많은 작곡가가 호른을 오케스트라 화성의 뼈대로 사용하는 데 빠져들었다. 베토벤, 브람스, 드보르자크, 바그너, 브루크너, 말러, 리하르트 슈트라우스를 포함해, 오케스트라 레퍼토리를 공부하면 할수록 호른과 사랑에 빠졌다.

대학에 들어가면 반드시 호른을 제대로 하는 사람이 돼야겠다고 생각한 것은 강남역 앞을 지나는 버스 안에서였다(무라카미 하루키의 소설처럼 숲속은 아니었다). 몸과 마음이 몹시 지친 상태로, 당시 자주 듣던, 엘리아후 인발(Eliahu Inbal)이 지휘한 필하모니아 오케스트라의 드보르자크 교향곡 제7번 2악장을 듣고 있던 때였다. 그날은 유독 호른 솔로 부분에서 쏟아지는 눈물을 참을 수 없었다(그림 19).

그림 19. 드보르자크 교향곡 제7번 2악장의 호른 수석 솔로 부분

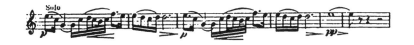

이후 나는 대학에 입학해 강남심포니 오케스트라에 수석으로 계시는 소진선 선생님께 악기를 배우기 시작했다. 그 이후로 호른은 내 삶 그 자체가 됐고, 어느 순간부터 삶의 태도를 일러주는 선생님 역할을 하기 시작했다. 다음은 내가 호른으로부터 배운 몇 가지 원칙들이다.

호른이 내게 알려준 원칙 ①
꾸준히 연습하라

미국 바이올리니스트 야샤 하이페츠(Jascha Heifetz)는 연습을 하루 쉬면 내가 알고, 이틀 쉬면 비평가가 알고, 사흘 쉬면 청중이 안다고 말했다. 호른 연주자들은 이보다 더 급격한 경험들을 한다. 사람이 일상생활에서는 사용하지 않는 근육들의 협응을 이용해서 연주하므로, 사흘을 연달아 쉬면 그 컨디션을 회복하는 데에 때로는 일주일 이상의 기간이 필요하기도 하다. 악기 연주는 점진적으로 역량이 축적되는 대표적인 예다. 매일 펀더멘털을 강화하기 위한 연습을 챙기면 하루에 0.01퍼센트의 복리 이자가 발생하는 정기예금과 비슷하다.

펀더멘털에 집중하는 꾸준한 노력은 재미있는 선순환을 가져오는데, 이는 뇌 가소성(plasticity)과도 관련이 있다. 기본 연습의 결과로 근육을 미세하게 조절할 수 있게 되고, 아주 작은 음정과 음색의 차이를 들을 수 있는 귀가 갖춰지게 된다. 이렇게 연습에 노력을 들이면, 연주자의 두

뇌가 점차 고도화됨에 따라 같은 연습을 통해서도 더 많은 정보량을 처리할 수 있게 되며, 머리는 더 많은 좋은 자극을 받고, 신경 사이에는 새로운 연결이 생겨난다. 이러한 원리는 근육을 만드는 일과 똑같다. 계단 오르기는 처음에는 힘이 많이 든다. 하지만 근력이 좋아짐에 따라 점점 더 가뿐하게 계단을 오를 수 있고, 운동량은 더 많아지며, 근력은 더 좋아지는 선순환이 생긴다.

그러므로 연습을 수일 이상 건너뛰면 그 손실이 수십 퍼센트에 달할 수도 있다는 자세로 꾸준함을 유지해야 한다. 그 점진적인 수련 과정을 하나의 도(道)나 무예, 규율로 생각하면 매일의 연습 시간은 일종의 명상 시간이 돼서 바쁜 일상에서 스트레스를 내려놓을 수 있는 기회로 만들 수 있다. 이렇게 매일 빠짐없이 악기 연습을 하면서 6개월 혹은 1년이 지나 되돌아보면 연주 기량에 상당한 변화를 느낄 수 있다. 그렇게 5년, 10년이 지나면 음악이 삶에 점차 통합된다. 펀더멘털이 충분히 갖춰진 연주자는 대부분의 오케스트라 레퍼토리에서 소위 '곡 연습' 자체를 거의 하지 않아도 된다. 반대로, 연주회를 중심으로 벼락치기 연습만 하는 사람들은 악기를 10년 넘게 다뤄도 1년의 시간을 똑같은 모습으로 열 번 흘려보낸 모습에 머무르곤 한다.

오랜 기간 유지된 꾸준함의 위력은 악기 연주에서뿐만 아니라 몸 건강과 인지 건강, 직업인으로서의 역량 등 현대인의 삶에서 필요한 다양한 기량 전반에 적용된다고 생각한다. 이렇게 펀더멘털에 집중하는 꾸준한 노력은 평생 공부하고 평생 일하지만 사실은 늘 은퇴한 것과 비슷한 여유와 즐거움을 갖춰나가야 할 100세 시대의 삶에서 내재역량 자산을 축적해준다.

호른이 내게 알려준 원칙 ②
연습에는 채우는 연습과 쓰는 연습이 있다

나는 호른을 배우면서 '채우는 연습'과 '쓰는 연습'의 개념을 분별하게 됐다. 마음챙김된 상태를 만들며 단순한 음형에 집중하는 시간은 일종의 휴식과도 비슷하다. 심박수가 떨어지고 호흡이 따뜻해지는 상태다. 이 상태에서는 실력이 채워지고 소리가 깊어진다. 기교 연습을 하더라도 조금 더 느리고 차분하게 또박또박 점검하듯 한다. 하지만 연주자 생활을 하다 보면 쓰는 연습을 점점 더 많이 하게 된다. 급한 스케줄 속에서 이리 뛰고 저리 뛰다 급히 입술을 풀고 합주에 참여하며, 완수해야 하는 곡은 허겁지겁 연습하길 반복한다. 호흡과 소리가 거칠어지며, 나쁜 버릇이 쌓이기 좋은 상태이기도 하다. 그렇기에 '채우는 연습'과 '쓰는 연습'의 밸런스가 필요한데, '채우는 연습'만 해서는 실전 경험이 쌓이지 않고, '쓰는 연습'만 하면 점차 엉망진창이 된다. 돈은 '쓰는 연습'으로 벌지만, 돈이 되지 않는 '채우는 연습'을 멀리하면 연주자로서의 가치가 아예 사라져버리는 것이다.

의사로서나 연구자로서도 마찬가지의 느낌을 받는다. 외래 환자를 진료하면 실전에서 배우는 것도 많지만, 공부를 게을리하고 끊임없이 환자만 보다 보면 소위 '사짜'가 되기 쉽다. 직업인으로서 스스로의 실력을 돌아보기 위해서는 충분한 시간을 들여 내 진료를 프리뷰/리뷰하고, 진료와 관련된 가이드라인이나 업데이트된 문헌이 있는지도 살펴야 한다. 여기에 들이는 시간은 돈이 되지 않는다. 하지만 탁월함을 위해서 이 채움의 시간은 필수다. 연구도 마찬가지다. 강의를 하면서 말을 많이 하면 뇌에서 모종의 기운이 새어 나가는 느낌을 받는다.

한편, 논문을 읽고, 생각을 정리하고, 이를 원고 형식으로 쌓는 작업을 반복하면 새어 나간 기운이 천천히 충전된다. 역시나 채우고 쓰는 일의 밸런스가 필요하다. 학회에서 토론을 하거나 여럿이 있는 자리에서 강의를 하다 보면 새로운 아이디어가 떠오르기도 한다. 하지만 말을 내뱉기만 하면 빈 깡통이 되는 기분이다. 프랑스 소설가 알퐁스 도데의 단편소설 〈황금 뇌를 가진 사나이〉가 떠오른다. 제목처럼 황금 뇌를 가지고 태어난 주인공은 자기 뇌의 황금을 꺼내 평생에 걸쳐 펑펑 꺼내 쓰기만 하다가 결국 황금을 다 소진한 채로 죽음을 맞이한다. 내 버전은 약간 다르다. 자기돌봄을 열심히 하면 뇌에 황금은 천천히 차오른다. 물론 쓰는 일을 반복하면 뇌의 황금은 새어 나간다.

만일 결과만 중시하며 왜곡된 연습을 하면 어떻게 될까? 우리나라 사람들은 과정보다 결과를 우선시하고, 시험 성적이 잘 나오는 것을 좋아하기로 유명하다. 그래서 한국 연주자들이 특히 우열을 가리는 콩쿠르에는 강하지만 연주자로서의 폭넓은 내재적 펀더멘털은 다소 취약한 경우가 있다고 지적하는 전문가들이 더러 있다. 흥미롭게도, 이런 경향은 음악 분야에만 머물지 않는다. 엘리트 스포츠 영역에서도 비슷한 문제점이 관찰되며, 취미로 음악이나 스포츠를 즐기거나 건강관리를 위해 운동을 하는 사람들에게서도 같은 현상이 발견된다. 한마디로 당장은 눈에 보이지 않는 펀더멘털에 대한 노력을 아끼는 것인데, 이 현상을《당신도 느리게 나이 들 수 있습니다》에서는 이동성에 대한 내재역량의 올바른 구성과 취약한 구성의 사례를 들어 아래 그림처럼 비교했었다.

그림 20. 이동성 내재역량 강화를 위한 올바른 구성의 예(A)와 부실한 가분수형 구성의 예(B) (출처: 정희원,《당신도 느리게 나이 들 수 있습니다》, 더퀘스트, 2023)

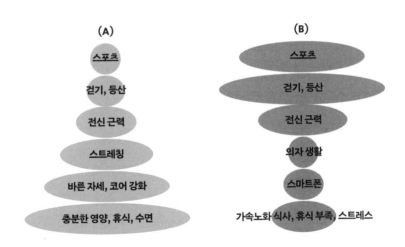

매일 꾸준히 연습하더라도 감탄고토(甘呑苦吐)의 자세로 연습하는 이들이 많다. 선율이 있는 곡 중에서 특히 잘되니까 당장 재미를 주는 부분 위주로만 연습하는 것이다. 러닝이 잘되고 재미있으면 러닝을 더 하는 것과 마찬가지다. 하지만 꾸준한 연습으로 펀더멘털을 개선하려면 취약한 부분, 연습하기 불편한 영역의 비중을 늘려야 한다. 기술자(technician)로서의 면과 예술가(artist)로서의 면 모두에서 더 나은 연주를 하는 데 필요한 요소들을 살펴보고, 취약한 부분을 보강하는 노력이 필요하다. 반대로, 잘되고 재미있는 부분만 연습하는 것은 연습의 외양을 취하고 있으나 실제로는 펀더멘털을 사용해서 놀고 있는 것이라는 자각이 필요하다. 잘되는 것만 하다 보면 사상누각형 연주자가 된다.

악기를 즐겁게, 오랫동안 할 수 있으려면 연습 루틴을 잘 짜는 것이 좋다. 예를 들어, 하루에 1시간 연습하기로 계획한다면 첫 20분은 웜업, 중간 20분은 기교 연습, 마지막 20분은 연습곡으로 채우면 된다. 몸에 좋은 약은 입에 쓴 것처럼, 펀더멘털 개선에 도움이 되는 루틴은 그다지 재미가 없을 수밖에 없다. 그래서 이렇게 연습을 피하는 습관을 들이면서도, 오케스트라에 나가서는 한판 신나게 불어재끼는 이들이 많다. 하지만 기본기가 갖춰지지 않은 상태에서 무리하게 합주에 나가면 입술과 주변 근육에 불필요한 긴장이 생기거나 때로는 부상을 입기도 한다. 악기 연주 실력도 오히려 나빠진다. 이런 악순환을 반복해서 겪으며 연습과 연주에 흥미를 잃고 몇 년 만에 악기 연주를 접는 이들이 많다.

전문 직업인으로서의 삶도 마찬가지라는 생각이 든다. 가장 전문성이 높고 잘하는 분야를 더 깊숙이 파고들며 연구의 전선(research frontline)을 확장하는 것은 물론 중요하다. 하지만 성장의 발목을 잡는 것은 결국 가장 취약한 요소들이다. 새로운 것을 공부해 내 것으로 만들기 위한 효과적인 시스템 중에, 얼핏 비효율적이라고 치부돼서 사람들이 잘 하지 않는 것이 있다. 종설(해당 분야의 최고 권위자가 최신 연구들을 정리하고 방향성을 제시한 논문)이나 단행본 등 누군가가 소화시켜놓은 지식뿐 아니라, 1차 자료에 가까운, 소화되지 않은 자료까지 찾아서 해당 분야의 연구자나 전문가들이 지난 수십 년간 어떤 발견들을 통해 어떤 생각을 전개했는지를 조망하는 일, 조감도를 머릿속에서 마인드맵 형태로 만드는 훈련 등을 예로 들 수 있다.

이런 정보들을 자신의 언어로, 글의 형태로 정리해보는 작업은 연구자의 식견을 가장 효과적으로 넓힐 수 있는 방법이다. 하지만 의외로 많은 사람이 기피하는 과업 중 하나다. 그래서 쓰기를 외주화할 수 있으리라는 기대로, 텍스트를 자동으로 만들어내는 생성형 인공지능의 출현에 수많은 이가 열광하지 않는가. 워런 버핏의 가장 가까운 파트너이자 투자자인 찰리 멍거가, 아주 다양한 전문 분야의 지식을 읽으며 끊임없이 공부하면서 우리들의 머릿속에 '생각의 격자 틀(latticework)'을 만드는 것이 세상을 이해하고 보다 나은 의사결정을 수행하는 데에 필요하다고 말한 것과 동일한 시각이다. 이처럼 당장은 결과로 눈에 보이지 않고 멀리 돌아가는 것 같은, 일견 비효율적인 노력이 결국에는 튼튼한 펀더멘털로 이어진다고 나는 생각한다.

호른이 내게 알려준 원칙 ③
건강하고 마음챙김된 상태로 몰입된 연습을 하라

느리게 나이 드는 데 중요할 뿐만 아니라 무언가에 집중할 때도 아주 중요한 것들이 있다. 잘 먹고, 잘 자고, 잘 쉬고, 충분히 운동하고, 술과 담배는 삼가는 일이다. 결국 몸 건강과 마음 건강을 만드는 모든 요소가 조화로운 상태가 될 때에 비로소 연습 효과는 최고조에 달하고, 하루에 단 10분의 연습을 하더라도 몰입된 연습 경험이 쌓일 수 있다. 이는 내가 호른으로 콩쿠르를 준비하며 뼈저리게 느꼈던 경험이다.

당시 급한 마음에 끼니를 거르고 잠을 아껴가며 연습을 하니 소리는 거칠어지고 불필요한 긴장만 늘어나는 느낌이었다. 그렇게 기량의 진전 없이 교착 상태이던 중에 악기를 잘하기 위해서는 우선 건강한 몸과 마음을 만드는 다면적 자기돌봄을 수행하라는 호르니스트 율리우스 프라네비키우스(Julius Pranevičius) 교수의 글을 읽고 생각을 바꿨다. 이 책에서 반복적으로 이야기한 것처럼, 잘 먹고 잘 자고 잘 쉬며 마음을 챙기는 일이 최우선이라는 조언이었다. 그의 말대로 악기 연주의 펀더멘털보다도 더 깊은 곳에 있는 삶 자체를 조망하니 음악과 연습을 바라보는 자세도 바뀌었다.

우리나라에는 무엇이든 더 잘하려면 그 일에 대해서만 더 많은 시간을 할애해서 뼈 빠지게 노력해야 한다는 정서가 있다. 그러나 앞서 호르메틱 곡선의 사례에서도 보았듯 몸과 마음이 고장 날 정도로 한 가지

기예에만 모든 시간과 노력을 쏟으면, 설령 천재라도 '조로', 즉 가속노화에 빠질 수 있다. 많은 조직이 구성원들의 스로틀(throttle)을 극한 이상으로 밀어올리기에 바쁘지만, 정작 조직이 원하는 결과는 얻지 못한 채 구성원들은 번아웃과 가속노화에 빠진다. 미국 시인이자 영적 지도자인 사무엘 울만의 시 〈청춘〉에서처럼, '영감이 끊기고 정신이 냉소의 눈[雪]에 덮이고 비탄의 얼음에 갇힐 때 그대는 스무 살이라도 늙은이가' 된다.

이렇게 스트레스를 받는 상황에서는 자기효능감이나 성취감을 잃을 가능성이 높아질 뿐 아니라, 과업의 경험이 보상과 내적 동기부여가 아닌 번아웃의 계기가 된다. 그리고 이 번아웃은 몸과 마음의 건강을 갉아먹고, 종국에는 업무 효율마저 떨어뜨리니, 조직의 안녕도 해친다. 비행기도 안전을 위해서 최대 출력으로는 이륙하지 않는다. 최상의 결과와 지속 가능한 과정 모두를 위해서는 오히려 스로틀은 약간 낮추고, 그 여유를 통해 몸과 마음의 건강을 살피는 편이 좋을 것이다.

호른이 내게 알려준 원칙 ④
메타인지를 키워라

악기 수련은 곧 연주자로서의 문제점을 해결하는 지난한 과정이라 할 수 있다. 문제점을 해결하기 위해서는 모든 것을 차치하고 일단 현재의 문제를 정의하는 것부터 시작해야 한다. 그런데 스스로의 문제가 무엇인지를 의미 있게 깨달으려면 메타인지가 필요하다. 오케스트라에서 음정이 나머지 호른 섹션 전체와 맞지 않는 호른 연주자 한 명은 호른 섹션 전체의 화성을 와해시킨다. 호른 섹션의 화성은 마치 지용성인 현악기와 수용성인 관악기를 섞을 수 있는 유화제 역할을 한다고 볼 수 있을 정도로 오케스트라에서 중요하다. 결국 음정이 좋지 않은 연주자 한 사람이 오케스트라 전체의 음정을 삐걱거리게 하는 파급 효과를 만들어낼 수 있다. 그런데 정작 음정이 좋지 않은 연주자는 자신의 문제를 자각하지 못하고, 문제를 개선하기 위한 노력조차 하지 않는 경우가 많다. 메타인지가 되지 않는 것이다.

아마추어 음악인들은 특히 처음에는 레슨을 받다가도 연주할 곡의 음형을 어떻게든 플레이해낼 수 있는 정도만 되면 교만에 빠져 배움을 그만두는 경우가 많다. 배움이 멈추고 문제의식이 멈추면 역량은 좋지 않은 상태에서 고착되고 만다. 이러한 문제를 예방하고, 더 나은 연주자들과의 차이를 좁히기 위해서는 공부와 배움을 멈추지 않아야 한다. 번거롭더라도 자신이 연습한 것을 꾸준히 녹음해 듣거나, 연주 실력이 더 나은 이와 상의하는 등 문제를 발굴하려는 노력을 계속해야 한다. 그렇게 귀가 열리면 열릴수록 스스로의 문제점이 세밀하게 보이기 시작하고, 이를 개선하기 위한 노력은 역량 개선의 선순환을 만들게 된다.

이는 저속노화 라이프 스타일을 실천하는 경우에도 비슷하다. 매일매일 내가 먹은 것, 수면 시간, 운동 시간 등을 노트에 깨알같이 필기하며 때려잡듯이 건강 습관에 집착하라는 뜻이 아니다. 지금 내 컨디션이 어떠한지, 나의 삶은 어떠한지에 대해 큰 틀에서 조망하며, 장기 이동평균선이 어그러지지는 않는지 고민하라는 의미다. 이러한 점검이 없으면 우리는 닻을 잃은 채 가속노화의 악순환에 빠져 너무 멀리까지 표류해버릴 수도 있다.

호른을 공부하며 개인적으로 생각해두었던 네 가지 원칙들은 삶의 여러 요소들과 마찬가지로 선순환을 만들 수 있는 특성이 있다. 몸과 마음이 건강한 상태라야 비로소 마음챙김된 상태, 몰입할 수 있는 상태를 만들 수 있고, 메타인지가 가능한 머릿속 여유 공간이 생길 수 있다. 악기 연습의 이유와 목표를 실재감 있게 깨달았을 때 실력이 느는 연습을 꾸준히 할 수 있다. 꾸준한 연습이 만든 예민한 귀는 연습의 이유를 더욱 확고하게 만들어준다. 이처럼 장기적인 역량 축적의 선순환에 따르는 자기효능감과 몰입감은 직업과 취미의 여부를 넘어 어떤 기예든 풍요롭게 즐길 수 있는 낙도(樂道)의 삶을 선사해줄 것이다.

03 루틴 3 자기돌봄의 시작, 글쓰기

쓰는 사람은 자기를 돌보고 키우는 사람이다

> "나는 내가 무슨 생각을 하고 있는지
> 알기 위해 글을 쓴다."
> _조앤 디디온

한국 사회가 읽고 쓰는 일을 귀찮은 것으로 취급하는 경향은 공식적으로 입증됐다. 노한동 작가의 책 《나라를 위해서 일한다는 거짓말》에 나오는 것처럼, 정부 문서는 큼지막한 글자의 개조식(글을 쓸 때 번호 따위를 붙여 항목을 나누어 요점이나 주요 단어 중심으로 기술하는 방식)으로 쓰여 있다. 윗분들이 글을 읽고 일일이 사안을 파악해야 하는 귀찮음을 줄여줘야 하기 때문이다. 이렇게 문서는 문서대로 압축해놓고 하급자는 상급자에게 사안을 '떠먹여' 주며 보고한다. 윗사람들의 인지적 불편을 줄여드려, 요람에 누워 있는 아기처럼 편안하게 해드리는 것이 덕목인 사회의 단면이다.

쓰는 일도 마찬가지다. 정부나 학술단체 등과 관련된 회의에 가 보면, 말하는 이와 받아 적는 이가 따로 있다. 학회 일을 처음 할 때였다. 내게 주어진 직책은 '간사'였다. 표준국어대사전에서는 '간사'를 '단체나 기관의 사무를 담당해 처리하는 직무'라고 정의한다. 처음엔 이게 뭔가 했는데, 윗분들이 하는 말을 받아 적고, 회의록을 만들며, 보고서를 꾸미고, 다음 회의 자료를 준비하는 등의 문서 업무와 일정 조율 등의 잡무가 주된 일이었다. 이 모든 일을 도맡아 하면서도 막상 일이 잘되지 않으면 꾸짖음을 들어야 하는, 책임은 있지만 권리는 딱히 없는 직책이었다. 어디 회의에 가 보면 '주무관'이 늘 이런 일을 담당한다. 대학교에서는 '과정생'이 빠지지 않고 등장한다. 적당히 연차가 쌓인 상급자들은 어느 순간부터 손가락에 캐스트라도 낀 듯, 더 이상 키보드나 펜으로 생각을 표현하지 않는다. 혹시 이들도 앞선 장에서 내가 끊임없이 당직을 서며 겪었던 '뇌 썩음' 상태와 비슷한 어려움이라도 겪고 있는 것일까?

대학원 시절, 멘토가 보여준 미국식 문서들은 이와 크게 대조됐다. 가장 인상적이었던 부분은 연구 계획서 맨 앞에 놓이는 한 쪽짜리의 주요 목표(specific aim)였다. 작은 폰트의 빼곡한 줄글로 채워지는 이 한 페이지 안에서 지금 우리가 아는 것과 모르는 것, 그 사이를 메우기 위한 내 연구의 필요성, 그리고 이를 어떻게 구체적으로 실행할지를 예술적으로 풀어내야 했다. 잘 다듬어진 줄글은 상당히 복잡한 사안을 구태여 옆에서 말로 설명하지 않아도 충분히 자세하고 견고하게 전달해준다. 이런 환경이라면, 글쓰기는 연구 계획서와 보고서, 논문과 단행본에 걸쳐 연구자가 평생 갈고닦아야 하는 주요한 기량이자 생존 수단이 된다.

지금은 80대 중반이 되신, 미국 노인의학 분야의 멘토 선생님이 한 분 계신다. 내가 처음 그분을 뵀을 때는 70대 중반이셨는데, 당시 이미 학계의 대가로서 큰 조직의 기관장을 지낸 뒤 은퇴하신 후였다. 그럼에도 불구하고 그는 여전히 스스로 분석 작업을 하고, 글쓰기를 계속하셨다. 그뿐만 아니라 연구 분야를 이끄는 최고 수준의 저널에 제1저자로서 논문을 직접 발표했다. 내가 교착에 빠진 논문 원고를 보내드리면, 그의 예리한 칼날이 논문을 해체하고 재조립했고, 며칠 뒤 엄청난 양의 코멘트와 함께 믿을 수 없을 정도로 수정된 원고가 돌아왔다. 그는 살아 있는 슈퍼 에이저였다. 그에게 몇 년간 연구를 배우면서, 내게는 85세에 지금보다 더 예리하게 글을 쓸 수 있는 사람으로 남아야겠다는 인생의 목표가 생겼다.

말이 존재하지 않는다면 생각을 정리할 수 없다. 그래서 인류에게 말은 지혜의 저장소 역할을 해주었다. 하지만 사람의 기억은 흐릿해지고, 말은 곧 사라진다. 한편, 말은 단편적이어서 마치 아미노산과도 같다. 이 아미노산이 모이고 입체적으로 바뀌면 3차원 구조의 단백질이 된다. 그것이 글이다. 글은 생각을 확장시키고, 또 단단하게 만들어주는 도구다. 글을 쓰고 읽는 것은 뇌 성능을 높여주는 좋은 자극이기도 하다. 그런 면에서, 읽고 쓰는 능력을 내려놓는 것을 오히려 상급자의 권위로 여기는 우리의 문화는 분명 우려스러운 면이 있다.

리더의 위치로 올라갈수록 다루어야 할 사안은 점점 더 복잡다단해지며, 하나의 판단이 미치는 파급 효과 역시 커진다. 그런데도 정작 이들의 인지 기능은 발달하기는커녕, 오히려 퇴행을 부추기는 조직의 작동 원리 탓에, 우리는 결국 '뭉툭한 두뇌'를 가진 윗분들을 모시게 된다. 안타깝게도, 현대사회의 리더는 그 어느 때보다도 더 깨어 있는 정신과 명철한 판단력을 요구받고 있다. 기술의 발전 속도가 기하급수적으로 빨라지고 시장 환경은 나날이 복잡해지는 가운데, 조직의 생존과 번영을 좌우하는 중대한 결정들을 끊임없이 내려야 하기 때문이다.

이제 리더의 역할은 단순한 관리 감독을 넘어 창의적 문제 해결과 전략적 통찰의 영역으로 진화하고 있다. 왕정 시대나 식민지 시대처럼, 관료 상층부의 인지 기능이 무뎌지는 양상과는 사뭇 다른 흐름이다. 과거 우리나라의 일하는 방식은, 소위 '오너'가 의사결정을 하면 그 외의 조직 구성원은 군말 없이 일사불란하게 따르기만 해야 하는 경우가 많았다. 하지만 이 역시 지금은 상황이 완전히 달라졌다.

나의 뇌 상태를 알고 싶다면
글을 써봐라

내가 기업의 임원을 비롯해 조직 내에서 리더의 위치에 있는 분들에게 항상 강조하는 것이 하나 있다. 조직의 운명을 좌우하는 의사결정을 해야 하는 위치에 있을수록 늘 뇌를 깨끗하게 만들기 위한 수신(修身)을 열심히 해야 한다는 것이다. 개인적으로 내 뇌가 얼마나 깨끗한 상태인지를 확인하는 가장 빠른 방법은 어떤 사안에 대해 글을 써보는 일이다. 며칠간 잘 자고, 충분히 운동하고, 깨끗이 먹고, 제대로 '명상한' 상태라면 글이 미끄럽게 쓰인다. 하지만 앞선 장에서 언급한 나의 사례처럼, 완전한 뇌 썩음 상태에 이르면 1년간 원고에 진전이 없을 수도 있다. 경험상 뇌 썩음 상태에 가장 빠르게 도달하는 방법은 수면 박탈과 음주다. 가속 노화를 겪는 '윗분'들의 상태를 보면 아마도 이 두 가지에 더해 다양한 자기돌봄의 부재가 겹쳐, 결국 글을 읽고 쓰기 어려운 상태에 이른 것이 아닐까 추정한다. 잠 이야기는 이미 많이 했으니 여기서는 술 이야기만 짧게 다루고 넘어가겠다.

술을 마시고 즐기는 일이 삶의 많은 부분을 차지해버리면 읽고 쓰는 예리한 뇌는 뭉툭해진다. 술은 높은 수준의 의사결정을 가능하게 해주는 전두엽과 장기 기억을 담당하는 해마의 기능을 현저히 떨어뜨리며, 장기적으로는 빠른 속도로 뇌 전체를 쪼그라들게 하는 결과를 초래한다. 알코올이 분자생물학적으로 노화를 가속화하는 기전임은 명확히 밝혀졌으며, 특히 신경계통에 미치는 영향은 매우 직접적이다.

과거에는 오랜 기간 과도한 음주를 해야 치매와 같은 신경퇴행성 질환이 발생한다고 여겼으나, 최신 뇌 영상 분석 기술은 소량의 알코올이 지속적으로 축적되기만 해도 뇌의 노화를 가속화시킨다는 사실을 보여주고 있다. 특히 전두엽과 해마 영역의 부피 감소가 매우 빠르게 진행되며, 당연히 이는 의사결정 능력과 기억력 저하로 직결된다. 그 결과, 복잡한 사안을 제대로 이해하는 능력이 떨어지고, 나아가 두뇌의 스트레스 상태가 전반적으로 증가하며 충동 조절 기능이 떨어지므로, 쉬이 '대노'하는 모습을 보이기 쉽다. 앞뒤가 맞지 않는 의사결정이 많아지는 것은 물론이다.

술을 마시고 잠들면 같은 시간을 자더라도 뇌는 제대로 된 휴식을 취하지 못한다. 알코올은 수면의 구조 자체를 변화시켜, 깊은 수면 시간을 줄이고 렘수면의 패턴을 교란한다. 이는 마치 장기적인 수면 박탈과 비슷한 상태를 만들어내며, 판단력, 집중력, 기억력을 모두 저하시킨다. 또한, 알코올은 스트레스 호르몬인 코르티솔 분비를 증가시켜 심혈관계 질환의 위험도 높인다. 수면과 스트레스 관리는 현대사회의 리더에게 가장 중요한 건강관리 요소임에도 불구하고, 잦은 음주는 이 두 가지를 모두 악화시키는 결과를 초래하는 것이다. 내가 술에 취해 잠드는 것을 가리켜 '전두엽을 면도날로 긁어내는 것'이라고 비유하는 이유다. 그렇게 뇌 썩음 상태가 되면 잘 읽고 쓰는 능력은 소실된다.

읽고 쓰는 능력이 상실된 뇌 썩음 상태라면, 말과 생각은 괜찮을까? 그렇지 않다. 글로 생각을 정리할 수 없으면 말도 지리멸렬해진다. 전형적으로 가속노화를 겪고 있는 듯한 분들과 본의 아니게 회의나 차담, 식사를 함께해야 하는 상황이 생긴다. 그럴 때마다 이분들과 함께 일하는 분들이 안쓰러울 정도로 끊임없이 자기 자랑을 늘어놓거나, 꼭 자랑이 아니더라도 의제나 맥락을 파악하지 못한 채 이야기가 계속 무궁동(無窮動)에 빠져 있는 느낌을 받는다.

이를 두고 '워드 샐러드(word salad)'라는 표현을 쓰기도 한다. 이는 중추신경계에 문제가 생긴 이들이 무언가를 말하고자 하지만, 실제로는 서로 연관되지 않은 단어들을 무질서하게 쏟아내는 것을 뜻한다. 다음은 생성형 인공지능에 부탁해 만들어낸 워드 샐러드의 예시다. '내가 사실 이래 봬도 지금까지 인생을 누구보다 완벽하게, 성공적으로 살아왔는데 이게 다 노력이 아니라 우연이 아니라 필연이었고, 내가 사람들에게 뭔가 특별하게 보여줄 수 있는 것들이 많아서 사람들은 내 말만 듣고, 내가 이룬 것들은 남들이 이해하지 못하는 특별한 원칙과 방법들이 있는데 그게 내 철학이고, 나는 그냥 아침에 일어나서 세상을 바라보면 성공이 눈앞에 놓이고, 내가 뭐 사업도 해봤고, 정치도 해봤지만 결국 내가 손대면 전부 다 잘되고 사람들이 항상 나한테 와서 인생 조언을 듣고 싶어 하고, 그러니까 난 특별할 수밖에 없는 거지.'

어째 차담 등에서 자주 듣는, 익숙한 스토리다. 이런 식으로 의제와 무관한 이야기가 시작돼 예정된 회의 종료 시간을 훌쩍 넘기는 일이 많은데, 그런 상황을 견디지 못하고 회의 장소를 박차고 나오거나 전화를 받는 척하며 조용히 빠져나온 경우도 종종 있었다.

이들이 읽고 쓰는 일을 사랑했더라면 이렇게 되지는 않았을 터. 많은 연구에서 글쓰기와 같은 지적 활동이 나이가 들어감에 따라 약해지는 인지 기능을 보호하고 치매 위험을 낮춰주는 효과가 있다고 보고한다. 글쓰기가 인지 기능에 미치는 긍정적 영향의 바탕에는 신경 가소성(neuroplasticity)이라는 개념이 있다. 글을 쓰는 행위는 뇌의 여러 영역을 동시에 활성화하는 복합적인 활동으로, 새로운 신경 연결을 촉진할 수 있다. 중국 베이징대학교 연구팀은 200만 명 이상이 참여한 38개의 논문을 분석해, 독서나 쓰기를 비롯한 꾸준한 인지 활동이 치매 위험을 23퍼센트 낮춰줌을 보여주었다. 이는 같은 연구에서 보고한, 신체 활동으로 인한 위험 감소 폭(17퍼센트)이나 사회 활동으로 인한 감소 폭(7퍼센트)보다도 큰 수치로, 뇌를 직접 자극하는 인지 활동들의 두드러지는 효과를 시사한다.

미국 컬럼비아대학교의 제임스 수모스키(James Sumowski) 박사의 연구에 따르면, 다발경화증을 앓는 이들 중에서 읽고 쓰는 활동을 하는 이들은 기억 중추인 해마의 부피가 더 클 뿐 아니라 기억력이 우수했다. 글쓰기를 할 때는 전두엽, 두정엽 등 언어 처리 및 사고와 관련된 여러 뇌 부위가 동시에 작동하며, 손으로 쓸 때는 소뇌나 운동 피질까지 광범위하게 동원된다. 이러한 전뇌적 활동을 통해 뇌는 새로운 정보를 학습하고 기억회로를 단련하게 되므로, 글쓰기는 그야말로 뇌 근력 운동이라 볼 수 있다.

글쓰기와
저속노화 라이프 스타일들의 공통점

글쓰기와 근력 운동의 비슷한 점은 또 있다. 글쓰기를 피해 도망 다니면 한 문장을 쓰기도 어렵다. 평생 논문, 보고서, 단행본을 써온 나 역시 한

동안 글쓰기를 할 수 없는 상황을 거치면 재활하기까지 시간이 걸린다. 그럴 때는 며칠간 차라리 일기에 가까운 쉬운 글을 쓰기도 하고, 좋은 글을 필사하기도 한다. 영국 경제지 〈파이낸셜 타임즈〉의 칼럼들을 매일 30분씩 베껴 적으면서 논문을 쓰기도 한다. 그래도 막히면 좋아하는 선배 노인의학자들이 쓴 글들을 옮겨 적어보기도 한다. 아예 내가 과거에 이미 쓴 글을 베껴 쓰기도 한다. 그렇게 어느 정도 글쓰기 근력이 올라오면, 1시간 반 블록의 집중 시간을 두 사이클 정도 만들 수 있게 된다. 이 집중 시간 동안에는 머리에 이미 쌓여 있는 것들을 그저 쏟아낸다. 그러고 나서 나머지 시간 동안에는 운동이나 읽기를 포함한 다른 활동들을 하면서 생각을 쌓는다. 앞선 글에서 언급한 것처럼 이런 루틴을 지속하면 논문 한 편을 일주일 내에도 쓸 수 있다.

　오히려 논문 같은 길지 않은 글에 일주일 이상의 시간을 투입해 첫 초안 작업이 늘어지면 내게는 다른 문제가 생긴다. 바로 글의 맥이 끊어져버리는 문제다. 이렇게 맥을 놓치면 아무리 마인드맵을 자세히 그려놓고 키워드를 미리 정리해뒀다 하더라도 처음 쓸 때처럼 글이 미끄럽게 이어지는 느낌이 들지 않는 경우가 많다. 이런 글은 텐션이 떨어지고, 읽다 보면 갑자기 턱이 높고 불편한 계단을 만난 것처럼 연결성이 좋지 않다.

　이런 사태를 피하기 위해서는 충분한 근력을 만든 채 몰입된 상태로 글을 써야 한다. 하루이틀 정도 쉬는 것으로는 큰 데미지가 없지만, 도끼 자루 썩는 줄 모르고 시간을 보내다 보면 어느 순간 바보가 되어 있는 점, 너무 무리가 되지 않도록 충분한 휴식을 취해줘야 한다는 점 등에서 글쓰기는 근력 운동과 비슷하다. 그렇게 초를 잡으면 이후에는 좀 더 천천히, 마치 '방망이 깎는 노인'처럼 글을 매만져간다. 몸을 만들 때 처음에는 대근육 위주로 복합 근력 운동을 시작하되 어느 정도 진행되면 조금 더 세밀하게 부위를 나눠 근력 운동을 하는 것과도 비슷하다.

글쓰기는 달리기와도 비슷한 점이 있다. 아니, 오히려 앞선 글에서 언급했듯 달리기나 걷기는 내게 글쓰기 시간 자체에 해당하기도 한다. 이뿐만이 아니다. 어느 날이든, 글을 처음 쓰기 시작할 때는 약간 뻑뻑한 느낌이 든다. 마찬가지로, 처음 달릴 때는 언제나 호흡이 약간 어긋나는 것 같고 관절도 뻑뻑한 느낌이 든다. 하지만 달리다 보면 조금씩 관절이 부드러워지고 체온이 오르면서, 달리기를 점차 편안하게 지속할 수 있게 된다. 그러다 어느 순간 러너스 하이가 찾아오면 신세계를 경험한다. 글쓰기의 몰입 경험도 달리기와 비슷한 도파민을 준다. 하지만 이 도파민을 만끽하려면 상당한 시간을 들이는 노력이 필요하다.

나는 글쓰기를 할 때 보통 30~40분 정도 집중하면, 그때부터 달리기와 유사하지만 좀 더 미지근하면서도 상쾌한 느낌이 모락모락 피어오름을 느낀다. 논문을 쓰면서 이런 감각을 처음 경험하기 시작했는데, 언제가 가장 즐거운지를 체크해봤더니 논문의 마지막 부분, 즉 토의(discussion) 부분을 쓸 때였다. 연구 결과를 정리하고 내 생각을 반영해 기존 연구들과 비교하며 앞으로 내가 연구할 일들을 프리퀄처럼 내보이는 부분이었다. 그래서 이 부분만 모아서 쓸 수는 없을까 고민하다 보니 그에 부합하는 포맷이 바로 단행본이었다. 그렇게 쓴 나의 첫 책을 읽은 지인들이 말하길, 단행본이되 연구 보고서 같은 느낌을 받았다고 한다. 대학원에서 과학 글쓰기에 관한 정규 수업을 들은 적은 있지만, 문학 글쓰기에 관해서는 배워본 적이 없으니 어찌 보면 자연스러운 결과였는지도 모르겠다. 이제라도 나의 거친 글을 읽었던 독자들에게 미안한 마음을 전한다.

글쓰기는 명상과도 비슷하다. 이 점이 독특한데, 글쓰기에 제대로 몰입한 경험을 하면, 나의 스마트워치는 스트레스 수준이 바닥까지 떨어져 있음을 보여줄 뿐 아니라, 체력 지수(바디 배터리)가 오히려 완만하게 상승하고 있음을 보여준다. 보통 바디 배터리가 차오르는 때는 잘 때, 제대로 된 명상을 할 때, 그리고 알렉산더 테크닉 수업을 받을 때 정도다. 요컨대, 적어도 나에게 글쓰기는 스스로를 보듬어주는 휴식과 같은 활동이다. 여러 연구들도 비슷한 관찰을 보고하는데, 특히 자신의 감정을 글로 표현할 때 편도체의 활동은 줄어들고, 전두엽이 더 활발히 작동한다고 한다. 많은 이에게 글쓰기는 스트레스가 쌓일 것 같고 귀찮아 보이는 활동이지만, 즐길 줄 알게 되면 글쓰기가 피로 회복 활동이 될 수도 있는 것이다. 창의적 글쓰기가 어떻게 신경계에 영향을 미치는지에 대한 많은 연구가 있는데, 뇌파상으로는 집중과 이완을 오가는 균형 잡힌 자극을 주는 것으로 보인다. 심리학적인 방법론을 활용한 연구에서는 일기 쓰기나 감정 표현 쓰기 등 표현적 글쓰기가 스트레스와 불안을 줄이고 심리적 안정을 돕는 효과가 있음을 보고하기도 한다.

글쓰기는 나를 성장시키는
자기돌봄 활동이다

그래서 그렇겠지만, 오랫동안 성공적인 삶을 살아온 이들 중에는 글쓰기 습관을 평생 실천해온 경우가 많다. 내가 존경하는 인물 중 한 명인 고대 로마의 정치가이자 철학자 키케로(Cicero) 역시 바쁜 공직 생활 속에서도 규칙적인 글쓰기 루틴을 꾸준히 유지했다. 그는 원로원 일이 없는 날이면 이른 아침부터 서재에 틀어박혀 몇 시간씩 글을 쓰고 편지를 작성했으며, 저녁에도 촛불 아래에서 책과 연설문을 집필하는 것으로 하루를 마무리했다. 덕분에 키케로는 자신의 생각을 치열하게 갈고닦을 수 있었고, 오늘날까지도 전해지는 방대한 저술을 남겼다.

영국 철학자 버트런드 러셀도 평생에 걸쳐 왕성한 글쓰기 활동을 이어가며 지적인 장수를 누린 인물이다. 러셀은 80대에도 철학 에세이를 집필할 정도로 노년까지 글쓰기를 손에서 놓지 않았다. 실제로 81세 때는 '나이 드는 법(How to Grow Old)'이라는 제목의 수필을 썼고, 97세의 나이로 세상을 떠날 때까지 저술과 강연을 지속했다. 그는 이 글에서, 폭넓은 (비개인적인) 관심과 활동을 유지하는 것이 성공적인 노년의 비결이라 조언했는데, 본인의 삶 자체가 수학, 철학, 사회 비평 등 다양한 분야의 글쓰기를 통해 말년까지 왕성한 지적 활동을 펼친 사례였다. 러셀 역시 내가 매우 존경하는 작가로, 해당 글의 일부를 이곳에 전재한다.

내 생각에는, 성공적인 노년은 적절한 활동에 관여하는 강한 비개인적 관심사를 가진 사람들에게 가장 쉽다. 바로 이 영역에서 오랜 경험이 진정으로 열매를 맺으며, 경험에서 태어난 지혜가 억압적이지 않게 발휘될 수 있다. 성인 자녀들에게 실수를 하지 말라고 말해봤자 소용없다. 그들은 믿지 않을 것이고, 실수는 교육의 필수적인 부분이기 때문이다. 그러나 만약 당신이 비개인적인 관심을 가질 능력이 없다면, 당신의 인생은 자녀와 손주에 대한 생각 외에는 텅 비어 보일지도 모른다. 그런 경우, 그들에게 물질적인 도움을 줄 수는 있지만, 당신이 함께 있는 것을 그들이 즐길 것이라고 기대해서는 안 된다.

어떤 노인들은 죽음에 대한 두려움에 시달린다. 젊은 사람들에게는 이러한 감정에 정당성이 있다. 전쟁터에서 죽을 것을 두려워할 이유가 있는 젊은 남자들은 인생이 주는 최고의 것들을 빼앗겼다는 생각에 씁쓸해할 수 있다. 그러나 인간의 기쁨과 슬픔을 알고, 자신이 할 수 있었던 모든 일을 이루어낸 노인에게는 죽음에 대한 두려움이 다소 비천하고 천박하다. 내가 보기에는, 그 두려움을 극복하는 가장 좋은 방법은 점차 당신의 관심을 넓히고 비개인적으로 만드는 것이다. 그러면 조금씩 자아의 벽이 후퇴하고, 당신의 인생은 점점 보편적 삶과 합쳐진다. 한 개인의 존재는 강물과 같아야 한다. 처음에는 작고 좁은 강둑 안에 갇혀 바위와 폭포를 열정적으로 지나치지만, 점차 강은 넓어지고 강둑은 물러나며 물은 더욱 고요하게 흐르고, 결국에는 아무런 끊김 없이 바다에 합쳐져 고통 없이 개별성을 잃어버린다. 노년이 되어 인생을 이런 식으로 볼 수 있는 사람은 자신이 소중히 여기는 것들이 계속되리니, 죽음에 대한 두려움을 겪지 않을 것이다. 그리고 만약 활력이 쇠퇴하고 피로가 쌓이더라도, 휴식의 생각은 반갑게 다가올 것이다. 나는 아직 일할 수 있을 때 일을 마치고 죽고 싶다. 다른 이들이 내가 더 이상 할 수 없는 것을 대신해줄 것이고, 가능한 한 했던 일이 있었다는 사실에 만족하며 말이다.

소설가 무라카미 하루키도 철저한 자기 관리와 규칙적인 글쓰기 루틴으로 잘 알려져 있다. 그는 '장편소설을 집필하는 기간에는 매일 오전 4시에 기상해 5~6시간씩 글을 쓰고, 오후에는 10킬로미터 달리기를 하거나 1500미터 수영을 한다. 그리고 저녁 9시에 잠자리에 들며, 이런 일정을 반년에서 1년간 하루도 빠짐없이 반복한다'라고 밝힌 바 있다. 그 역시 깊은 몰입 상태를 유지하는 것을 즐기는데, 그는 반복적인 일과 자체가 일종의 자기최면처럼 작용해 창의적인 심층 의식에 도달하게 해준다고 말한다. 실제로 하루키는 달리기 등 운동과 글쓰기를 병행함으로써 체력을 길러, 장편소설을 집필하면서 받는 높은 정신적 요구를 견뎌낸다고 언급했다. 이는 저속노화적 선순환의 루틴을 꾸준히 유지하는 전형이라 볼 수 있겠다.

지금까지의 내용을 모두 모아 짧게 정리하자면, 글쓰기는 나를 성장시키는 자기돌봄 활동이라는 결론에 다다른다. 당장 대작을 쓸 필요도 없다. 근력 운동을 배워나가듯, 조금씩 느리게 시작해도 좋다. 오늘 한 일을 정리하는 글쓰기도, 내일 하고 싶은 일을 떠올리는 글쓰기도 좋다. 우선 관심 있는 주제를 찾아 꾸준히 써보자. 좋아하는 취미나 지난 추억, 혹은 특정 분야에 대해 글을 쓰면 흥미를 느끼면서 지속하기가 수월하다. 예를 들어, 어린 시절의 나는 자동차에 대한 글을 쓰는 것을 좋아했다. 떠오르는 생각들을 메모해두었다가 발전시키는 것도 좋은 방법이다. '오늘은 딱 반 페이지만 쓰자'처럼 구체적인 목표를 정하면 실천력이 높아진다. 완벽할 필요는 없다. 더듬거려도 좋다. 꾸준히 조금씩 글을 쓰는 습관을 손에서 내려놓지 않으면 결국 뇌가 깨끗해지는 경험을 돌려받게 될 것이다.

04 <u>루틴 4</u> 나에게 맞는 식사 마인드

음식을 대하는 태도는 자신을 대하는 태도와 같다

"음식이 약이 되게 하고,
약이 음식이 되게 하라."
_ 히포크라테스

몇 년 전부터 연간 200만 달러(한화로 약 28억 원)를 자신의 건강관리에 쏟아붓는 것으로 알려지며 화제를 불러 모은 백만장자 사업가 브라이언 존슨(Bryan Johnson). 그에 대한 다큐멘터리가 넷플릭스에 올라오자, 많은 사람이 그를 저속노화의 성공적인(?) 화신이라 지칭하며 그에 대해 어떻게 생각하는지 내게 물어왔다. 이 책을 여기까지 읽은 사람이라면 이미 눈치를 챘겠지만, 나는 브라이언 존슨과는 사뭇 다른 입장을 가지고 있다. 비록 내가 그의 식사와 비슷한 렌틸콩 샐러드를 즐겨 먹긴 하지만, 사실 그를 '저속노화좌'라 부르는 것은 적절치 않다.

오히려 그는 '노화혐오광'이라는 명칭이 걸맞다. 그의 방법은 가성

비도 떨어진다. 기본적인 생활습관 관리만 어느 정도 해도 0.7배속 정도
로 노화를 느리게 만드는 것은 쉽다. 엄청난 돈을 들이고, 검증되지 않은
유전자 치료나 약물요법까지 병행하는 브라이언 존슨이 얻어내는 노화
속도 역시 0.7~0.75배속 정도다. 오히려 제 수명을 깎아먹는 모습도 보
인다.

브라이언 존슨은 매일 같은 식단과 일과를 철저히 지키는 극단적
루틴을 통해 '항노화'를 추구하는데, 이처럼 지나치게 통제된 생활 방
식이 오히려 장기적으로 신체와 정신 건강에 부정적 영향을 줄 수 있다
는 연구들도 있다. 독일 프라이부르크대학교의 야나 슈트라흘러(Jana
Strahler) 박사는 음식과 건강에 대한 병적인 집착인 오소렉시아 너보사
가 정신적 스트레스와 불안, 우울 증상을 높이고 삶의 만족도를 떨어뜨
린다고 보고했다. 건강한 식습관에 대한 균형 잡힌 관심은 정신적 안녕
과 관련이 없거나 오히려 긍정적이었던 반면, 건강식에 대한 강박적인
집착은 스트레스 수준을 높이고 행복감을 저해한다는 것이다.

극단적인 식단은
안 하느니만 못하다

나에게 '상담'을 원한다며 진료실에 찾아오는 분들 중에는 '관리'에 꽂힌
분들이 있다. 수첩에 뭘 먹었는지 얼마나 운동했는지를 빼곡히 적어 오

시는 분들이다. 건강검진 결과로 알게 된 수치들에 대한 집착도 빼놓지 않는다. 이들의 건강 염려는 우울, 불안과 혼재된 경우가 많고, 삶과 노화에 대한 관점도 부정적인 경우가 많다. 이들은 저속노화에 관심이 많다고 이야기하지만, 내 입장에서는 그것이 '잘 나이 드는 법'을 실천하는 모습이라기보다, 질병과 노화에 대한 공포와 불안이 병적인 수준으로 치달아 오히려 스스로를 학대하는 것처럼 보일 때가 많다.

이들이 빼놓지 않는 것이 있으니, 바로 수십 가지의 영양제다. 브라이언 존슨도 하루에 100여 종이 넘는 영양제를 섭취한다. 그러나 과학적 연구들은 과도한 보충제 복용에 대해 회의적이며, 일부 고용량 비타민은 오히려 해로울 수 있다고 본다. 대규모 코호트 연구와 메타 분석들에 따르면, 종합 비타민을 비롯한 보충제 섭취가 건강상의 이점을 거의 보여주지 못하며, 오히려 최근 연구에서는 복용자들로부터 약간 높은 사망률이 관찰되기도 했다. 즉, 수백 가지 보충제를 먹는 것이 수명 연장이나 질병 예방 효과로 명확하게 입증된 바는 없다. 덴마크 코펜하겐대학교의 비엘라코빅(Bjelakovic) 박사팀이 수행한 리뷰에서는, 비타민 A, 베타카로틴, 비타민 E 등의 항산화 보충제를 고용량 복용할 경우 수명 연장에 도움이 되지 않을 뿐 아니라, 통계적으로 유의하게 전체 사망률을 약 5퍼센트 증가시키는 경향을 보였다고 보고하기까지 했다.

태도도 문제다. 브라이언 존슨은 자신의 '생물학적 나이'를 낮추는 것에 집착하며, '죽지 마라(Don't Die)'라고 써 붙인 티셔츠를 입는 등 자연스러운 노화 현상 자체를 부정적으로 바라보는 경향을 보인다. 그러나 연구에 따르면 노화를 긍정적으로 받아들이는 심리적 태도가 실제 건강과 수명에 의미 있는 영향을 미친다. 앞서 언급한 예일대학교 베카 레비 교수팀의 장기 추적 연구(2002)는 자신의 노화를 긍정적으로 받아들이는 노인들이 부정적으로 받아들이는 노인들보다 평균 7.5년이나 더 장수함을 보여주었다. 이 연구는 50세 이상 성인 660명을 최대 23년간 추적한 것으로, 사회경제적 지위나 건강 상태를 보정한 후에도 긍정적인 노화 인식 자체가 장수와 관련이 있었다. 연구진은 노화를 두려움이나 혐오가 아닌 삶의 한 과정으로 여기는 긍정적 자기 인식이 스트레스를 감소시키고 삶에 대한 의지를 향상시켜 장수에 기여한다고 해석했다.

이후에 이루어진 연구들도 나이 듦에 대한 문화적 긍정 메시지가 노인들의 기능 향상을 가져올 수 있으며, 노화에 대해 긍정적으로 인식하는 노인은 심혈관계질환 발생률이 낮고, 심지어 알츠하이머 발병 위험도 낮다고 보고했다. 특히 2018년 연구에서는, 치매 고위험 유전자인 APOE4를 지닌 노인이라도 노화에 대한 긍정적인 믿음을 가진 경우에는 그렇지 않은 경우보다 치매 발생률이 유의미하게 낮았다. 이는 노화에 대한 태도가 유전적 위험보다도 중요한 보호 요인이 될 수 있음을 시사한다.

반대로 노화에 대해 부정적인 고정관념은 기억력 등 인지 기능 저하를 가속화하고 노년기 장애 회복을 더디게 만든다는 연구 결과도 있다. 베카 레비 교수는 이러한 현상을 자기 충족적 예언으로 설명한다. 나이 드는 것에 대한 두려움 자체가 건강을 악화시키고 결과적으로 더 빠른 노화를 초래할 수 있다는 것이다. 결국 젊음에 대한 집착과 노화에 대한 부정은 가속노화적인 요인으로 작용한다고 볼 수 있다. 브라이언 존슨과 같이 노화를 적으로 여기고 극단적으로 저항하는 태도는, 심리적으로 삶의 만족도와 정신 건강을 해칠 수 있으며, 연구에 따르면 수명 연장에 도움이 되는 긍정적 마음가짐과는 정반대되는 접근이다.

브라이언 존슨은 골디락스의 법칙을 이해하지 못하기도 한다. 가령, 체지방은 무조건 빌런으로 취급하는 식이다. 그는 체지방률을 5퍼센트 안팎의 매우 낮은 수준으로 유지한다. 전신 MRI까지 찍어서 자신의 체지방률이, 수치가 낮은 순으로 100명을 줄 세웠을 경우 맨 처음 한 명의 위치에 해당하는 정도로 최저임을 자랑하기도 한다. 미국 피츠버그주립대학교의 로소우(Rossow) 연구팀이 실시한 보디빌딩 선수 사례 연구에 따르면, 남성 보디빌더가 대회 준비를 위해 체지방을 약 14.8퍼센트에서 4.5퍼센트까지 급격히 감량한 결과, 혈중 테스토스테론 수치가 9.22 나노그램퍼밀리리터(ng/mL)에서 2.27나노그램퍼밀리리터로 75퍼센트 이상 급락했다.

극도로 저체지방 상태에서 남성 호르몬이 정상 범위 이하로 감소하자 성 기능 저하와 무기력감이 나타났고, 기분 장애 지표도 대회 준비 전 6점이었던 것이 대회 직전에는 43점으로 크게 악화돼 우울 및 분노 등 정서적인 문제가 심각해졌다. 이 사례에서 보듯, 상시적으로 체지방을 필수 수준 이하로 유지하면 남성의 경우 테스토스테론 저하, 여성의 경우 에스트로겐 감소가 일어나 성 건강과 생식능력에 문제를 초래할 수 있다.

체지방은 면역계 기능에도 필수적인 역할을 하는데, 지방조직에서 분비되는 여러 호르몬은 면역세포 활성을 조절하기도 한다. 체지방이 너무 낮으면 감염과 질병에 대항하는 신체 능력이 떨어져 감기 같은 잔병치레부터 심각한 질환까지 걸리는 등 취약해질 수 있다. 실제 마라톤 선수나 극한의 다이어트를 하는 운동선수에게서 감염병 발생률이 높아지는 현상도 보고됐다. 극단적인 저체지방 수준을 장기간 유지하면 호르몬 분비와 면역 체계에 이상이 생기며, 뼈와 장기 보호에 필요한 지방이 부족해져 장기 손상 위험도 높아질 수 있다. 브라이언 존슨이 지속적으로 저체지방을 유지하는 것은 건강한 신체를 만든다기보다 겉모습의 숫자에만 집착한 위험한 접근이며, 장기적으로 노화를 늦추기는커녕 오히려 신체 기능을 약화시킬 수 있는 행동이다. 내가 보디 프로필을 위한 극단적인 식단, 운동에 주의가 필요하다고 늘 이야기하는 근거다.

건강한 삶으로 이끄는
저속노화 식사법 마인드셋

건강은 관리의 대상이 아니라 즐겁게 사는 수단이자, 즐겁게 잘 사는 삶의 결과다. 이런 관점에서 잘 먹기 위한 마인드셋에 대해 조금 더 이야기해보고자 한다. 내가 이야기하는 저속노화 식사법은 노화를 늦추는 효과가 있다고 알려진 건강 식단으로, 지중해 식단 및 MIND 식사법 등을 기반으로 한국인이 실천할 수 있는 방법들을 제시하고자 했다. 이러한 식단은 올리브유, 통곡물, 채소, 과일, 견과류, 생선 등 영양이 풍부한 식품을 주로 섭취하고 붉은 고기는 줄이며, 설탕과 가공식품은 최소화하는 것을 특징으로 한다. 여기까지는 좋다. 하지만 오소렉시아 너보사 수준의 집착은 해가 된다. 아무리 좋은 식사법이라도 유연하게 접근하는 자세가 필요하다. 맛있는 음식을 먹는 즐거움과 편안함을 무시하지 말고, 전체적인 방향만 건강한 쪽으로 유지하면 된다.

장수로 유명한 블루존 지역의 식사 패턴도 이러한 균형 철학을 뒷받침한다. 오키나와, 사르데냐, 이카리아 등 장수 마을 사람들은 대체로 소식(小食)하고 식물 위주로 먹지만, 축제나 명절 같은 특별한 때에는 기꺼이 음식을 풍성하게 즐긴다. 이들은 일상적으로는 통곡물과 채소, 콩류를 많이 먹고 가공식품과 설탕을 적게 섭취하지만, 가끔 전통 과자나 고기 요리도 맛보며 삶의 기쁨을 누린다.

즉, 하루하루의 칼로리를 일일이 계산하며 억지로 제한하는 것이 아니라 장기적인 식생활의 추세선(장기 이동평균선)을 건강하게 그려가는 것이 중요하다. 그 흐름에서 크게 벗어나지만 않으면, 이따금의 일탈은 오히려 심리적 만족감을 주어 지속 가능한 식습관에 도움이 된다. 실제로 오키나와 사람들은 매 끼니 80퍼센트 정도만 배부르게 먹고 수시로 몸을 움직이는 생활습관 덕분에 세계적인 장수 지역으로 손꼽히는데,

이들도 명절에는 돼지고기나 전통주를 함께 나누며 공동체적 즐거움을 만끽한다.

또한, 인류 진화의 관점에서 보면 굶거나 혹은 축제하거나(fast and feast) 하는 스타일, 즉 공복과 포식을 교대로 경험하는 패턴이 우리 몸에 자연스러운 것이었다. 과거 인류는 음식이 풍부하지 않았기에 때로는 굶주리고 때로는 먹을 것이 넘치면 마음껏 먹는 생활을 이어왔다. 이러한 주기 덕분에 인체는 칼로리 과잉 없이 필요한 영양을 확보하고, 공복 시에는 세포를 수리하고 노폐물을 제거하는 시간도 가질 수 있었다. 가끔 과식하면 그 다음 날은 식사를 가볍게 하거나 위장을 약간 쉬게 하는 것도 방법이다. 때로는 무리가 되지 않는 선에서 시간제한 다이어트를 해보는 것도 좋다. 이 역시 극단으로 가지는 않아야 한다.

현대 소비자본주의 시대의 식사는 의미를 잃고 맛을 남기는 방향으로 진화해온 것 같다. 너무 자극적인 맛이 되어버린 음식들을 빠른 속도로 꾸역꾸역 입에 집어넣는 삶이 일상이 된 지 오래다. 하지만 식사는 단순히 맛과 칼로리를 채우는 행위가 아니라, 우리의 오감을 자극하고 마음을 만족시키는 경험이다. 좋아하는 사람들과 맛있는 음식을 나눌 때 느끼는 행복감이나 고된 하루 끝에 따뜻한 집밥을 먹으며 얻는 위로는 음식이 주는 정신적 가치의 한 예다. 음식을 먹을 때 우리는 맛뿐만 아니라 향, 식감, 눈으로 보는 색감까지 즐긴다. 이렇게 식사의 순간순간을 온전히 음미하면 현재에 집중하게 돼 잡념이 사라지고 마음의 안정을 찾을 수 있다. 먹기는 하나의 명상이 될 수 있으며, 식탁 위에서 얻는 만족감도 우리의 행복에 중요하다.

천천히 먹는 식사 습관은 이러한 명상적 효과를 극대화한다. 음식을 급하게 씹어 넘기듯 먹어치우는 대신에 한 입 한 입을 충분히 씹으며 맛을 음미하면, 포만감도 더 빨리 느껴진다. 식사 시간을 늘리고 여유를 주면 식사 리듬이 느려지면서 마음도 차분해진다. 예를 들어, 젓가락을 잠시 내려놓고 대화를 나누거나, 한술을 뜬 후 눈을 감고 음식의 향과 풍미를 느껴보는 식으로 식사에 쉼표를 찍어보자. 이렇게 하면 소화도 잘되고 식후에 느끼는 만족감도 훨씬 커진다.

더불어 음식을 준비하고 정리하는 과정 역시 정신적인 휴식을 주는 의식(儀式)이 될 수 있다. 신선한 재료를 손질하고 요리하는 행위는 몰입감을 선사해 번잡한 생각을 떨쳐준다. 직접 요리할 때 재료가 익어가는 소리나 음식에서 퍼지는 향에 집중하다 보면 일상의 속도에서 벗어나 오롯이 현재에 머물게 된다. 식사 후 설거지를 하고 주변을 정돈하는 과정도 마찬가지다. 이것은 단순한 노동이 아니라, 방금 먹은 음식에 감사하고 마음을 정돈하는 시간이다. 이처럼 '준비-식사-정리'의 과정을 의식적으로 수행하면 일상 속 작은 명상의 루틴을 실천하는 셈이 되고, 음식과 나 자신을 돌보는 행위에 더욱 큰 의미를 부여할 수 있다.

너무 맛있고 자극적인 가공식품은 이런 과정들을 압착해버린다. 그 결과, 자연스러운 음식에서 즐거움을 얻기가 어려워진 입맛이 남는다. 이런 입맛이 바뀌어야 한다. 설탕이 듬뿍 든 달콤한 디저트나 짠맛이 강한 패스트푸드, 화학조미료로 감칠맛을 낸 음식에 익숙해지면 담백한 자연의 맛이 심심하게 느껴질 수밖에 없다. 그러나 다행히도 우리의 미각은 훈련과 적응이 가능한 감각이다. 처음에는 싱겁고 밍밍하게 느껴지던 음식도 자연 그대로의 식재료 맛에 꾸준히 집중하다 보면 점차 섬세한 풍미를 느낄 수 있게 된다.

예를 들어, 가공식품과 인스턴트 음식을 몇 주만 줄이고 신선한 채소, 과일, 견과류 위주의 식사를 이어가보자. 처음엔 밍밍했던 오이와 토마토가 차츰 단맛과 풍부한 향을 전달하기 시작하고, 과일의 당도가 설탕물과는 비교할 수 없을 만큼 진하게 느껴지는 변화를 경험할 수 있다. 이처럼 자극적인 맛에 물든 입맛을 자연스러운 상태로 되돌리면, 식사 자체의 만족감도 높아지고 건강한 음식이 더 맛있게 느껴지게 된다. 자연스러운 입맛으로, 자연에 조금 더 가까운 음식을 조금 더 느리게 준비하고 천천히 즐기는 과정으로 식사의 선순환을 만들 수 있다.

바쁘고 힘들어서 도저히 못하겠다면 시리얼과 콜라 같은 단순당과 정제곡물이 잔뜩 들어간 일부 초가공식품들만이라도 빼보자. 이것도 어렵다면 액체로 마시는 탄수화물, 특히 다량의 설탕이나 액상과당이 녹아 있는 탄산음료와 가당 주스 같은 청량음료라도 없애보자. 단순당은 몸에서 빠르게 흡수돼 혈당을 급격히 올리는데, 이로 인해 인슐린이 과다 분비되고 남은 당은 지방으로 쉽게 전환된다. 액체 형태로 급격히 흡수되는 당분은 간에 염증을 만들고 복부 지방으로 저장된다. 이 복부 지방이 만들어내는 호르몬 변화는 렙틴에 대한 저항성을 유발해 식욕을 폭발시키고, 체지방의 열 생산 능력을 마비시켜 기초대사량마저 떨어뜨리는 악순환을 만든다. 뭘 더 먹어서 건강해지려 할 게 아니라, 최악의 문제를 일으키는 것부터 빼는 것이 먼저다.

맛을 희생하지 않겠다는 집념도 버려야 한다. 입맛도 도파민 센서와 마찬가지로 서서히 바뀌게 되어 있다. 따라서 설탕을 피하려다 보니 찾게 되는 무설탕 제품들에도 주의할 필요가 있다. 최근 유행하는 제로 칼로리 탄산음료나 다이어트 간식들은 설탕 대신 인공감미료(대체당)를 사용해 단맛을 낸다. 대표적으로 아스파탐, 수크랄로스, 아세설팜칼륨 같은 감미료들이 쓰이는데, 겉보기에는 칼로리가 없으니 몸에 좋을 것 같고, 당장은 혈당 스파이크를 만들지 않아 괜찮을 것 같지만 반드시 그렇지만도 않다.

인공감미료는 단맛에 대한 미각을 더욱 둔감하게 만들어 결국 더 강한 단맛을 찾게 하는 악순환을 부를 수 있다. 또한, 일부 인공감미료는 장내 미생물 균형을 교란해 포만감 조절이나 혈당 대사에 부정적 영향을 줄 가능성이 있다는 연구도 나오고 있다. WHO 역시 2023년 지침에서 체중 조절을 위해 인공감미료를 장기간 사용하는 것은 바람직하지 않으며, 오히려 장기적으로 제2형 당뇨병이나 심혈관계질환 위험을 높일 수 있다고 경고했다. 즉, 제로 슈거라는 문구만 믿고 안심해 지나치게 섭취했다가는 오히려 건강을 해칠 수 있는 것이다. 가능하면 음료나 음식에서 첨가당이나 인공감미료의 도움 없이 자연의 맛으로 즐거움을 얻으려고 노력해야 한다.

원시시대 식단을 따르는 분들도 있지만, 구태여 여기까지 갈 필요도 없다. 산업사회 이전부터 존재하던 음료들을 마시자. 물이 밍밍해서 아쉽다면 레몬 조각을 띄워 마시거나, 전통차(보리차, 옥수수차 등)를 차갑게 식혀 마셔도 좋다. 달짝지근한 청량감이 필요하다면 탄산수에 과일즙을 약간 섞어 마시면 상큼한 맛을 즐길 수 있다. 예로부터 산업사회 이전의 사람들은 물, 차, 우유, 커피 같은 전통 음료 외에는 마실 것이 없었다. 물과 차, 커피로도 충분한 즐거움을 얻을 수 있다.

또 단맛이 그리울 때는 자연이 준 재료에서 답을 찾아보자. 신선한 과일은 식이섬유와 비타민도 함께 섭취할 수 있는 최고의 자연 간식이다. 식사 후 입가심이 필요하다면 정제 설탕으로 만든 디저트 대신 잘 익은 제철 과일 한 조각이나 견과류 한 줌을 먹어보자. 과일의 과당은 천천히 흡수돼 혈당을 급격히 올리지 않고, 자연 그대로의 향긋한 단맛으로 입안을 산뜻하게 채워줄 것이다.

요리를 할 때 단맛이 필요하다면 설탕을 듬뿍 넣기보다 계피나 바닐라 같은 향신료를 활용해보거나, 아주 약간의 알룰로스 같은 대체당을 사용하는 방법도 고려할 수 있다. 핵심은 혀를 마비시킬 정도의 강렬한 인공의 맛 대신 자연 본연의 순수한 맛에 익숙해지도록 노력하는 것이다. 그렇게 하면 건강을 해치지 않으면서도 음식의 참맛을 즐길 수 있고, 장기적으로 볼 때 맛에 대한 만족감도 훨씬 커진다.

상황에 따라 유연하게
내 몸에 걸맞은 식사법을 찾자

모든 사람에게 똑같은 식사 원칙을 일률적으로 적용할 수는 없다. 2장에서 이야기했듯, 개개인은 나이, 체질, 생활 패턴, 건강 상태가 저마다 다르기 때문에 자기에게 맞는 최적의 식습관을 찾아가는 것이 중요하다. 기본적인 큰 틀에서는 앞서 말한 건강한 식단 원칙이 누구에게나 유효하지만, 그 비중과 세부 구성은 각자의 상황에 따라 달라질 수 있다. 자신의 몸이 무엇을 필요로 하고 어떤 음식에 민감한지를 잘 관찰하면서, 필요하면 전문가의 도움을 받아 식단을 미세 조정하는 지혜가 필요하다.

먼저 연령에 따라 식사의 방향을 달리할 필요가 있다. 젊은 층이나 활동량이 많은 사람은 대체로 더 많은 열량과 탄수화물이 필요하다. 성장기나 운동량이 많은 시기에는 단백질과 복합 탄수화물을 충분히 섭취해 신체 발달과 에너지 소비를 뒷받침해주는 것이 중요하다. 중년에 들어서면서부터는 기초대사량이 서서히 감소하고 근육량도 줄어들기 마련이다. 따라서 예전과 똑같이 먹으면 대사 과잉 상태에 빠지기 쉽다. 이 시기는 채소, 과일, 통곡물 등 저속노화적인 식사법을 가장 열심히 해야 하는 때다.

노년기에는 소화·흡수 능력이 떨어지고 식욕도 둔해질 수 있다. 그럴수록 다양한 영양소를 골고루 함유한 음식을 조금씩 자주 섭취하는 것이 좋다. 너무 질기고 거친 음식보다는 부드럽게 조리한 생선, 계란, 두부 등 소화가 잘되고 단백질이 풍부한 식품을 권장한다. 칼슘과 비타민 D가 풍부한 음식(멸치, 유제품 등)을 챙겨 뼈 건강을 지키고, 수분 섭취를 의식적으로 늘려 탈수를 예방해야 한다. 식욕이 떨어지고, 대사적 결핍 상태가 발생할 가능성이 높으니 입맛이 당기지 않더라도 규칙적인 식사를 습관화해야 한다.

나아가, 현재 자신의 건강 상태나 건강 목표에 따라 식단을 조절할 필요가 있다. 가령, 대사 건강을 개선하고 싶다면, 정제 탄수화물, 포화지방, 트랜스지방, 칼로리 등을 모두 줄여나가야 한다. 식단에서 설탕과 튀긴 음식을 줄이고, 대신 채소와 통곡물, 올리브유, 견과류, 살코기와 생선 등 담백한 단백질 위주로 구성한 저속노화적 식단을 실천한다. 운동과 수면 관리를 함께 병행하면 내가 섭취하는 에너지들은 근육이 효율적으로 흡수하고, 체지방은 쉽게 분해된다.

혈당 조절이 중요한 경우에는 식단 관리가 한층 더 섬세해진다. 이때는 저속노화적인 식단을 조금 더 엄밀하게 따라볼 수 있다. 빵, 떡, 국수 같은 밀가루 음식이나 흰쌀밥 대신 통밀빵, 콩, 채소처럼 당 지수가 낮은 탄수화물을 주로 먹는 것이 좋다. 단순당이 많은 과자나 음료는 피하고, 과일도 한꺼번에 많이 먹기보다는 조금씩 나누어 섭취한다. 단백질과 건강한 지방을 매 끼니에 포함하면 포만감이 오래 지속돼 군것질을 줄일 수 있고, 탄수화물의 흡수를 느리게 만들어 식후 혈당 스파이크를 완화해준다. 식사량은 균등하게 나누어 규칙적으로 섭취하고, 필요하다면 소량씩 자주 먹는 소식 습관으로 혈당이 급변하는 것을 막는 것이 바람직하다.

현재 항암 치료를 받으면서 몸이 축나고 있는 이들이라면 노년기와 비슷한 식사를 통해 근육이 녹아나는 것을 막아줄 필요가 있다. 장기간의 고단백 식사는 기전적으로는 암세포의 성장을 촉진하지만, 항암 치료 중이라면 암에 의한 악액질(악성질환이 진행됐을 때 나타나는, 몸이 쇠약해진 증상), 항암제에 의한 독성 등으로 오히려 내 몸의 대사는 결핍 상태에 빠져 있기 때문에, 역설적으로 충분한 단백질 섭취가 도움이 된다. 암을 잡겠다며, 또는 재발을 허용하지 않겠다며 매일 2만 보씩 맨발 걷기를 하고 채소 등 열량이 낮은 음식만 드신 끝에 기아 상태에 빠져 결국 일상생활의 수행이 불가능할 정도의 허약감으로 진료실을 찾는 이들이 적지 않았다.

이처럼 사람마다 집중해야 할 건강관리 초점이 달라진다. 각자 본인의 상태에 맞는 영양소를 충분히 섭취하고 위험 요인은 피하는 맞춤 식사법을 실천할 때, 최고의 건강 효과를 거둘 수 있다. 영양사와 상의해 개인별 식단 계획을 세우는 것도 바람직한 방법이다.

건강한 식사는 단순히 노화를 때려잡거나, 살을 빼거나, 병을 막는 전략이 아니라 자기 자신을 돌보는 과정이다. 음식을 대하는 태도는 곧 자기 자신을 대하는 태도와도 같다. 내 몸을 소중히 여기고 아끼는 마음으로 좋은 재료를 선택해 천천히 음미하며 먹을 때, 식사는 치유와 활력의 시간이 된다. 저속노화적인 식사 철학은 궁극적으로 균형에 있다. 건강에 이로운 식습관을 꾸준히 실천하되, 완벽함을 강요하지 않고 삶의 즐거움을 함께 누리는 것이다.

오늘 한 끼의 선택이 일생의 건강을 모두 좌우하지는 않는다. 중요한 것은 좋은 방향의 흐름을 꾸준히 이어나가는 여유다. 몸에 이로운 음식을 즐겁게 섭취하는 생활을 거듭하다 보면 어느덧 노화의 속도는 느려지고 삶의 질은 높아져 있을 것이다. 건강과 행복이 조화를 이루는 식탁을 지속적으로 실천하는 것이야말로 우리 자신에게 줄 수 있는 가장 큰 선물이다.

05 루틴5 실천이 무너져도 다시 돌아올 수 있는 구조

평범한 행동이 비범한 결과를 만든다

"동기부여는 당신을 시작하게 한다.
습관은 당신을 계속 나아가게 한다."
_짐 론

많은 사람이 오랫동안 굳어진 습관을 바꾸는 것을 거의 불가능하다고 여긴다. 저속노화 생활습관은 어차피 뻔하고 좋은 말들인데 실천은 불가능하다는 사람들의 냉소주의를 늘 접한다. 한편, 트위터 커뮤니티 '저속노화 식단'에 매일 건강한 식사를 올리는 사람들을 보고, 자기돌봄의 선순환을 만들고 삶의 질이 개선되는 경험을 했다는 이들의 이야기도 듣는다. 이들은 무엇이 달랐을까? 그리고 정말 습관을 바꿀 순 없는 것일까?

생활을 바꾸는 데는 상당한 의지력이 들어간다. 이 의지력은 희소한 자원과도 같다. 수면 부족이나 스트레스는 의지력을 갉아먹는다는 사실을 이미 여러 차례 언급했다. 그 의지력을 사용하지 않고도 나에게 필요한 행동을 반복적으로 실천할 수 있도록 도와주는 것이 두뇌의 습관 회로다. 그리고 여러 연구들은 환경과 시스템을 활용하면 충분히 습관을 변화시킬 수 있다고 말한다. 가령, 인간의 반복 행동 중 절반가량은 매일 같은 장소에서 이루어지며, 자신의 결정이라기보다 주변 환경의 단서에 자동으로 반응한 결과라는 분석도 있다.

이는 곧 우리가 환경을 설계하고 뇌과학적 원리를 활용함으로써 원하는 습관을 비교적 쉽게 형성할 수 있음을 시사한다. 실제로 올림픽 수영 영웅인 마이클 펠프스의 사례를 보면, 그의 코치는 펠프스에게 철저한 루틴을 습관화시켜 경기를 자동조종하듯 임하도록 훈련했다. "경쟁 때 펠프스는 그저 프로그램을 따를 뿐"이라고 말했을 정도다. 〈뉴욕 타임스〉 기자 찰스 두히그의 《습관의 힘》, 자기 계발 전문가 제임스 클리어의 《아주 작은 습관의 힘》처럼 내 삶의 루틴을 바꾸는 데에 도움이 되는, 좋은 기술적인 지침서가 이미 많이 나와 있기도 하다.

하지만 나는 조금 더 깊숙한 곳으로 들어가 나의 생활습관이 어떻게 만들어지고 있는지를 이야기하고 싶다. 나는 생활습관을 '나무'라고 생각한다.

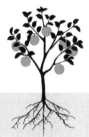

생활습관은 마치
한 그루의 '나무'와 같다

1. 토양: 스스로를 바라보는 관점

내가 나를 바라보는 관점, 사회가 사람을 바라보는 관점은 나무가 자라는 토양과 같은 역할을 한다. 이 토양이 가장 중요하다. 이 책을 관통하는 메시지들을 다시 정리해보자. 사회가 사람을 데카르트적인 기계로 생각해서 무한정 장시간 일하면 선형적으로 더 많은 생산물을 창출해내리라고 생각한다면 개인의 자기돌봄은 어렵다. 개인의 측면에서도 시간을 정복하고 15시간씩 앉아서 일하며 매일 네트워킹을 위해 술자리를 가지는 것이 성공의 필수 요소라고 생각한다면 자기돌봄이 어려울 뿐만 아니라 개인의 성능도 떨어진다. 스트레스를 푼다며 빠른 도파민을 주는 것들—소비, 향락, 숏폼 등—로 삶을 가득 채우는 사람을 '위너'라고 생각한다면 역시나 자기돌봄 활동이 주는 부드럽고 약한 도파민은 뒷전이 된다. 이윽고 생활습관이 가속노화적 내리막을 겪고, 의지력(또는 전두엽 기능)도 떨어진다. 이를 반대로 풀어낼 수 있어야 한다고 반복해서 강조했다.

해로운 토양에서는 나무가 제대로 자라나지 못한다. 나무는 그저 비유에 불과하고, 인간은 정신력으로 버텨야 한다고 생각하는 이들이 우리나라에는 아직도 많다. 제2차 세계대전 당시 임팔 작전 등에 실패하면서 우스개로 '독립 영웅'으로 불리기도 하는 일본의 무타구치 렌야(牟

田口 廉也)와 비슷한 생각을 가진 것이다. 당시 그는 휘하의 부대원들에게 '일본인은 원래 초식동물이니 가다가 길가에 난 풀을 뜯어 먹으며 진격하라'라고 명령하거나 '작전이 제대로 수행되지 못하는 것은 정신력이 부족한 탓이다'라며 부하들을 질책했다. 이런 식으로 무리하게 전투를 강행한 결과, 버마(지금의 미얀마) 전선에서 크게 패배하고 말았다. 이처럼 삶에 대한 관점, 삶의 방향키를 제대로 돌려놓지 않으면, 표류는 멈추지 않는다.

2. 뿌리: 스스로를 운영하는 원칙

토양이 갖춰졌다면 나무의 뿌리를 내릴 차례다. 뿌리는 내가 '나'를 운영하는 원칙이다. 나의 자원들—시간, 돈, 정신력 등—을 배분하는 준칙(regime)으로, 이 원칙은 스스로를 바라보는 관점이 자아낸 결과라 보면 된다. '잠은 관짝에 들어간 후에 잘 것이다', '한 층만 이동하더라도 엘리베이터를 탈 것이다', '엘리베이터에 타서도 고개를 숙이고 스마트폰을 스크롤할 것이다' 등과 같은 가속노화적인 원칙이 있다면, 반대로 '바빠도 잠을 자고 운동은 먼저 챙긴다', '자기돌봄을 해칠 정도로는 일하지 않고 거절하는 습관을 만든다' 등의 저속노화적인 원칙도 있을 것이다.

앞서 언급했던 4M에서는 이를 '내가 중요하게 생각하는 것들(what matters most)'이라고 표현했다. 인간의 작동 원리를 이해해 원칙을 만드는 작업도 여기에 들어간다. 불편함을 절대적으로 피할 것인가, 아니면 약간의 불편함을 감수하며 선순환을 얻을 것인가. 내 다리는 나의 교통 수단인가, 또는 더 가늘게 만들어야 하는 장식인가. 빠르고 부작용이 많은 도파민을 취할 것인가, 또는 이들을 솎아내고 잡곡밥 같은 도파민을 취할 것인가. 이와 같은 질문들에 대한 답이 곧 내가 '나'를 운영하는 원칙이 된다.

3. 줄기: 나의 시스템 특성

내가 중요하게 생각하는 것이 무엇이냐에 따라 내 삶의 시스템 특성이 달라진다. 가속노화적 삶을 좋아하면 비슷한 부류의 사람과 모일 가능성이 높다. 아침부터 만나자마자 술을 부어라 마셔라 하는 사람들과 주로 어울린다면 술을 줄이기 어렵다. 나는 단주를 시도하면서 술을 대량으로 마시지 않으면 어울리기 어려운 사람들과의 관계가 줄어드는 경험을 했다. 그 대신, 주변에 조화로운 생활습관을 가진 이들이 늘었다. 그렇게 끼리끼리 모이게 된다. 똑같은 한강공원에서도 일군의 사람들은 가속노화적 음식과 음주를 즐기고, 다른 한편은 달리기를 즐긴다.

내가 개인적으로 가꾸어가는 환경과 시스템도 중요하다. 좋은 습관이 만들어지려면 일상을 지탱하는 환경과 시스템이 바뀌어야 한다. 주변 환경을 건강한 습관에 유리하게 설계하면 의지력을 소모하지 않고도 자연스럽게 올바른 선택을 하게 된다. 예를 들어, 집에 과자 대신 견과류나 과일을 두거나, 책상에 휴대전화 대신 책을 두고, 방바닥에는 운동을 돕는 물건을 배치하는 식이다. 내가 목표하는 바대로 습관 회로가 형성될 수 있도록 데일리 루틴을 정리해보거나 냉장고의 레이아웃을 바꾸고, 술병을 가급적 보이지 않는 곳으로 치우는 것도 시스템 특성을 바꾸는 일에 해당한다.

4. 나뭇잎과 열매: 생활습관

토양, 뿌리, 줄기가 모두 더해진 결과가 내가 먹는 모습, 움직이는 모습, 기호식품 등을 즐기는 모습을 만든다. 우리는 운동을 하고 식단을 관리하는 행위를 건강관리의 시작이자 전부로 생각하지만, 사실 운동과 식사는 내가 만든 나무의 결과물이다. 아침에 일어나 가볍게 몸을 움직이는 것이 하나의 루틴이 되면, 운동을 '해야 하는 일'이 아니라 '늘 하는 일'로 받아들이게 된다. 숙면을 취하기 위해 정해진 시간에 잠자리에 들고 일어나는 습관이 자리 잡으면, 피로가 줄고 다음 날 업무 효율이 높아진다. 영양도 마찬가지로, 건강한 식단에 익숙해지면 과도한 당분이나 자극적인 음식에 대한 갈망이 줄어든다.

이렇게 좋은 습관들이 몸에 배기 시작하면 생활은 한결 수월해지고 효율적으로 변한다. 매일같이 의지력을 쏟아부어 결심하지 않아도 자동적으로 몸이 반응하기 때문에, 정신적인 스트레스도 줄어든다. 일상의 작은 결정들이 자동화되면서 우리는 더 중요한 일에 집중할 여력을 얻고, 삶 전반의 균형이 좋아진다.

5. 나무의 건강: 장기적 효과와 선순환

건강한 생활습관이 꾸준히 지속되면, 나무가 잘 자라 열매를 맺듯이 장기적인 긍정 효과가 나타난다. 이에 대해서는 이 책에서 이미 여러 번 다루었으므로 여기에서는 요약만 하자면, 저속노화적인 식사와 꾸준한 운동, 양질의 수면은 모두 코르티솔 수치를 낮추고, 뇌의 연결성을 바꾸어 내 삶의 선택들에 영향을 미치는 나의 취향마저 건강하게 해준다. 충동 조절이 잘돼 숏폼으로도 만족하지 못하던 뇌는 어느덧 종이책을 붙잡고 있게 된다. 불안과 우울이 완화되고, 평상시 마음의 여유도 생긴다. 충분한 휴식과 자기돌봄으로 정신적 회복력이 높아지면, 스트레스 상황에서도 이전보다 침착하게 대처할 수 있게 된다.

이렇게 스트레스는 낮고 안정감은 높은 깨끗한 두뇌 상태는 다시 건강한 습관을 유지하도록 도와주는 원동력이 된다. 깨끗한 뇌가 깨끗한 생활습관의 선순환을 만드는, 부익부 빈익빈이다. 근육은 늘고 배는 들어가며 신체 기능이 좋아지니 일상 활동이 더 수월해지고 추가적인 운동에도 부담이 적어지는 등, 좋은 습관을 유지하기가 더욱 쉬워진다. 처음에 마음먹었던 작은 변화가 나중에는 삶 전체를 향상시킨다.

습관은 회로에 의해 작동한다. 신호(cue)가 회로를 작동시켜 행동을 부르고, 그 행동이 결과적으로 보상(기분 좋은 경험 또는 좋지 않은 경험)을 가져오는 사이클이다. 오후 3시가 되면 당이 떨어지는 느낌을 받아 콜라를 마시는 습관을 가진 사람에게는 콜라캔의 빨간 색상, 오후 3시라는 사실 그 자체, 가속노화적 점심을 먹어 실제로 오후 3시에 혈당이 떨어지는 생리학적 경험 모두가 신호 역할을 한다. 그 결과, 콜라를 마시며 달콤한 액체가 입에 들어가는 순간부터 도파민과 엔도르핀 등에 의해 쾌감을 느끼기 시작한다. 이 보상은 습관 회로를 더 공고히 한다.

내가 단주했을 때의 경험을 다른 저서에서 이야기한 적이 있는데, 다시 언급해보겠다. 어느 날 운동을 마친 후 땀을 많이 흘려서 갈증이 나자 평소처럼 맥주 한 캔을 습관적으로 원샷하지 않고 330밀리리터의 액상 유청 단백질 한 팩을 벌컥대며 마셨다. 그 순간 하나의 생각이 머릿속을 스쳤다. '아, 나에겐 갈증이 '신호'이고, 갈증 해소가 '보상'이었구나!' 이 사실을 깨닫고 난 후부터 나는 운동하거나 퇴근한 후에 갈증을 느끼지 않을 만큼 충분한 양의 냉수를 마셨다. 그러자 맥주에 대한 갈망이 소실돼 장기간 금주 상태를 유지할 수 있었다.

하지만 애석하게도 술은 다시 내 곁으로 돌아왔다. 나는 이 못된 친구를 다시 떠나보내려 지금도 갖은 노력을 기울이는 중이다. 그러려면 조금 더 강력한 무기들이 필요해 공부를 시작했다. 여기에서는 그 구체적인 고민들을 다루어본다. 습관 회로를 고치는 방법들이다. 기존의 연구들을 보면, 이 회로가 새로 생겨나서 안정되거나, 약화되어 사라지는 데 짧게는 3주, 길게는 석 달까지도 소요되는 것 같다. 그때까지는 어쨌든 꾸준한 반복 노력이 필요한 셈이다. 안전하게 100일 정도라고 생각하고, 다음에 다룰 구체적인 방안들을 겹겹이 활용해보자.

습관 회로 고치기 ①
좋은 습관을 형성하는 방법들

행동 방아쇠(트리거)를 설정하기

특정 신호나 상황을 정해둘 때 뇌가 '이때 이 행동을 한다'라고 학습해 습관 실행이 자동화되도록 연습하는 것이다. 가령, '매일 점심 식사 후 10분간 산책하겠다' 등과 같이 언제, 어디서, 무엇을 할지 미리 구체적으로 계획해두는 것이다. 이러한 실행 의도(implementation intention) 전략은 습관을 형성하는 데 큰 차이를 주는데, 운동 시간과 장소를 구체적으로 미리 적게 한 집단과 동기부여 글만 읽은 집단의 실천 성공률이 큰 차이를 보였다는 연구도 있다. 'X 상황이 되면 Y 행동을 한다'라는 뚜렷한 계획('외래 진료를 마치면 무조건 잠깐이라도 달리기를 하겠다' 등)을 세워두면 의지력에만 의존할 때보다 새로운 습관이 정착할 가능성이 높아진다.

환경을 최적화하기

원하는 습관을 들이기 위해서는 주변 환경을 그 행동을 하기 쉽도록 바꾸는 것이 도움이 된다. 우리의 행동은 종종 눈에 보이는 단서에 의해 촉발되므로, 좋은 습관의 단서는 잘 보이게 하고 방해 요소는 숨겨놓는 편이 좋다. 좋은 습관을 위해서는 필요한 단계를 줄여 쉽게 만들고, 나쁜 행동에는 장벽을 늘려 어렵게 만드는 것이다. 독서 습관을 들이고 싶다면, 거실 탁자에 책을 항상 올려두고 스마트폰은 멀리 치워놓는 식이다.

또 운동 습관을 원한다면, 평소 방바닥에 요가 매트를 아예 펼쳐놓는다 거나, 운동복을 침대 곁에 미리 꺼내놓아 아침에 바로 입을 수 있게 하는 것이다. 이런 방식으로 습관을 자동기계처럼 굴러가게 만들면, 일관된 맥락 속 반복 덕분에 더 쉽게 자리 잡을 수 있다. 습관을 형성하는 불편한 계단 높이를 낮춤으로써 그만큼 노력도 덜 들게 된다.

습관 쌓기

기존의 습관 위에 새로운 습관을 추가하는 것이다. 이미 매일 자동으로 하는 행동을 닻(anchor)으로 삼아 그 다음에 새로운 행동을 연결하면, 기존 습관이 새로운 습관의 단서 역할을 하게 된다. 심리학자들은 이러한 습관 쌓기 기법이 효과적인 이유를 이미 뇌에 굳어진 강한 연결 고리를 활용해 새로운 연결을 형성하는 것으로 설명한다. '매일 아침 커피를 마신 후 바로 5분간 명상하기'처럼, 늘 하던 커피 마시는 습관 뒤에 명상을 붙이는 방법이다. '저녁에 양치한 후 바로 종아리 스트레칭하기'처럼 기존 일과에 연달아 배치할 수도 있다. 내가 활용한 방법은 집에서 저녁 식사를 마치면 방으로 들어가면서 방문에 붙어 있는 기구를 이용해 바로 턱걸이를 하는 것이었는데, 이 습관으로 턱걸이를 꽤 많이 할 수 있는 몸을 만들게 됐다. 이렇게 하면 따로 시간을 마련할 필요가 없기 때문에 새 행동을 잊지 않고 수행하게 되고, 새로운 습관이 기존 생활에 무리 없이 스며들어 정착할 가능성이 높아진다.

보상 시스템 활용하기

즉각적인 보상을 주어 만족감을 느끼게 하는 것은 습관을 꾸준히 지속시키는 열쇠다. 인간의 뇌는 바로 얻는 즐거움에 특히 반응하기 때문에, 행동 직후 작은 보상이라도 있으면 그 행동을 반복할 확률이 높아진다. 운동 직후에 자신에게 단백질 셰이크나 맛있는 스무디를 선물하거나, 할 일 체크리스트에 완료 표시를 하는 것도 보상의 한 형태라고 할 수 있다. 이렇게 하면 운동 자체의 장기적 이득(건강 증진)뿐 아니라 즉각적으로 기분 좋은 감정이 따라오기 때문에, 뇌는 '이 행동을 하면 기분이 좋다'라고 학습한다.

찰스 두히그의 《습관의 힘》에서도 보상이 습관 루프를 완성해주는 핵심 요소라고 말한다. 신호가 행동을 일으키고 행동이 결과를 만들면, 마지막으로 보상이 뒤따라줄 때 비로소 뇌에 그 행동 패턴이 각인돼 다음에도 자동으로 실행하기 쉬워진다. 습관 일지를 써볼 수도 있는데, 이는 매일 수행한 좋은 습관들을 눈으로 볼 수 있게 기록함으로써 즉각적 보상의 역할을 한다. 일일 습관에 대해 매주 실천 여부를 색칠해 표시하는 방식으로 습관 일지를 쓰면 작은 성취감과 만족(또는 더 열심히 해야겠다는 다짐)을 느끼게 되고, 이러한 시각적 피드백이 두뇌에 작은 보상감을 주며, 우리는 동기부여를 얻는다. 개인적으로는 금주 일지를 쓸 때, 일정 기간의 성공이 쌓이고 나면 금주 유지에 대한 집념이 강해짐을 느꼈다.

습관 회로 고치기 ②
나쁜 습관을 없애나가는 방법들

유혹을 피하는 환경 조성하기

나쁜 습관을 끊는 가장 손쉬운 방법은 애초에 유혹과 마주치지 않는 것이다. 아무리 의지가 강해도, 눈앞에 유혹거리가 있으면 뇌는 자동으로 그 단서에 반응해 나쁜 행동 루프를 시작하게 된다. 습관 회로의 위력이다. 아예 환경을 통제해 문제 습관의 신호를 제거하는 것은 습관 형성에 대한 연구에서 습관을 없애는 가장 강력한 방법 중 하나로 꼽힌다. 예를 들어, 폭식이나 야식이 문제라면 집에 과자나 탄산음료 등 유혹거리를 두지 않는 것이 환경 조성의 시작이다. 스마트폰 중독을 줄이고 싶다면 잠시라도 눈에 보이지 않게 두거나 방해되는 앱을 삭제해두는 것도 한 방법이다. 이러한 환경 설계는 의지력 소모 없이도 나쁜 행동을 예방하는 울타리가 된다. 군것질을 좋아하는 사람이 간식을 꺼내 먹으려면 일부러 편의점을 다녀와야 할 정도로 환경을 만들어놓으면, 귀찮아서라도 과자를 먹는 빈도가 줄어들게 되는 식이다. 그러면 습관 회로의 작동 빈도가 줄고, 조금씩 이 회로가 희미해질 수 있다.

장기 보상에 집중하기

나쁜 습관은 당장은 즐겁지만 결국 장기적으로 손해를 초래한다. 그래서 순간의 즉각적 보상에 마음을 빼앗기지 말고 장기적인 이익과 목표에 초점을 맞추는 것이 중요하다. 이를 위한 한 가지 심리 기법으로 미래의 자신과 대화하는 방법이 있다. 지금 당장 유혹을 따르면 잃게 될 것들을 자신에게 상기시키는 것이다. 예를 들어, 담배를 피우고 싶은 충동이 들 때 '지금 이 담배를 피우면 내 폐가 상하고 수명도 줄어들어. 금연을 결심했던 내 목표에 어긋나는 행동이야' 하고 의식적으로 생각을 돌리는 것이다.

이처럼 즉각적 쾌락의 이면에 숨은 장기적 대가를 계속 떠올리면, 눈앞의 유혹이 더 이상 매력적으로 느껴지지 않게 돼 습관 회로의 힘을 이기기가 한층 수월해진다. 반대로 장기적 보상을 더 생생히 느끼도록 상상해보는 것도 도움이 된다. '지금 다이어트에 성공하면 한 달 뒤 건강 검진에서 좋은 결과를 받겠지. 몸이 가벼워지고 자신감도 붙을 거야'라고 미래의 보상을 구체적으로 그려보는 것이다. 이렇듯 미래의 나를 의식하는 습관은 현재의 욕구를 이겨내는 정신적 근력을 길러준다.

마찰 비용 증가시키기

나쁜 습관을 고치기 어렵다면, 일부러 그 행동을 하기 불편하게 만드는 전략도 유용하다. 신호를 숨겨두는 것과 비슷하기도 하면서 약간 다른 방법으로, 좋은 습관은 최대한 쉽게, 나쁜 습관은 최대한 불편하게 만드는 방식을 통해 행동의 진입 장벽을 조절할 수 있다. TV를 지나치게 보는 습관이 있다면, 전원 코드를 뽑아두거나 리모컨을 숨겨두는 등으로 단계를 복잡하게 만드는 것만으로도 시청 시간이 줄어들 수 있다. 온라인 쇼핑을 줄이고 싶다면, 자동 로그인을 해제하고 카드 정보를 지워놓는 등 결제 수단을 일부러 번거롭게 설정해둘 수도 있다.

로그인과 결제가 매우 불편하게 되어 있다는 점에서 매우 편리하게 되어 있는 신규 업체에 밀리고 사세가 기울어진 국내의 대형 인터넷 쇼핑몰들은 그들의 행동이 고객의 쇼핑을 수고롭게 해 쇼핑을 하지 않게 만드는 효과가 있었다는 사실은 몰랐으리라. 하지만 우리는 이러한 불편들이 뇌에 작용하는 특성을 이해하고, 우리 삶에 이용할 수 있다. 작은 불편함이 쌓여 귀찮음, 즉 '마찰'이 커지면 결국 나쁜 습관에서 자연스럽게 멀어질 수 있다.

세계적인 운동선수들의
소박하지만 강력한 생활 루틴

지금까지 스스로를 바라보는 관점에서 시작해 구체적으로 습관 회로를 내 편에 유리하게 활용하는 테크닉들까지 이야기했다. 이런 꾸준한 일상의 습관은 삶의 궤적을 바꾸어놓음으로써 장기적으로는 큰 차이를 만들어낸다. 여기에서는 수영 영웅 마이클 펠프스와 마라톤의 왕 엘리우드 킵초게(Eliud Kipchoge)의 사례를 자세하게 다루어본다.

마이클 펠프스는 어린 시절 코치 밥 보우만의 지도 아래 경기가 없는 날에도 매일 같은 시간에 기상하고 똑같은 절차로 훈련과 몸 관리를 하는 생활을 수년간 지속했다. 특히 마인드 트레이닝 습관으로 유명했는데, 매일 아침과 밤에 잠들기 전 이상적인 경기 모습을 머릿속으로 생생하게 그려보는 시각화 훈련을 습관화했다. 이렇게 머릿속의 비디오테이프를 돌리는 습관을 통해 어떤 상황에서도 차분히 최상의 수행을 할 정신적 준비를 갖춘 것이다.

그는 경기 당일에도 정해진 루틴을 반복했다. 예를 들어, 오전 10시에 경기가 있다면 6시 30분 기상 → 7시 아침 식사 → 8시 스트레칭 → 8시 30분 워밍업 수영 → 9시 15분 수영복 착용 → 9시 35분 경기 전 음악 들으며 이미지 트레이닝… 등의 순서를 이어갔다. 경기 전의 워밍업 루틴도 구체적이었다. 수영장에 도착하면 곧바로 팔, 등, 가슴, 발목, 햄스트링까지 온몸의 주요 부위를 순서대로 풀어주는 정해진 동작들을 수행한 후, 워밍업 세션이 이어졌다. 먼저 800미터 혼영으로 천천히 수영하며 몸을 풀고, 이어서 600미터 킥으로 다리를, 400미터 풀(pull)로 상체를 준비하고, 200미터 드릴(drill)로 기술을 점검하고, 마지막으로 25미터 전력 질주를 여러 차례 실시해 신경계를 자극하고 근육을 경기 속도에 맞게 예열했다. 이런 준비운동 이후 비로소 경기용 수영복을 입고 다음 단계로 넘어갔다.

2008년 베이징 올림픽에서 이러한 습관의 힘이 극적으로 드러난 유명한 일화가 있다. 펠프스는 남자 접영 200미터 결승에서 경기 도중 물안경에 물이 차올라 앞을 볼 수 없는 상황에 놓였다. 대부분의 선수라면 당황해 페이스를 잃었겠지만, 펠프스는 놀랍도록 침착하게 자신의 스트로크를 계속 세면서 마지막 턴까지 나아갔다. 평소 경기 중에 수영복이 찢어지거나 물안경에 문제가 생기는 경우까지 상정해 머릿속으로 연습을 해둔 덕분이었다. 앞이 보이지 않아도 정해진 스트로크 수만큼 나아가면 된다는 것을 알고 있었던 것이다. 결국 펠프스는 그 경기에서 세계신기록으로 금메달을 차지했고, 인터뷰에서 "마치 눈을 감고 헤엄치는 훈련을 해본 것처럼 느껴졌다"라고 소감을 밝히기도 했다. 이처럼 펠프스의 평소 습관화된 준비와 멘탈 관리는 그를 역사상 가장 성공한 수영 선수로 만들었다.

'인간에게 한계는 없다'라는 신념으로 잘 알려진 케냐의 마라토너 엘리우드 킵초게는 습관의 힘을 보여주는 또 다른 주인공이다. 그는 흔히 세계 최고의 마라톤 선수로 불리지만, 정작 그의 일상은 매우 단순하고 소박한 습관들의 연속으로 이루어져 있다. 킵초게는 첨단 장비나 특별한 식단 없이도 본인에게 맞는 기본 루틴을 일관되게 지키는 것이 최고의 비결이라고 강조한다. 실제로 그가 훈련 캠프에서 보내는 하루 일과는, 매일 새벽 5시 45분에 기상해 아침 러닝을 시작하고, 점심 전후로 휴식을 취한 뒤 오후 4시에 다시 러닝을 하는 식으로 돌아간다. 그는 이렇게 주 6일, 하루 2회 훈련을 통해 일주일에 200킬로미터 이상을 달린다. 하루에 마라톤 풀코스에 가까운 거리를 달리는 셈이다.

이처럼 힘든 훈련을 꾸준히 소화하기 위해, 킵초게는 훈련 때 머무르는 캠프에서 절제되고 규칙적인 생활을 유지한다. 캠프에서는 가족과 떨어져 지내며, 아침 운동을 마치면 빨래나 청소 등 허드렛일도 직접 하고 식사 후에는 한두 시간 낮잠을 잔다. 저녁 운동까지 모두 마치면 저녁 식사 후 팀 동료들과 차를 마시며 담소를 나누거나 휴식을 취한다. 특별한 오락이나 야간 활동 없이 밤 9시 전에는 취침에 들어가며, 대략 8~9시간의 숙면을 취하는 것이 원칙이다.

킵초게는 육체적인 훈련만큼이나 정신적인 수양을 중시한다. 그는 자기 절제와 단순한 삶을 좌우명으로 삼고 있는데, "인생에서 중요한 것은 행복이며, 행복의 비결은 차분하고(simple), 단순하며(low-profile) 조용한 삶을 사는 것이다. 단순하게 살고 열심히 훈련하며 정직하게 살면 자유로워진다"라고 인터뷰한 바도 있다. 이러한 철학 속에서 그는 군더더기 없이 담백한 생활을 유지하며 마음의 평정을 찾는다. 캠프에서 돈을 쓸 일도, 화려한 일을 할 것도 없이 지내면서 "나는 그저 인간일 뿐이다. 돈이나 욕심은 떼어놓고 최대한 소박하게 산다"라고 말한다.

또한, 킵초게는 자기 규율(self-discipline)과 긍정적 사고를 중요 가치로 여긴다. 그는 "오직 절제된 사람만이 자유인이다. 절제하지 못하면 그 순간의 기분과 욕구에 자신을 속박시키는 노예가 된다"라고 역설하며, 절제하는 삶이 오히려 자신을 자유롭게 하고 목표에 다가가게 해준다고 말한다. 아마도 그는 매일 40킬로미터쯤 뛰면서 잡곡밥 같은 도파민이 가득한 즐거움이 주는 가치, 과정이 주는 행복감을 늘 깨닫고 몸으로 느끼고 있을 것이다. 킵초게의 명상과 독서 습관도 주목할 만한데, 그는 훈련 사이사이에 휴식을 취할 때 스마트폰이나 TV를 보는 대신 독서나 사색을 즐긴다. 캠프에서는 오후에 휴식할 때 동료들과 대화를 나누거나 책을 읽으며, 아무것도 하지 않는 법에도 익숙하다고 한다. 필요할 때는 아무 생각 없이 조용히 쉬거나, 가벼운 마음으로 차를 마시며 마음을 비우는 시간을 가지며, 몸과 마음을 쉬는 명상의 효과를 얻는다. 이러한 루틴 덕분에 킵초게는 대회 전에도 지나친 긴장이나 흥분을 피하고 평소와 같은 차분한 심리 상태를 유지할 수 있다고 한다.

또 하나 주목할 그의 습관은 자신의 훈련 내용을 빠짐없이 기록하는 것이다. 킵초게는 2003년부터 지금까지 매일 훈련 후에 그날의 거리와 기록, 날씨와 컨디션, 심지어 신발 상태까지 꼼꼼히 노트에 적어온 것으로 유명하다. 이는 자신의 발전을 눈으로 확인하며 동기부여를 유지하는 원동력이 됐다.

킵초게는 식사도 단순하고 담백하게 하는데, 꽤나 저속노화적이다. 장거리 달리기 선수에게 충분한 탄수화물은 필수인데, 그의 주요 섭취 음식은 직접 만든 빵, 현지에서 재배된 과일과 채소, 옥수수로 만든 죽 등이다. 고기도 가끔 소량 섭취하지만 과하지 않게 조절하며, 지방이 많은 음식이나 가공식품을 거의 먹지 않는다. 마나구(managu) 등 녹색 채소나 콩류, 감자 등도 곁들인다. 전체적으로 보면 그의 식사는 현지 농산물 위주의 식물성 식단에 약간의 단백질원이 포함된 형태다. 과식하지 않고, 규칙적으로 먹고, 항상 비슷한 시간대에 적당량을 먹으며, 직접 식재료 손질과 요리에도 참여한다. 준비하고 먹는 과정 역시 마음챙김된 상태로 하고 있음을 짐작해볼 수 있다.

이렇게 매일 아침 일찍 일어나 달리는 습관, 나태함을 허용하지 않는 생활 태도, 자기 자신을 끊임없이 점검하는 자세, 절제되고 마음챙김된 전반적인 삶을 포함한 모든 습관은 그가 인류 최초의 마라톤 2시간 벽 돌파 주자(비공식 기록 1시간 59분 40초)가 되는 데 상당 부분 기여했을 것이다.

펠프스와 킵초게의 사례는 평범한 행동의 비범한 결과를 보여준다. 두 선수 모두 특별한 순간에만 열정을 불태운 것이 아니라, 일상의 과정을 성실히 반복함으로써 장기적인 성취를 이루었다. 작은 습관일지라도 제대로 형성해 지속하면 복리처럼 효과가 쌓여 미래의 큰 변화를 이끌 수 있다. 과정을 즐길 수 있다면 더욱 좋다. 자신이 원하는 더 나은 삶을 만들기 위해 삶을 바라보는 관점과 오늘의 생활환경을 조금 바꾸고, 사소한 좋은 행동 하나를 추가하고, 즉각적인 만족보다는 미래의 성취를 떠올리며, 약간의 불편함을 경험해보면 어떨까? 지금 시작한 좋은 습관이 먼 훗날 놀라운 편안함으로 돌아올 것이다.

나가며 ——— # 삶이라는 나무를 건강하게 가꾸기 위한 마음

"마음이 모든 것이다.
당신은 당신이 생각하는 것이 된다."
_붓다

봄이 오는 소리가 들리는 듯 마는 듯한 3월의 토요일. 아침 5시 50분에 일어나 정확히 6시 2분이면 늘 집을 나서는 아내를 배웅한다. 올리브 오일을 넣은 커피를 마시며 새벽의 정적 속에서 글을 쓴다. 두 시간의 몰입을 마칠 즈음 아들이 눈을 비비며 일어난다. 아들을 수영장에 보내고 한강으로 나가 단골로 뛰는 왕복 14킬로미터의 코스를 달린다. 페이스가 슬슬 올라올 무렵, KBS 클래식 FM 〈신윤주의 가정음악〉에서는 다니엘 바렌보임(Daniel Barenboim)이 지휘한 카미유 생상스(Camille Saint-Saëns)의 교향곡 제3번 〈오르간〉의 2악장 후반부가 시작된다. 장엄한 파이프오르간의 하모니로 시작되는 부분이다. 개

인적으로는 2007년 여름, 한 아마추어 연주 단체를 통해 이 곡의 연주에 참여한 적이 있어 더욱 애착이 가는 곡이다. 여건상 당시에는 파이프 오르간이 있는 홀에서 연주할 수가 없어서 전자식 오르간을 썼음에도, 무대에서 경험한 감동은 상상 이상이었다.

이 곡은 여러 좋은 레코딩이 있지만, 그중 내가 가장 좋아하는 레코딩은 강력한 시카고 심포니 오케스트라의 금관에 샤르트르 대성당의 파이프오르간 사운드를 입혀놓은 바렌보임의 연주다. 곡의 마지막 페이지, 파이프오르간의 거대한 '도-시-라-솔-파-미-레-도' 하강 멜로디와 트럼펫의 팡파르, 팀파니의 포르티시모 솔로가 피날레를 향한다. 러너스 하이를 느끼며 바람을 맞는 와중에 더해진 도파민 속에서 법열(ecstatic)의 눈물이 흐르는 것을 억제하기란 어렵다. 무척 오래간만에 느끼는, 코르티솔이 착 가라앉아 있는 상태에서의 황홀경이다. 잘 잤고, 몰입도 했고, 몸도 움직였고, 즐거움도 느끼는, 모든 것이 완벽하지만 아주 사치스러운 아침이다. 책의 초고를 거의 다 마무리했던 이날 아침의 경험으로, 나는 내 삶의 방향을 바꾸는 결정을 내렸다.

그동안 저속노화나 건강에 대해 수많은 사람의 관심과 질문, 때로는 냉소를 접하며, 저속노화가 어떻게 사람과 사회에 적용돼야 할지에 대해 스스로에게 수없이 물었다. '나는 왜 이 일, 즉 사람들에게 카산드라처럼 건강을 챙기시라 목 놓아 외치는 일을 하고 있을까?' 돌아보면, 연구자로서의 이상을 실현하고 싶었던 욕심이 첫 시작이다.

노인의학(geriatrics)에 대해 관심을 가진 것은 학생 시절에 호른 연습을 통해 느꼈던 근력 유지의 어려움과 이에 따른 근감소증 연구에 대한 호기심, 그리고 병력이 복잡한 환자에게서 오히려 약을 정리하는 등과 같이 내과학 수업에서는 경험하기 어려운 노인의학적 접근을 통해 빠르게 환자가 좋아지는 것을 경험하면서부터였다. 논문을 쓰기 시작하면서 우리나라가 어떤 방향으로 나이 들어가고 있는지에 대한 거시적 데이터를 보기 시작한 것은 2012년 즈음이다. 미리 고령사회를 경험한 일본의 논문들은 배울 점이 많았다. 연구자들이 관찰 연구에서 발견한 사실을 통해 소규모 중재 연구를 설계했고, 그 결과를 이해한 정부 관료들은 조금 더 큰 실증 연구를 진행했으며, 연구의 발견은 국가 수준의 정책 의사결정으로 이어졌다. 일본의 빠른 고령화는 전인미답의 수준이었고 다른 참고할 만한 나라가 없었기에, 기술 관료들과 연구자들이 무엇이든 해야 했다. 그렇게 젊은 사람들은 대사 건강을 관리해서 조기의 만성질환 발생을 예방하도록(저속노화) 하고, 연배가 있으신 분들은 열심히 근력 운동과 인지 활동, 사회 참여 활동을 해서 치매와 노쇠, 요양 시설 입소를 막도록 하는 여러 정책들이 만들어졌다.

당시 초짜 연구자였던 내가 보기에, 우리나라는 일본보다 인구구조가 더 빨리 변하고 있었고(지금도 마찬가지다), 우리는 옆 나라보다 더 빠르게 과학적 증거들을 축적해 정책으로 변모시킬 필요가 있었다. 동료 연구자들과 지역사회에서 관찰 연구를 수행할 수 있는 코호트를 만들었고, 이 중 일부 인구 집단에는 운동, 영양, 정신 건강, 질병, 사회복지 등 그야말로 4M에 해당하는 복합 중재 서비스를 제공하기도 했다. 이러한 복합 중재 서비스가 다른 나라들에서 관찰한 것만큼, 또는 그 이상의 강력한 효과가 있었음은 두말할 나위도 없다. 사망이나 기관 입소를 예방했고, 신체 기능을 개선할 수 있었다. 다른 나라는 다 하고, 우리나라에서도 효과가 있는데, 그렇다면 당연히 정책화를 해야 하지 않을까?

...

2017년 즈음, 계산해보니 2025년 정도가 되면 일상생활(먹기, 대소변 가리기 등 가장 기본적인 활동들)과 도구적 일상생활(병원 가기, 집안일 하기 등 일상생활보다 조금 더 어렵지만 독립적인 삶에 필요한 활동들) 중 하나라도 문제가 돼서 돌봄 요구가 필요하게 되리라고 판단되는 인구가 150만 명에 달할 것으로 보였다. 실제 노인장기요양보험 통계연보에서, 2023년 등급판정자 수는 약 124만 명으로, 전년 대비 6.7퍼센트 증가했다. 내 예측과 크게 다르지 않은 결과가 펼쳐지고 있는데, 앞으로는 상황이 더 나빠질 예정이다. 실제로 한국은행은 2040년대에 들어서면 돌봄 요구와 돌봄 서비스직 공급의 격차가 극심할 것으로 예측하고 있고, 월평균 간병비(370만 원)는 고령가구 중위소득의 1.7배 수준으로, 사회적으로 큰 부담으로 작용할 것으로 보고 있다. 재미있는 것은 한국은행이 제시하는 솔루션이다. 한국은행은 돌봄 예방에 대한 이야기, WHO의 권고나 다른 선진국의 다양한 노력 등은 일언반구 없이 외국인 노동자를 최저임금 차등 적용 등을 통해 대량 수입하는 것을 대안으로 제시했다.

그림 21. 돌봄 서비스직 노동 수급 전망

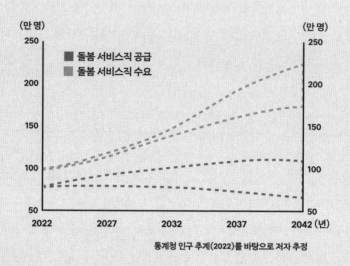

통계청 인구 추계(2022)를 바탕으로 저자 추정

박사 과정을 마칠 무렵부터 수많은 사람을 만나고 설득했다. 지역사
회에서 할 수 있는 것들, 의료와 돌봄 사이에서 불필요한 기능 저하를 막
기 위해 할 수 있는 것들이 너무나 많았다. 수많은 회의에 나갔고, 끝도
없이 많은 발제와 강의를 했다. 회의에 나가 보면 현실에서 유리된 채 뜬
구름을 잡는 교수들이나 본인이 대변하는 이익 단체의 말을 앵무새처럼
반복하는 이들, 현상의 문제들이 유지돼야 스스로의 가치가 유지될 수
있는, 소위 '프래질리스타'들이 이미 꽉 잡고 있었다. 공무원은 지금 하
는 일을 하기에도 바쁘고 정신이 없는 데다, 보건복지부의 조직 구조는

아주 잘게 쪼개져 있어서, 심지어 비슷한 사업을 이 과에서도 저 과에서도 서로 모르는 상태로 진행하고 있었다. 과장이나 사무관은 1~2년 만에 부서를 옮기니, 매번 똑같은 설명을 해주면서도 영문도 모르는 비전문가를 대상으로 억지 강의를 하는 느낌이었다. 의료와 돌봄을 아우른다거나, '노쇠'라는 익숙하지 않은 개념을 예방해야 된다는 이야기는 아무리 자세히 설명한들 먹혀들지 않았다. '돌봄 예방'은 일본에서는 아주 익숙한 단어이지만, 우리나라에서는 외계어 취급을 받았다.

나는 논문 하나하나를 계단 한 개로 생각한다. 이 생각은 지금도 마찬가지다. 테마주를 따르듯 학계에서 뜨는 분야를 치고 빠지듯 연구하는 교수들도 있지만, 예를 들어 내가 지금까지도 가장 관심을 가지는 주제인 사람의 '신체 기능' 한 분야만 하더라도 지금 내가 아는 것(known known)과, 무엇을 모르는지 아는 것(known unknown), 무엇을 모르는지도 모르는 것(unknown unknown)에 대한 지도가 머릿속에 펼쳐져 있으니, 조금씩 미답의 영역을 밝혀가는 과정은 의미가 있다.

황당하게 들리겠지만, 사람의 평균 걷는 속도를 측정하는 데 고려해야 되는 '초기 가속 구간(거리)'이 몇 미터일지를 두고 연구자들 사이에 논란이 있다. 이를 해결하려면 시간 해상도가 아주 좋으면서도 걸음에 영향을 주지 않을 수 있는 측정 도구가 필요하다. 앞서 언급한 미국의 할아버지 멘토 선생님도 이 질문을 해결하고 싶어 했는데, 군사용 도플러 레이더를 구해서(역시 미국이다!) 실험을 시도할 정도였다. 나는 자율주행 자동차에 사용되는 라이다(LiDAR) 센서가 해법일 수 있다고 생각했다. 이를 이용해 연구에 착수한 것이 2017년 즈음이다. 이 연구 과정에서 보행 분석 등에 대한 여러 기술적인 논문을 썼고, 가장 최종적인 결과는 2024년에 얻게 됐다. 일본 연구자들은 가속 구간이 2미터 이상 필요하다고 보고 아주 긴 거리를 측정해야만 보행 속도를 제대로 측정할 수 있다고 생각했는데, 센서 데이터를 보니 의외로 1미터 이하로도 충분했다. 물론 이런 주제에 관심을 가지는 연구는 극소수이니, 인용 지수가 높아 아주 유명한 과학 저널에 논문이 게재되기는 어렵다. 하지만 사람의 보행 속도를 측정하는 방법과 관련해서는 중요한 발견으로 볼 수 있을 것이다. 이런 식으로, 하나씩 계단을 쌓듯 증거를 만들면 세상을 바꿀 수 있다고 순진하게 생각했다.

그러나 우리나라에서 정책이 만들어지는 양상은 사뭇 달랐다. 논문한 무더기를 들고 찾아가 열심히 발표를 해도 소용이 없었다. 관료들은 '워낙에' 중독증에 빠져 있었다. 원래부터 그래 왔고, 바꾸기는 어렵다는 것이다. 그 '원래'라는 것이 무엇이든 위로 올라가면 고작 10~20년 정도의 역사를 가지고 있을 뿐이며, 그조차도 당시에 급한 사안이 생기자 누더기처럼 만들어진 것이 많은데, 이들은 마치 고려 시대나 그 이전부터 인간이라면 응당 지켜야 할 원칙이었던 양 거드름을 피우는 경우가 많았다. 나라 안팎의 거대 국면이 급변하고 있는데, 한 단어의 성리학적 해석을 놓고 끊임없이 싸우던 조선 시대의 양반들이 떠올랐다. 관료들을 만날 때마다 〈허생전〉의 마지막 부분을 자주 떠올렸다. 하지만 내가 허생이었다면, 칼을 휘두르는 정도에 머무르지 않았을 것이다. 조금 더

쿠엔틴 타란티노적인 상상을 해본다.

그러나 내가 〈장고: 분노의 추격자〉나 〈킬 빌〉을 찍을 수는 없지 않은가. 그러다가 지금으로서는 또 나이브하다 할 만한 생각이 떠올랐다. '글을 쓰자!' 관료나 교수들은 그렇지 않더라도, 워드프로세서는 내 말을 들어준다. 논문의 마지막 부분을 쓰며 도파민을 느끼다가 글쓰기가 막히면 달리기를 하러 나가는 것이 삶의 낙이었다. 그런 경험들을 모아 책을 쓰면 사람들이 읽어주고, 생각을 바꿔주지 않을까? 그렇게 쓴 책이 《지속가능한 나이듦》이다. 책을 쓴 의도를 이야기하자, 과학기술 정책을 전공한 친구가 껄껄 비웃었다. 책을 누가 보냐는 말이었다. 친구의 말마따나 첫 책은 큰 반향을 일으키진 못하는 듯했다.

. . .

이후 두 번째 책 《당신도 느리게 나이 들 수 있습니다》를 쓰고, 그 무렵 막 출시된 챗GPT에게 당시 내 고민을 상담해봤다. 챗GPT는 망설임 없이 대답했다. '일단 좀 유명해져야 되실 것 같은데, 그러려면 SNS를 좀 하셔야 될 것 같수다. 내가 방법을 알려드릴게.' 나는 챗GPT가 시킨 대로 움직여봤다. 책의 내용을 힐고 요약해서 트위터에 올리고, 당시 내가 팔로우하는 사람 중에서 가장 유명인이던 KBS의 박대기 기자를 비롯해 다양한 사람들에게 리트윗을 부탁했다. 이 시점에 나는 '대조군 없는 사회 실험'을 하기로 마음먹었다. 어차피 보건복지부 장관이 TV에 나와서 콜라를 마시지 말라고 한들 누가 듣겠는가. 정책을 만들 수 없다면 내가 사람들을 바꾸고야 말겠다는 확신을 가졌다. 우리나라 사람들은 아주 잘 바뀌고, 나라가 뭐라 하지 않아도 좋은 것은 빠르게 받아들이는 장점이 있음을 감안했다. 젊은이들이 누가 시키지 않아도 투자 등 은퇴 준비에 열심인 것에서 희망을 봤다.

처음에는 정공법으로 '단순당과 정제곡물을 피하세요'라고 했더니 저항이 만만찮았다. '산속으로 사라져라' 하는 투였다. 따가운 반응이었지만, 국민건강영양조사 등 매크로 데이터에서 관찰 가능한 정도로 사람들의 삶에 건강한 선순환의 변곡점을 만들고 싶은 마음이 사그라들지 않았다. 그렇다면 나의 에고(ego) 따위는 무슨 상관인가. 이윽고 저속노화를 재미있게, 즐겁게, 패셔너블하게 포장하려고 노력했다. 그러다 보니 부작용이 따랐다. '들어가며'에서 언급한 것처럼, 저속노화를 오해하거나 오용하거나, 저속하게 사용하는 사례가 늘었다. 미디어는 나를 이용해서 트래픽을 끌어내는 일에만 관심이 있었기에, 내가 가장 그러지 않았으면 하는 방식으로 얼개를 짜고, 편집을 했다.

미디어의 논리에 의해 거두절미되지 않고 내 멋대로 다큐를 찍을 수 있는 노잼 채널이 하나 필요했다. 볼 사람이라도 보면 되지 않겠는가. 그렇게 유튜브 채널 '정희원의 저속노화'를 만들었다. 내 방식대로, 노잼인 연구 증거까지 줄줄 읊어가며 말할 수 있는 것 외에도 영상을 통해 대중과 소통하는 일은 몇 가지 의미가 더 있었다. 먼저, 이 확성기는 꽤 멀리까지 도달한다는 점이다. 진료실에서 하루 6~7명의 신규 환자를 본다고 치면 매년 2000명 정도의 사람들을 새로 만날 수 있지만, 영상이라면 나의 메시지를 100만 명 가까이도 볼 수 있다. 영상은 댓글을 통한 소통이 수반되기에 사람들이 궁금해하는 것들을 더 많이 알아챌 수 있는 기회도 제공해준다. 비판과 비난을 기분 나쁘게 받아들일 수도 있겠지만, 오히려 부정적인 피드백이 많은 아이디어를 주기도 한다.

한편, 사람들과 소통하게 되면서 그들의 실생활에 조금 더 큰 영향을 줄 수 있게 됐다는 생각도 한다. 혹자는 나를 백종원에 비교해 '흑종원'이 되려는 게 아니냐고 묻기도 한다. 한쪽에서 설탕을 쏟아부어 온 나라의 음식이 더 달아지도록 만들 수 있었다면, 나는 사람들이 자연스러운 입맛의 선순환을 되찾게 만들 수 있다고도 믿는다. 그렇게 즉석밥이나 편의점 도시락에 변화를 주거나, 건강한 식당을 큐레이션하는 시도들도 하게 됐다. 개인은 사회와 상호작용하며, 가속노화의 삶을 사는 개인이 모인 사회는 가속노화를 강요할 수 있다. 하지만 사회의 환경을 저속노화적으로 바꾼다면 개인과 사회가 선순환을 이룰 수 있다는 믿음에서다.

그러는 과정에서 나의 삶에 대한 관점도 바뀌었다. 내과 의사로서 수련하는 과정 속에서, '노(No)'는 없었다. 시키면 다 했고, 그래야 훌륭한 사람으로 인정받았다. 상급 종합병원의 의사로서 교육, 연구, 진료의 균형, 일과 삶의 균형을 나름대로 찾아가고 있다고 믿었지만, 당직과 외래 진료를 병행해야 했던 지난 1년의 경험은 개인적으로 많은 교훈을 주었다. 더 이상은 병원에서 밤을 보낸 후 외래 진료를 이어가기 어렵다고 판단했고, 짧은 휴식 기간을 얻었다. 휴식 기간 중 망가져버렸던 생활 습관은 저절로 원래 자리를 찾아갔다. 지난 1년간 특히 긴장감이 감돌던 가족의 식사 시간과 저녁 시간이 훨씬 평화로워졌다. 그동안 과활성화된 나의 편도체가 긴장을 전염시키고 있었던 것이다. 생상스 교향곡 제3번의 피날레를 듣던 토요일, 나는 내가 생각하는 연구자의 삶을 이제 직접 만들어나간다는 확신을 가졌다.

...

몇 년 전 일이다. 친구와 저녁을 먹으며 만약 1조 원이 갑자기 생긴다면 무엇을 할지에 대해 이야기를 나눴다. 모든 금전적 제약이 사라지는 경우를 상정해본 것이다. 친구는 여전히 지금 하는 무역업을 하겠다고 했다. 잠시 곰곰 생각해보니 미국의 의사과학자들과 비슷한 삶을 살고 싶었다. 일주일에 하루 정도는 진료를 하고, 나머지 시간 동안은 연구에 몰입하는 삶. 논문과 교과서, 대중서를 쓰기도 하고, 가끔은 스튜디오를 찾아 영상을 찍고 대중 강연도 하는 삶. 아직까지 이런 직무 포트폴리오를 허용하는 상급 종합병원은 국내에 없다. 그렇다면 1조 원이 이미 내 수중에 있다고 가정하고 스스로 그렇게 살면 그만이다.

앞으로도 그저 달리고, 쓰고, 생각하고, 가족과 함께 쉬면서 잡곡밥 같은 도파민으로 가득 찬 삶을 꾸려가볼 생각이다. 달리고, 쓰고, 생각하는 데는 별로 돈이 들지 않는다. 이 결론을 내렸던, 앞서 이야기한 생상스 교향곡 제3번의 피날레를 들었던 토요일, 또 다른 친구에게 지난 1년의 삶이 마치 〈쇼생크 탈출〉은 아니었을까 싶다고 말했다. 그는 내 말을 정정했다. 오히려 〈트루먼 쇼〉라고. 미련하게 그걸 이제야 알았냐고. 매주 60~70시간을 진료에 쏟아붓는 과로 상태에서는 자기돌봄이 어렵고, 자기돌봄이 어려우면 자기효능감을 얻기도 어렵다. 이 악순환을 방기하던 것에 시스템 탓만을 할 필요도 없다. 내가 왜곡된, 삶을 바라보는 관점과 삶을 운영하는 원칙을 가지고 있었던 것일 뿐이다.

지금까지 개인과 사회가 왜 저속노화를 바르게 이해하는 일을 거부하는지, 또는 저속노화를 실천하지 못하는지에 대한 나의 지난 2년여간의 고민을 털어놓았다. 고민의 답을 찾아가는 과정에서 나는 무엇이 저속노화인지를 조금 더 잘 알게 된 것 같다. 저속노화는 렌틸콩도 아니고, 기능성 화장품도 아니다. 브라이언 존슨은 저속노화좌가 아니다. 저속노화는 삶이라는 나무이며, 마인드셋이다. 여러분의 행복한 저속노화를 응원한다.

나는 잘 망가지는 사람이다. 골디락스 지점에 머무르면 꽤 괜찮은 생산성을 가질 수 있고, 생활습관도 나쁘지 않게 유지된다. 안전 마진이 사라지면 몇 주 정도는 버티지만, 그 이상이 되면 모든 것이 악순환에 빠진다. 경험상 수면 부족과 스트레스, 술의 악순환이 최악의 트리거였다. 이렇게 자기돌봄이 깨져버리면 '뇌 썩음' 상태가 돼서 읽고 쓰는 일이 어려워지며, 연구자로서의 자기효능감이 바닥으로 떨어진다. 나는 그러한 상황에서 벗어나거나, 또는 악순환으로 빠지지 않기 위한 루틴을 오랫동안 만들고 수정해왔다. 지금까지 만들어냈던 논문, 연구 계획서, 보고서나 단행본을 비롯한 여러 결과물 중 상태가 비교적 나쁘지 않은 것들은 이런 루틴이 어느 정도 잘 잡혀 있었을 때의 결과다.

저속노화에 대해 꾸준히 이야기를 하다 보니 내가 뭘 먹는지, 몇 시간 자는지에 대해서 특히 많은 사람이 질문하는데, 다음의 루틴이 참고가 될 것 같아 공유해본다. 이 루틴에는 어떤 과학적 근거가 있는 것은 아니며, 개인적으로 골디락스 지점을 찾기 위해 여러 경험을 하며 도달한 방식일 뿐이라는 점을 고려하길 바란다. 또한, 주로 진료를 할 때보다 연구에 집중할 때의 루틴이라 업무 시간이 긴 직장인에게는 다소 비현실적일 수 있다.

기본

- 7시간 이상 자는 상태를 유지한다.
- 자기 전에는 빈속이 좋다.
- 저녁에는 카페인이 없는 허브차를 마신다.
- 술은 수면의 질을 떨어뜨리므로 저녁 식사 자리에서 약간만 마시는 것이 좋다.

아침에 일어나서 해야 하는 것들

- 브리지와 플랭크, 리버스 플랭크, 물구나무서기, 턱걸이를 한다.
- 상체와 하체 스트레칭을 가볍게 한다.
- 잠시 마음챙김 명상을 한다.
- 올리브 오일과 MCT 오일을 약간씩 넣은 커피를 한 잔 마신다.
- 또는 통상적인 아침(계란 등 단백질과 채소, 두유 라테가 포함된 식사)을 먹는다.
- 아침에 신체 활동을 계획한 경우라면, 렌틸귀리잡곡밥을 비롯한 식사를 든든하게 한다.

몰입 사이클

- 전날에 술을 마시면 몰입이 어렵다.
- 달리기를 하지 않고 48시간이 경과되면 몰입이 어렵다. '운동된' 몸의 상태가 필요하다.
- 알렉산더 테크닉을 활용해서 전체적인 근육의 긴장을 이완하는 것이 좋다.
- 스마트폰은 먼 곳에 둔다.
- 아침에 몰입하는 경우에는 올리브 오일과 MCT 오일을 넣은 커피만 마시거나 두유 라테만 마시는 것이 편하다.
- 머리를 써야 할 때 단순당과 정제곡물, 가공육을 섭취하는 것은 좋지 않다.
- 최대 1시간 반에서 2시간을 블록으로 일하되, 25분 또는 45분마다 잠깐씩 몸을 풀어준다.
- 몸을 풀어줄 때는 세미수파인(semi supine) 자세로 휴식을 취하거나, 스트레칭을 수행하거나, 편안하게 누워 마음챙김 명상을 하거나, 잠깐 걷는다.
- 몰입의 블록이 끝나면 길게 쉰다. 달리기 등 운동을 하거나, 악기 연습을 하거나, 잠을 잔다.

자기 전의 루틴

- 스트레칭과 가벼운 맨몸 운동을 한다.
- 조용하고 어두운 환경에서 책을 읽는다.

- 스트레칭과 코어 운동은 매일 한다.
- 주 2회 정도는 데드리프트와 스쿼트, 벤치프레스를 기본으로 다양한 전신 중량 운동을 한다.
- 경험적으로 매주 50킬로미터 정도를 달리면 컨디션과 생산성이 가장 좋다.
- 크로스 트레이닝으로 수영을 한다.
- 꾸준히 호른 연습을 한다.
- 국문과 영문으로 된 다양한 글을 계속 읽고 쓴다.

식사

- 저속노화 식사법의 기본을 가급적 따른다.
- 아침은 앞서 기술한 바대로 챙긴다.
- 운동량에 따라 충분한 탄수화물과 단백질을 챙긴다.
- 점심은 샐러드 또는 잡곡밥으로 간단히 먹는다.
- 저녁은 자유롭게 하되, 과식은 삼간다.

참고 문헌[*]

1장 저속노화를 실천하기 싫은 사람에게

오해 1. "워런 버핏은 콜라 먹고 장수한다."

- Argentieri MA, Amin N, Nevado-Holgado AJ, Sproviero W, Collister JA, Keestra SM, Kuilman MM, Ginos BNR, Ghanbari M, Doherty A, Hunter DJ, Alvergne A, van Duijn CM. Integrating the environmental and genetic architectures of aging and mortality. Nat Med. 2025 Feb 19.
- Backeström A, Papadopoulos K, Eriksson S, Olsson T, Andersson M, Blennow K, Zetterberg H, Nyberg L, Rolandsson O. Acute hyperglycaemia leads to altered frontal lobe brain activity and reduced working memory in type 2 diabetes. PLoS One. 2021 Mar 19;16(3):e0247753.
- Bhave VM, Oladele CR, Ament Z, Kijpaisalratana N, Jones AC, Couch CA, Patki A, Garcia Guarniz AL, Bennett A, Crowe M, Irvin MR, Kimberly WT. Associations between ultra-processed food consumption and adverse brain health outcomes. Neurology. 2024 Jun 11;102(11):e209432.

- 제한된 지면을 고려해 책에서 직접적으로 언급된 연구나 주요 내용과 관련된 중요한 논문들을 위주로 정리했다. 각 챕터 내에서, 제1저자 이름의 알파벳 순서로 나열했다.

- Elwood P, Galante J, Pickering J, Palmer S, Bayer A, Ben-Shlomo Y, Longley M, Gallacher J. Healthy lifestyles reduce the incidence of chronic diseases and dementia: evidence from the Caerphilly cohort study. PLoS One. 2013 Dec 9;8(12):e81877.
- Ersner-Hershfield H, Wimmer GE, Knutson B. Saving for the future self: neural measures of future self-continuity predict temporal discounting. Soc Cogn Affect Neurosci. 2009 Mar;4(1):85-92.
- Gangwisch JE, Hale L, Garcia L, Malaspina D, Opler MG, Payne ME, Rossom RC, Lane D. High glycemic index diet as a risk factor for depression: analyses from the Women's Health Initiative. Am J Clin Nutr. 2015 Aug;102(2):454-463.
- Gonçalves NG, Ferreira NV, Khandpur N, Martinez Steele E, Levy RB, Lotufo PA, Bensenor IM, Caramelli P, Matos SMA, Marchioni DM, Suemoto CK. Association between consumption of ultraprocessed foods and cognitive decline. JAMA Neurol. 2023 Feb 1;80(2):142-150.
- Henney AE, Gillespie CS, Alam U, Hydes TJ, Mackay CE, Cuthbertson DJ. High intake of ultra-processed food is associated with dementia in adults: a systematic review and meta-analysis of observational studies. J Neurol. 2023 Oct 13;271(1):198-210.
- Herskind AM, McGue M, Holm NV, Sørensen TI, Harvald B, Vaupel JW. The heritability of human longevity: a population-based study of 2872 Danish twin pairs born 1870-1900. Hum Genet. 1996 Mar;97(3):319-323.
- Li Y, Pan A, Wang DD, Liu X, Dhana K, Franco OH, Kaptoge S, Di Angelantonio E, Stampfer MJ, Willett WC, Hu FB. Impact of healthy lifestyle factors on life expectancies in the US population. Circulation. 2018 Jul 24;138(4):345-355.
- Lourida I, Hannon E, Littlejohns TJ, Langa KM, Hyppönen E, Kuzma E, Llewellyn DJ. Association of lifestyle and genetic risk with incidence of dementia. JAMA. 2019 Aug 6;322(5):430-437.
- Passarino G, De Rango F, Montesanto A. Human longevity: Genetics or Lifestyle? It takes two to tango. Immun Ageing. 2016 Apr 5;13:12.
- Rutchick AM, Slepian ML, Reyes MO, Pleskus LN, Hershfield HE. Future self-

continuity is associated with improved health and increases exercise behavior. J Exp Psychol Appl. 2018 Mar;24(1):72-80.

- Sedikides C, Hong EK, Wildschut T. Self-Continuity. Annu Rev Psychol. 2023;74:333-361.

오해 2. "건강한 루틴은 지루하고 재미없다."

- Barr AM, Markou A. Psychostimulant withdrawal as an inducing condition in animal models of depression. Neurosci Biobehav Rev. 2005;29(5):675-706.
- Everitt BJ, Robbins TW. Neural systems of reinforcement for drug addiction: from actions to habits to compulsion. Nat Neurosci. 2005;8(11):1481-9.
- Graybiel AM. Habits, rituals, and the evaluative brain. Annu Rev Neurosci. 2008;31:359-87.
- Hyman SE, Malenka RC, Nestler EJ. Neural mechanisms of addiction: the role of reward-related learning and memory. Annu Rev Neurosci. 2006;29:565-98.
- Kalivas PW, Volkow ND. The neural basis of addiction: a pathology of motivation and choice. Am J Psychiatry. 2005;162(8):1403-13.
- Koepp MJ, Gunn RN, Lawrence AD, Cunningham VJ, Dagher A, Jones T, et al. Evidence for striatal dopamine release during a video game. Nature. 1998;393(6682):266-8.
- Olds J, Milner P. Positive reinforcement produced by electrical stimulation of septal area and other regions of rat brain. J Comp Physiol Psychol. 1954;47(6):419-27.
- Robinson TE, Berridge KC. The neural basis of drug craving: an incentive-sensitization theory of addiction. Brain Res Brain Res Rev. 1993;18(3):247-91.
- Schultz W, Dayan P, Montague PR. A neural substrate of prediction and reward. Science. 1997;275(5306):1593-9.
- Volkow ND, Li TK. Drug addiction: the neurobiology of behaviour gone awry. Nat Rev Neurosci. 2004;5(12):963-70.
- Volkow ND, Wang GJ, Fowler JS, Tomasi D, Telang F. Addiction: beyond dopamine

reward circuitry. Proc Natl Acad Sci U S A. 2011;108(37):15037-42.

- Wise RA. Neuroleptics and operant behavior: the anhedonia hypothesis. Behav Brain Sci. 1982;5(1):39-53.

오해 3. "저속노화는 자연을 거스르는 일이다."

- Butler RN, Age-ism: another form of bigotry. Gerontologist. 1969;9(4):243–246.
- Chang ES, Kannoth S, Levy S, Wang SY, Lee JE, Levy BR. Global reach of ageism on older persons' health: a systematic review. PLoS One. 2020;15(1):e0220857.
- Fontana L, Partridge L, Longo VD. Extending healthy life span—from yeast to humans. Science. 2010;328(5976):321–326.
- Fries JF, Aging, natural death, and the compression of morbidity. N Engl J Med. 1980;303(3):130–135.
- Levy BR, Langer EJ. Aging free from negative stereotypes: successful memory in China and among the American deaf. J Pers Soc Psychol. 1994;66(6):989–997.
- Levy BR, Slade MD, Kunkel SR, Kasl SV. Longevity increased by positive self-perceptions of aging. J Pers Soc Psychol. 2002 Aug;83(2):261–70.
- López-Otín C, Blasco MA, Partridge L, Serrano M, Kroemer G. The hallmarks of aging. Cell. 2013;153(6):1194–1217.
- Olshansky SJ, Hayflick L, Carnes BA. No truth to the fountain of youth. Sci Am. 2002;286(6):92–95.
- Paffenbarger RS Jr, Hyde RT, Wing AL, Hsieh CC. Physical activity, all-cause mortality, and longevity of college alumni. N Engl J Med. 1986;314(10):605–613.
- Rowe JW, Kahn RL. Human aging: usual and successful. Science. 1987;237(4811):143–149.
- Stephan Y, Sutin AR, Terracciano A. Subjective age and mortality in three longitudinal samples. Psychosom Med. 2018;80(7):659–664.
- Thorpe AM, Pearson JF, Schluter PJ, Spittlehouse JK, Joyce PR. Attitudes to aging in midlife are related to health conditions and mood. Int Psychogeriatr. 2014

Dec;26(12):2061–71.

- Trichopoulou A, Orfanos P, Norat T, et al. Modified Mediterranean diet and survival: EPIC-elderly prospective cohort study. BMJ. 2005;330(7498):991.

오해 4. "어린이와 노화는 관계가 없다."

- Biro FM, Wien M. Childhood obesity and adult morbidities. Am J Clin Nutr. 2010 May;91(5):1499S-1505S.
- Blagosklonny MV. The hyperfunction theory of aging: three common misconceptions. Oncoscience. 2021 Sep 17;8:103-107.
- Brown-Borg HM, Borg KE, Meliska CJ, Bartke A. Dwarf mice and the ageing process. Nature. 1996 Nov 7;384(6604):33.
- Brown-Borg HM, Rakoczy SG, Wonderlich JA, Rojanathammanee L, Kopchick JJ, Armstrong V, Raasakka D. Growth hormone signaling is necessary for lifespan extension by dietary methionine. Aging Cell. 2014 Dec;13(6):1019-27.
- Buxton JL, Walters RG, Visvikis-Siest S, Meyre D, Froguel P, Blakemore AI. Childhood obesity is associated with shorter leukocyte telomere length. J Clin Endocrinol Metab. 2011 May;96(5):1500-5.
- Etzel L, Hastings WJ, Hall MA, Heim CM, Meaney MJ, Noll JG, O'Donnell KJ, Pokhvisneva I, Rose EJ, Schreier HMC, Shenk CE, Shalev I. Obesity and accelerated epigenetic aging in a high-risk cohort of children. Sci Rep. 2022 May 18;12(1):8328.
- He Q, Morris BJ, Grove JS, Petrovitch H, Ross W, Masaki KH, Rodriguez B, Chen R, Donlon TA, Willcox DC, Willcox BJ. Shorter men live longer: association of height with longevity and FOXO3 genotype in American men of Japanese ancestry. PLoS One. 2014 May 7;9(5):e94385.
- Kelsey MM, Zaepfel A, Bjornstad P, Nadeau KJ. Age-related consequences of childhood obesity. Gerontology. 2014;60(3):222-8.
- Kenyon C, Chang J, Gensch E, Rudner A, Tabtiang R. A C. elegans mutant that lives twice as long as wild type. Nature. 1993 Dec 2;366(6454):461-4.

- Langley-Evans SC. Nutrition in early life and the programming of adult disease: a review. J Hum Nutr Diet. 2015 Jan;28 Suppl 1:1-14.
- Saxton RA, Sabatini DM. mTOR Signaling in Growth, Metabolism, and Disease. Cell. 2017 Mar 9;168(6):960-976. Erratum in: Cell. 2017 Apr 6;169(2):361-371.
- Suh Y, Atzmon G, Cho MO, Hwang D, Liu B, Leahy DJ, Barzilai N, Cohen P. Functionally significant insulin-like growth factor I receptor mutations in centenarians. Proc Natl Acad Sci U S A. 2008 Mar 4;105(9):3438-42.
- Twig G, Yaniv G, Levine H, Leiba A, Goldberger N, Derazne E, Ben-Ami Shor D, Tzur D, Afek A, Shamiss A, Haklai Z, Kark JD. Body-Mass Index in 2.3 Million Adolescents and Cardiovascular Death in Adulthood. N Engl J Med. 2016 Jun 23;374(25):2430-40.

오해 5. "유튜브에 있는 건강 정보는 다 맞다."

- Antman EM, Lau J, Kupelnick B, Mosteller F, Chalmers TC. A comparison of results of meta-analyses of randomized control trials and recommendations of clinical experts: treatments for myocardial infarction. JAMA. 1992;268(2):240-8.
- Bastian H, Glasziou P, Chalmers I. Seventy-five trials and eleven systematic reviews a day: how will we ever keep up? PLoS Med. 2010;7(9):e1000326.
- Bothwell LE, Podolsky SH. The emergence of the randomized, controlled trial. N Engl J Med. 2016;375(6):501-4.
- Djulbegovic B, Guyatt GH. Progress in evidence-based medicine: a quarter century on. Lancet. 2017;390(10092):415-423.
- Doll R, Hill AB. Smoking and carcinoma of the lung: preliminary report. Br Med J. 1950;2(4682):739-48.
- Evidence-Based Medicine Working Group. Evidence-based medicine: a new approach to teaching the practice of medicine. JAMA. 1992;268(17):2420-5.
- Gigerenzer G, Gaissmaier W, Kurz-Milcke E, Schwartz LM, Woloshin S. Helping doctors and patients make sense of health statistics. Psychol Sci Public Interest.

2007;8(2):53-96.

- Guyatt GH, Oxman AD, Vist GE, Kunz R, Falck-Ytter Y, Schünemann HJ, et al. GRADE: an emerging consensus on rating quality of evidence and strength of recommendations. BMJ. 2008;336(7650):924-6.
- Ioannidis JP. Why most published research findings are false. PLoS Med. 2005;2(8):e124.
- Jolley D, Douglas KM. The effects of anti-vaccine conspiracy theories on vaccination intentions. PLoS One. 2014;9(2):e89177.
- Kata A. A postmodern Pandora's box: anti-vaccination misinformation on the Internet. Vaccine. 2010;28(7):1709-16.
- Qaseem A, Forland F, Macbeth F, Ollenschläger G, Phillips S, van der Wees P, et al. Guidelines International Network: toward international standards for clinical practice guidelines. Ann Intern Med. 2012;156(7):525-31.
- Sackett DL, Rosenberg WM, Gray JA, Haynes RB, Richardson WS. Evidence based medicine: what it is and what it isn't. BMJ. 1996;312(7023):71-2.
- Swire-Thompson B, Lazer D. Public health and online misinformation: challenges and recommendations. Annu Rev Public Health. 2020;41:433-451.
- Woolf SH, Grol R, Hutchinson A, Eccles M, Grimshaw J. Clinical guidelines; Potential benefits, limitations, and harms of clinical guidelines. BMJ. 1999;318(7182):527-30.

2장 저속노화를 실천하고 싶은 사람에게

통념 1. "잠은 부족해도 견디면 된다."

- Ancoli-Israel S, Palmer BW, Cooke JR, Corey-Bloom J, Fiorentino L, Natarajan L, Liu L, Ayalon L, He F, Loredo JS. Cognitive effects of treating obstructive sleep apnea in Alzheimer's disease: a randomized controlled study. J Am Geriatr Soc. 2008 Nov;56(11):2076-81.
- Berisha A, Shutkind K, Borniger JC. Sleep Disruption and Cancer: Chicken or the

Egg? Front Neurosci. 2022 May 19;16:856235.

- Craven J, McCartney D, Desbrow B, Sabapathy S, Bellinger P, Roberts L, Irwin C. Effects of Acute Sleep Loss on Physical Performance: A Systematic and Meta-Analytical Review. Sports Med. 2022 Nov;52(11):2669-2690.

- Holliday EG, Magee CA, Kritharides L, Banks E, Attia J. Short sleep duration is associated with risk of future diabetes but not cardiovascular disease: a prospective study and meta-analysis. PLoS One. 2013 Nov 25;8(11):e82305.

- Irwin M, Mascovich A, Gillin JC, Willoughby R, Pike J, Smith TL. Partial sleep deprivation reduces natural killer cell activity in humans. Psychosom Med. 1994 Nov-Dec;56(6):493-8.

- Lamon S, Morabito A, Arentson-Lantz E, Knowles O, Vincent GE, Condo D, Alexander SE, Garnham A, Paddon-Jones D, Aisbett B. The effect of acute sleep deprivation on skeletal muscle protein synthesis and the hormonal environment. Physiol Rep. 2021 Jan;9(1):e14660.

- Liu MM, Liu L, Chen L, Yin XJ, Liu H, Zhang YH, Li PL, Wang S, Li XX, Yu CH. Sleep Deprivation and Late Bedtime Impair Sperm Health Through Increasing Antisperm Antibody Production: A Prospective Study of 981 Healthy Men. Med Sci Monit. 2017 Apr 16;23:1842-1848.

- Mao T, Dinges D, Deng Y, Zhao K, Yang Z, Lei H, Fang Z, Yang FN, Galli O, Goel N, Basner M, Rao H. Impaired Vigilant Attention Partly Accounts for Inhibition Control Deficits After Total Sleep Deprivation and Partial Sleep Restriction. Nat Sci Sleep. 2021 Sep 16;13:1545-1560.

- Rihm JS, Menz MM, Schultz H, Bruder L, Schilbach L, Schmid SM, Peters J. Sleep Deprivation Selectively Upregulates an Amygdala-Hypothalamic Circuit Involved in Food Reward. J Neurosci. 2019 Jan 30;39(5):888-899.

- Sandhu A, Seth M, Gurm HS. Daylight savings time and myocardial infarction. Open Heart. 2014 Mar 28;1(1):e000019.

- Tochikubo O, Ikeda A, Miyajima E, Ishii M. Effects of insufficient sleep on blood pressure monitored by a new multibiomedical recorder. Hypertension. 1996

Jun;27(6):1318-24.

- Van Cauter E, Spiegel K, Tasali E, Leproult R. Metabolic consequences of sleep and sleep loss. Sleep Med. 2008 Sep;9 Suppl 1(0 1):S23-8.

통념 2. "중간만 따라가도 균형 있는 삶이다."

- Willcox BJ, Willcox DC, Todoriki H, Fujiyoshi A, Yano K, He Q, Curb JD, Suzuki M. Caloric Restriction, the Traditional Okinawan Diet, and Healthy Aging: The Diet of the World's Longest-Lived People and Its Potential Impact on Morbidity and Life Span. Ann N Y Acad Sci. 2007 Oct;1114:434-455.

- Houston DK, Nicklas BJ, Ding J, Harris TB, Tylavsky FA, Newman AB, Lee JS, Sahyoun NR, Visser M, Kritchevsky SB. Dietary Protein Intake Is Associated with Lean Mass Change in Older, Community-Dwelling Adults: The Health ABC Study. Am J Clin Nutr. 2008 Jan;87(1):150-155.

- Colman RJ, Anderson RM, Johnson SC, Kastman EK, Kosmatka KJ, Beasley TM, Allison DB, Cruzen C, Simmons HA, Kemnitz JW, Weindruch R. Caloric Restriction Delays Disease Onset and Mortality in Rhesus Monkeys. Science. 2009 Jul 10;325(5937):201-204.

- Monteiro CA, Levy RB, Claro RM, de Castro IR, Cannon G. Increasing Consumption of Ultra-Processed Foods and Likely Impact on Human Health: Evidence from Brazil. Public Health Nutr. 2011 Jan;14(1):5-13.

- Levine ME, Suarez JA, Brandhorst S, Balasubramanian P, Cheng CW, Madia F, et al. Low Protein Intake Is Associated with a Major Reduction in IGF-1, Cancer, and Overall Mortality in the 65 and Younger but Not Older Population. Cell Metab. 2014 Mar 4;19(3):407-417.

- Solon-Biet SM, McMahon AC, Ballard JW, Ruohonen K, Wu LE, Cogger VC, et al. The Ratio of Macronutrients, Not Caloric Intake, Dictates Cardiometabolic Health, Aging, and Longevity in Ad Libitum-Fed Mice. Cell Metab. 2014 Mar 4;19(3):418-430.

- Crous-Bou M, Fung TT, Prescott J, Julin B, Du M, Sun Q, Rexrode KM, Hu FB, De

Vivo I. Mediterranean Diet and Telomere Length in Nurses' Health Study: Population Based Cohort Study. BMJ. 2014 Dec 2;349:g6674.

- Morris MC, Tangney CC, Wang Y, Sacks FM, Barnes LL, Bennett DA, Aggarwal NT. MIND Diet Slows Cognitive Decline with Aging. Alzheimers Dement. 2015 Sep;11(9):1015-1022.

- Dehghan M, Mente A, Zhang X, Swaminathan S, Li W, Mohan V, et al. Associations of Fats and Carbohydrate Intake with Cardiovascular Disease and Mortality in 18 Countries (PURE): A Prospective Cohort Study. Lancet. 2017 Nov 4;390(10107):2050-2062.

- Seidelmann SB, Claggett B, Cheng S, Henglin M, Shah A, Steffen LM, Folsom AR, Rimm EB, Willett WC, Solomon SD. Dietary Carbohydrate Intake and Mortality: A Prospective Cohort Study and Meta-Analysis. Lancet Public Health. 2018 Sep;3(9):e419-e428.

- Jung HW, Kim SW, Kim IY, Lim JY, Park HS, Song W, Yoo HJ, Jang HC, Kim K, Park Y, Park YJ, Yang SJ, Lee HJ, Won CW. Protein Intake Recommendation for Korean Older Adults to Prevent Sarcopenia: Expert Consensus by the Korean Geriatric Society and the Korean Nutrition Society. Ann Geriatr Med Res. 2018 Dec;22(4):167-175.

- Schnabel L, Kesse-Guyot E, Allès B, Touvier M, Srour B, Hercberg S, Buscail C, Julia C. Association Between Ultraprocessed Food Consumption and Risk of Mortality Among Middle-Aged Adults in France. JAMA Intern Med. 2019 Apr 1;179(4):490-498.

- Fadnes LT, Økland JM, Haaland ØA, Johansson KA. Estimating Impact of Food Choices on Life Expectancy: A Modeling Study. PLoS Med. 2022 Feb 8;19(2):e1003889.

통념 3. "건강하려면 뭔가 더 사고 뭔가 더 해야 한다."

- Calasanti T, King N, Pietilä I, Ojala H. Rationales for anti-aging activities in middle age: aging, health, or appearance? Gerontologist. 2018;58(2):233-241.

- Evangelista M, Mota S, Almeida IF, Pereira MG. Usage patterns and self-esteem of female consumers of anti-aging cosmetic products. Cosmetics. 2022;9(3):49.

- Hook JN, Hodge AS, Zhang H, Van Tongeren DR, Davis DE. Minimalism, voluntary simplicity, and well-being: a systematic review of the empirical literature. J Posit Psychol. 2021;18(1):130-141.
- Rich SA, Hanna S, Bennett PC. Fact or fable: increased wellbeing in voluntary simplicity. Int J Wellbeing. 2017;7(2):64-77.
- Duhaime AC. Minding the Climate: How Neuroscience Can Help Solve Our Environmental Crisis. Cambridge, MA: Harvard University Press; 2022.
- Wang GJ, Volkow ND, Logan J, Pappas NR, Wong CT, Zhu W, et al. Brain dopamine and obesity. Lancet. 2001;357(9253):354-357.
- Knutson B, Rick S, Wimmer GE, Prelec D, Loewenstein G. Neural predictors of purchases. Neuron. 2007;53(1):147-156.
- Yin HH, Knowlton BJ. The role of the basal ganglia in habit formation. Nat Rev Neurosci. 2006;7(6):464-476.
- Smith KS, Graybiel AM. Habit formation. Dialogues Clin Neurosci. 2016;18(1):33-43.
- Hall KD, Ayuketah A, Brychta R, Cai H, Cassimatis T, Chen KY, et al. Ultra-processed diets cause excess calorie intake and weight gain: an inpatient randomized controlled trial of ad libitum food intake. Cell Metab. 2019;30(1):67-77.e3.
- Wise RA. Dopamine, learning and motivation. Nat Rev Neurosci. 2004;5(6):483-494. Kasser T, Ryan RM. Further examining the American dream: differential correlates of intrinsic and extrinsic goals. Pers Soc Psychol Bull. 1996;22(3):280-287.
- Fitzgerald KN, Hodges R, Hanes D, Stack E, Cheishvili D, Szyf M, et al. Potential reversal of epigenetic age using a diet and lifestyle intervention: a pilot randomized clinical trial. Aging (Albany NY). 2021;13:9419-9432.

통념 4. "실천하는 것은 정보와 의지의 문제다."

- Aron AR. A neurosurgeon's climate fight. Science. 2022;378(6618):255.Aron AR. A neurosurgeon's climate fight. Science. 2022;378(6618):255.
- Chernev A, Böckenholt U, Goodman J. Choice overload: a conceptual review and

meta-analysis. Journal of Consumer Psychology. 2015;25(2):333-358.

- Grant AM, Schwartz B. Too much of a good thing: the challenge and opportunity of the inverted U. Perspectives on Psychological Science. 2011;6(1):61-76.

- Hook JN, Farrell JE, Johnson KA, Van Tongeren DR, Davis DE, Aten JD. Intellectual humility and religious tolerance. Journal of Positive Psychology. 2017;12(1):29-35.

- Hsu TC, Whelan P, Gandrup J, Armitage CJ, Cordingley L, McBeth J. Personalized interventions for behaviour change: a scoping review of just-in-time adaptive interventions. British Journal of Health Psychology. 2025;30:e12766.

- Iyengar SS, Lepper MR. When choice is demotivating: can one desire too much of a good thing? Journal of Personality and Social Psychology. 2000;79(6):995-1006.

- Kreuter MW, Wray RJ. Tailored and targeted health communication: strategies for enhancing information relevance. American Journal of Health Behavior. 2003;27 Suppl 3:S227-S232.

- Bandura A. Health promotion by social cognitive means. Health Education & Behavior. 2004;31(2):143-164.

- Lally P, van Jaarsveld CH, Potts HW, Wardle J. How are habits formed: modelling habit formation in the real world. European Journal of Social Psychology. 2010;40(6):998-1009.

- Michie S, van Stralen MM, West R. The behaviour change wheel: a new method for characterising and designing behaviour change interventions. Implementation Science. 2011;6:42.

- Ouellette JA, Wood W. Habit and intention in everyday life: the multiple processes by which past behavior predicts future behavior. Psychological Bulletin. 1998;124(1):54-74.

- Prochaska JO, DiClemente CC, Norcross JC. In search of how people change: Applications to addictive behaviors. American Psychologist. 1992;47(9):1102-1114.

통념 5. "학창 시절 공부만으로 평생을 살아갈 수 있다."

- Andel R, Crowe M, Pedersen NL, et al. Complexity of work and risk of Alzheimer's disease: a population-based study of Swedish twins. J Gerontol B Psychol Sci Soc Sci. 2005; 60(5):251–258.
- Bassuk SS, Glass TA, Berkman LF. Social disengagement and incident cognitive decline in community-dwelling elderly persons. Ann Intern Med. 1999; 131(3):165–173.
- Blackwell LS, Trzesniewski KH, Dweck CS. Implicit theories of intelligence predict achievement across an adolescent transition: a longitudinal study and an intervention. Child Dev. 2007; 78(1):246–263.
- Bondy SC. The hormesis concept: strengths and shortcomings. Biomolecules. 2023; 13(10):1512.
- Colcombe SJ, Kramer AF. Fitness effects on the cognitive function of older adults: a meta-analytic study. Psychol Sci. 2003; 14(2):125–130.
- Dufouil C, Pereira E, Chêne G, et al. Older age at retirement is associated with decreased risk of dementia. Eur J Epidemiol. 2014; 29(5):353–361.
- Erickson KI, Voss MW, Prakash RS, et al. Exercise training increases size of hippocampus and improves memory. Proc Natl Acad Sci U S A. 2011; 108(7):3017–3022.
- Fratiglioni L, Paillard-Borg S, Winblad B. An active and socially integrated lifestyle in late life might protect against dementia. Lancet Neurol. 2004; 3(6):343–353.
- Kuiper JS, Zuidersma M, Zuidema SU, et al. Social relationships and cognitive decline: a systematic review and meta-analysis of longitudinal cohort studies. Int J Epidemiol. 2016; 45(4):1169–1206.
- Northey JM, Cherbuin N, Pumpa KL, Smee DJ, Rattray B. Exercise interventions for cognitive function in adults older than 50: a systematic review with meta-analysis. Br J Sports Med. 2018; 52(3):154–160.
- Park DC, Lodi-Smith J, Drew L, Haber S, Hebrank A, Bischof GN, Aamodt W. The impact of sustained engagement on cognitive function in older adults: the Synapse

Project. Psychol Sci. 2014 Jan;25(1):103-12.

- Rattan SI. Hormesis in aging. Ageing Res Rev. 2008 Jan;7(1):63-78.
- Schooler C, Mulatu MS, Oates G. The continuing effects of substantively complex work on the intellectual functioning of older workers. Psychol Aging. 1999; 14(3): 483–506.
- Seery MD, Holman EA, Silver RC, et al. Whatever does not kill us: cumulative lifetime adversity, vulnerability, and resilience. J Pers Soc Psychol. 2010; 99(6):1025–1041.
- Stern Y. What is cognitive reserve? Theory and research application of the reserve concept. J Int Neuropsychol Soc. 2002; 8(3):448–460.
- Stern Y. Cognitive reserve in ageing and Alzheimer's disease. Lancet Neurol. 2012; 11(11):1006–1012.
- Yeager DS, Hanselman P, Walton GM, et al. A national experiment reveals where a growth mindset improves achievement. Nature. 2019; 573(7774):364–369.

3장 가속노화를 권하는 사회

현실 1. 건강을 말하던 나도 무너졌다

- Epel ES, Blackburn EH, Lin J, Dhabhar FS, Adler NE, Morrow JD, Cawthon RM. Accelerated telomere shortening in response to life stress. Proc Natl Acad Sci U S A. 2004 Dec 7;101(49):17312-17315.
- Ervasti J, Pentti J, Nyberg ST, Shipley MJ, Leineweber C, Burr H, et al. Long working hours and risk of 50 health conditions and mortality outcomes: a multicohort study in four European countries. Lancet Reg Health Eur. 2021 Dec;11:100212.
- Nishiyama K, Johnson JV. Karoshi – death from overwork: occupational health consequences of Japanese production management. Int J Health Serv. 1997;27(4):625-641.
- Parks CG, DeRoo LA, Miller DB, McCanlies EC, Cawthon RM, Sandler DP.

Employment and work schedule are related to telomere length in women. Occup Environ Med. 2011 Aug;68(8):582-589.

- Ridout KK, Ridout SJ, Guille C, Mata DA, Akil H, Sen S. Physician-Training Stress and Accelerated Cellular Aging. Biol Psychiatry. 2019 Nov 1;86(9):725-730.

- Salvagioni DAJ, Melanda FN, Mesas AE, González AD, Gabani FL, Andrade SM. Physical, psychological and occupational consequences of job burnout: a systematic review of prospective studies. PLoS One. 2017 Oct;12(10):e0185781.

- Sokejima S, Kagamimori S. Working hours as a risk factor for acute myocardial infarction in Japan: case-control study. BMJ. 1998;317(7161):775-780.

- Steptoe A, Hamer M, Lin J, Blackburn EH, Erusalimsky JD. The longitudinal relationship between cortisol responses to mental stress and leukocyte telomere attrition. J Clin Endocrinol Metab. 2017;102(3):962-969.

- Virtanen M, Stansfeld SA, Fuhrer R, Ferrie JE, Kivimäki M. Overtime work as a predictor of major depressive episode: a 5-year follow-up of the Whitehall II study. PLoS One. 2012;7(1):e30719.

현실 2. 우리는 건강조차 선택할 수 없게 됐다

- Cappuccio FP, D'Elia L, Strazzullo P, Miller MA (2010). Sleep duration and all-cause mortality: a systematic review and meta-analysis of prospective studies. Sleep, 33(5): 585–592.

- Evans GW, Wener RE (2006). Rail commuting duration and passenger stress. Health Psychol, 25(3): 408–412.

- Goode JH. Are pilots at risk of accidents due to fatigue? J Safety Res. 2003;34(3):309-13.

- Kageyama T, Nishikido N, Kobayashi T, et al. (1998). Long commuting time, extensive overtime, and sympathodominant state assessed in terms of short-term heart rate variability among male white-collar workers in the Tokyo megalopolis. Ind Health, 36(3): 209–217.

- Khan MA, Al-Jahdali H (2023). The consequences of sleep deprivation on cognitive performance. Neurosciences (Riyadh), 28(2): 91–99.

- Kivimäki M, Jokela M, Nyberg ST, et al. (2015). Long working hours and risk of coronary heart disease and stroke: a systematic review and meta-analysis. Lancet, 386(10005): 1739–1746.

- Lee HC, Yang EH, Shin SS, Moon SH, Song N, Ryoo JH (2023). Correlation of commute time with the risk of subjective mental health problems: 6th Korean Working Conditions Survey. Ann Occup Environ Med, 35: e9.

- Li K, Jiang S, Yan X, Li J (2023). Mechanism study of social media overload on health self-efficacy and anxiety. Heliyon, 10(1): e23326.

- Mandolesi L, Polverino A, Montuori S, et al. (2018). Effects of physical exercise on cognitive functioning and wellbeing: biological and psychological benefits. Front Psychol, 9: 509.

- Marmot MG, Smith GD, Stansfeld S, et al. (1991). Health inequalities among British civil servants: the Whitehall II study. Lancet, 337(8754): 1387–1393.

- Milner A, Badland H, Kavanagh A, LaMontagne AD (2017). Time spent commuting to work and mental health: evidence from 13 waves of an Australian cohort study. Am J Epidemiol, 186(6): 659–667.

- Roxburgh S (2004). "There just aren't enough hours in the day": The mental health consequences of time pressure. J Health Soc Behav, 45(2): 115–131.

- Virtanen M, Jokela M, Madsen IEH, et al. (2018). Long working hours and depressive symptoms: a systematic review and meta-analysis of published studies and unpublished data. Scand J Work Environ Health, 44(3): 239–250.

- Wilkinson RG (1992). Income distribution and life expectancy. BMJ, 304(6820): 165–168.

현실 3. 성과 아니면 쾌락! 그 사이에 나는 없다

- Csikszentmihalyi M, LeFevre J. Optimal experience in work and leisure. J Pers Soc Psychol. 1989;56(5):815-822.
- Dittmar H, Bond R, Hurst M, Kasser T. The relationship between materialism and personal well-being: a meta-analysis. J Pers Soc Psychol. 2014;107(5):879-924.
- Doh YY, Chung JB. What types of happiness do Korean adults pursue? Comparison of seven happiness types. Int J Environ Res Public Health. 2020;17(5):1502.
- Easterlin RA. Does economic growth improve the human lot? Some empirical evidence. In: David PA, Reder MW, editors. Nations and Households in Economic Growth. New York: Academic Press; 1974. p.89-125.
- Freudenberger HJ. Staff burn-out. J Soc Issues. 1974;30(1):159-165.
- Harris DJ, Allen KL, Vine SJ, Wilson MR. A systematic review and meta-analysis of the relationship between flow states and performance. Int Rev Sport Exerc Psychol. 2023;16(1):693-721.
- Kasser T, Ryan RM. A dark side of the American dream: correlates of financial success as a central life aspiration. J Pers Soc Psychol. 1993;65(2):410-422.
- Lucock M, Gillard S, Adams K, Simons L, White R, Edwards C. Self-care in mental health services: a narrative review. Health Soc Care Community. 2011;19(6):602-616.
- Riegel B, Dunbar SB, Fitzsimons D, Freedland KE, Lee CS, Middleton S, et al. Self-care research: where are we now? where are we going? Int J Nurs Stud. 2019;116:103402.
- Salvagioni DA, Melanda FN, Mesas AE, González AD, Gabani FL, de Andrade SM. Physical, psychological and occupational consequences of job burnout: a systematic review of prospective studies. PLoS One. 2017;12(10):e0185781.
- Suh EM, Diener E, Oishi S, Triandis HC. The shifting basis of life satisfaction judgments across cultures: emotions versus norms. J Pers Soc Psychol. 1998;74(2):482-493.

현실 4. 일하는 방식이 우리를 늙게 만든다

- Albulescu P, Macsinga I, Rusu A, Sulea C, Bodnaru A, Tulbure BT. "Give me a break!" A systematic review and meta-analysis on the efficacy of micro-breaks for increasing well-being and performance. PLoS One. 2022 Aug 31;17(8):e0272460.

- Baird B, Smallwood J, Mrazek MD, Kam JW, Franklin MS, Schooler JW. Inspired by distraction: Mind wandering facilitates creative incubation. Psychol Sci. 2012 Oct;23(10):1117-22.

- Csikszentmihalyi M, LeFevre J. Optimal experience in work and leisure. J Pers Soc Psychol. 1989 May;56(5):815-22.

- Ericsson KA, Krampe RT, Tesch-Römer C. The role of deliberate practice in the acquisition of expert performance. Psychol Rev. 1993 Jul;100(3):363-406.

- Hartshorne JK, Germine LT. When does cognitive functioning peak? The asynchronous rise and fall of different cognitive abilities across the life span. Psychol Sci. 2015 Apr;26(4):433-43.

- Kivimäki M, Jokela M, Nyberg ST, Singh-Manoux A, Fransson EI, Alfredsson L, et al. Long working hours and risk of coronary heart disease and stroke: a systematic review and meta-analysis. Lancet. 2015 Oct 31;386(10005):1739-46.

- Leroy S. Why is it so hard to do my work? The challenge of attention residue when switching between work tasks. Organ Behav Hum Decis Process. 2009 Jul;109(2):168-81.

- Pencavel J. The productivity of working hours. Econ J. 2015 Oct;125(589):2052-76.

- Rubinstein JS, Meyer DE, Evans JE. Executive control of cognitive processes in task switching. J Exp Psychol Hum Percept Perform. 2001 Aug;27(4):763-97.

- Simonton DK. Age and outstanding achievement: what do we know after a century of research? Psychol Bull. 1988 Sep;104(2):251-67.

- Sio UN, Ormerod TC. Does incubation enhance problem solving? A meta-analytic review. Psychol Bull. 2009 Jan;135(1):94-120.

- Skirbekk V. Age and productivity potential: a new approach based on ability levels and industry-wide task demand. Popul Dev Rev. 2008 Dec;34:191-207.

- Wagner U, Gais S, Haider H, Verleger R, Born J. Sleep inspires insight. Nature. 2004 Jan 22;427(6972):352-5.

현실 5. 우리의 휴식 시간은 소비 활동이 돼버렸다

- Besedovsky L, Lange T, Born J. Sleep and immune function. Pflugers Arch. 2012;463(1):121-37.
- Cohen S, Doyle WJ, Alper CM, Janicki-Deverts D, Turner RB. Sleep habits and susceptibility to the common cold. Arch Intern Med. 2009;169(1):62-7.
- de Bloom J, Kompier MA, Geurts SA, de Weerth C, Taris TW, Sonnentag S. Do we recover from vacation? Meta-analysis of vacation effects on health and well-being. J Occup Health. 2009;51(1):13-25.
- Epel ES, Blackburn EH, Lin J, Dhabhar FS, Adler NE, Morrow JD, et al. Accelerated telomere shortening in response to life stress. Proc Natl Acad Sci U S A. 2004;101(49):17312-5.
- Fries E, Hesse J, Hellhammer J, Hellhammer DH. A new view on hypocortisolism. Psychoneuroendocrinology. 2005;30(10):1010-6.
- Li Q. Effect of forest bathing trips on human immune function. Environ Health Prev Med. 2010;15(1):9-17.
- McEwen BS, Stellar E. Stress and the individual. Mechanisms leading to disease. Arch Intern Med. 1993;153(18):2093-101.
- Ornish D, Lin J, Chan JM, Epel E, Kemp C, Weidner G, et al. Effect of comprehensive lifestyle changes on telomerase activity and telomere length in men with low-risk prostate cancer: 5-year follow-up of a descriptive pilot study. Lancet Oncol. 2013;14(11):1112-20.
- Park BJ, Tsunetsugu Y, Kasetani T, Kagawa T, Miyazaki Y. The physiological effects of Shinrin-yoku (taking in the forest atmosphere): evidence from field experiments in 24 forests across Japan. Environ Health Prev Med. 2010;15(1):18-26.

- Prather AA, Janicki-Deverts D, Hall MH, Cohen S. Behaviorally assessed sleep and susceptibility to the common cold. Sleep. 2015;38(9):1353-9. PMID: 26118561. Travel, Vacation, and Health

- Strandberg TE, Räikkönen K, Salomaa V, Strandberg AY, Kautiainen H, Kivimäki M, et al. Increased mortality despite successful multifactorial cardiovascular risk reduction in healthy men: 40-year follow-up of the Helsinki Businessmen Study intervention trial. J Nutr Health Aging. 2018;22(8):885-891.

- Thayer JF, Sternberg EM. Beyond heart rate variability: vagal regulation of allostatic systems. Ann N Y Acad Sci. 2006;1088:361-72.

- Twohig-Bennett C, Jones A. The health benefits of the great outdoors: a systematic review and meta-analysis of greenspace exposure and health outcomes. Environ Res. 2018;166:628-637.

- Wallace RK. Physiological effects of transcendental meditation. Science. 970;167(3926):1751-4.

4장 느리게 나이 드는 마인드셋

루틴 1. 움직이는 명상, 달리기

- Antunes HK, Leite GS, Lee KS, Barreto AT, Santos RV, Souza Hde S, Tufik S, de Mello MT. Exercise deprivation increases negative mood in exercise-addicted subjects and modifies their biochemical markers. Physiol Behav. 2016 Mar 15;156:182-90.

- Boecker H, Sprenger T, Spilker ME, Henriksen G, Koppenhoefer M, Wagner KJ, Valet M, Berthele A, Tolle TR. The runner's high: opioidergic mechanisms in the human brain. Cereb Cortex. 2008 Nov;18(11):2523-31.

- Chakravarty EF, Hubert HB, Lingala VB, Fries JF. Reduced disability and mortality among aging runners: a 21-year longitudinal study. Arch Intern Med. 2008 Aug 11;168(15):1638-46.

- Fuss J, Steinle J, Bindila L, Auer MK, Kirchherr H, Lutz B, Gass P. A runner's high depends on cannabinoid receptors in mice. Proc Natl Acad Sci U S A. 2015 Oct 20;112(42):13105-8.

- Jackman PC, Hawkins RM, Crust L, Swann C. Flow states in exercise: A systematic review. Psychol Sport Exerc. 2019 Nov;45:101546.

- Joyner MJ, Coyle EF. Endurance exercise performance: the physiology of champions. J Physiol. 2008 Jan 1;586(1):35-44.

- Kakouris N, Yener N, Fong DTP. A systematic review of running-related musculoskeletal injuries in runners. J Sport Health Sci. 2021 Sep;10(5):513-522.

- Meeusen R, Duclos M, Foster C, Fry A, Gleeson M, Nieman D, Raglin J, Rietjens G, Steinacker J, Urhausen A; European College of Sport Science; American College of Sports Medicine. Prevention, diagnosis, and treatment of the overtraining syndrome: joint consensus statement of the European College of Sport Science and the American College of Sports Medicine. Med Sci Sports Exerc. 2013 Jan;45(1):186-205.

- O'Keefe JH, Patil HR, Lavie CJ, Magalski A, Vogel RA, McCullough PA. Potential adverse cardiovascular effects from excessive endurance exercise. Mayo Clin Proc. 2012 Jun;87(6):587-95.

- Oppezzo M, Schwartz DL. Give your ideas some legs: the positive effect of walking on creative thinking. J Exp Psychol Learn Mem Cogn. 2014 Jul;40(4):1142-52.

- Oswald F, Campbell J, Williamson C, Richards J, Kelly P. A Scoping Review of the Relationship between Running and Mental Health. Int J Environ Res Public Health. 2020 Nov 1;17(21):8059.

- Rominger C, Schneider M, Fink A, Tran US, Perchtold-Stefan CM, Schwerdtfeger AR. Acute and Chronic Physical Activity Increases Creative Ideation Performance: A Systematic Review and Multilevel Meta-analysis. Sports Med Open. 2022 May 6;8(1):62.

- Sparling PB, Giuffrida A, Piomelli D, Rosskopf L, Dietrich A. Exercise activates the endocannabinoid system. Neuroreport. 2003 Dec 2;14(17):2209-11.

- Thuany M, Viljoen C, Gomes TN, Knechtle B, Scheer V. Mental Health in Ultra-Endurance Runners: A Systematic Review. Sports Med. 2023 Oct;53(10):1891-1904.

루틴 2. 쓰기 위해 채우는 일, 악기 연습

- Amunts K, Schlaug G, Jäncke L, Steinmetz H, Schleicher A, Dabringhaus A, Zilles K. Motor cortex and hand motor skills: structural compliance in the human brain. Hum Brain Mapp. 1997;5(3):206-15.

- Bengtsson SL, Nagy Z, Skare S, Forsman L, Forssberg H, Ullén F. Extensive piano practicing has regionally specific effects on white matter development. Nat Neurosci. 2005 Sep;8(9):1148-50.

- Dawson WJ. Benefits of music training are widespread and lifelong: a bibliographic review of their non-musical effects. Med Probl Perform Art. 2014 Jun;29(2):57-63.

- Elbert T, Pantev C, Wienbruch C, Rockstroh B, Taub E. Increased cortical representation of the fingers of the left hand in string players. Science. 1995 Oct 13;270(5234):305-7.

- Gaser C, Schlaug G. Brain structures differ between musicians and non-musicians. J Neurosci. 2003 Oct 8;23(27):9240-5.

- Habibi A, Damasio A, Ilari B, Elliott Sachs M, Damasio H. Music training and child development: a review of recent findings from a longitudinal study. Ann N Y Acad Sci. 2018 Mar 6.

- Herholz SC, Zatorre RJ. Musical training as a framework for brain plasticity: behavior, function, and structure. Neuron. 2012 Nov 8;76(3):486-502.

- Marin MM, Bhattacharya J. Getting into the musical zone: trait emotional intelligence and amount of practice predict flow in pianists. Front Psychol. 2013 Nov 22;4:853.

- Schellenberg EG. Music lessons enhance IQ. Psychol Sci. 2004 Aug;15(8):511-4. doi: 10.1111/j.0956-7976.2004.00711.x. PMID: 15270994.

- Schlaug G, Jäncke L, Huang Y, Staiger JF, Steinmetz H. Increased corpus callosum size in musicians. Neuropsychologia. 1995 Aug;33(8):1047-55.

- Seinfeld S, Figueroa H, Ortiz-Gil J, Sanchez-Vives MV. Effects of music learning and piano practice on cognitive function, mood and quality of life in older adults. Front Psychol. 2013 Nov 1;4:810.

- Zatorre RJ, Chen JL, Penhune VB. When the brain plays music: auditory-motor interactions in music perception and production. Nat Rev Neurosci. 2007 Jul;8(7):547-58.

루틴 3. 자기돌봄의 시작, 글쓰기

- Arce Rentería M, Vonk JM, Felix G, Avila JF, Zahodne LB, Dalchand E, et al. Illiteracy, dementia risk, and cognitive trajectories among older adults with low education. Neurology. 2019;93(24):e2247-e2256.
- Burton CM, King LA. The health benefits of writing about intensely positive experiences. J Res Pers. 2004;38:150–163.
- DiMenichi BC, Ceceli AO, Bhanji JP, Tricomi E. Effects of expressive writing on neural processing during learning. Front Hum Neurosci. 2019;13:389.
- Frisina PG, Borod JC, Lepore SJ. A meta-analysis of the effects of written emotional disclosure on the health outcomes of clinical populations. J Nerv Ment Dis. 2004;192(9):629–634.
- James KH, Engelhardt L. The effects of handwriting experience on functional brain development in pre-literate children. Trends Neurosci Educ. 2012;1(1):32–42.
- Klein K, Boals A. Expressive writing can increase working memory capacity. J Exp Psychol Gen. 2001;130(3):520–533.
- Mueller PA, Oppenheimer DM. The pen is mightier than the keyboard: advantages of longhand over laptop note-taking. Psychol Sci. 2014;25(6):1159–1168.
- Ong M, Ashford SJ, Bindl UK. The power of reflection for would-be leaders: investigating individual work reflection and its impact on leadership in teams. J Organ Behav. 2023;44(1):19–41.
- Pennebaker JW, Kiecolt-Glaser JK, Glaser R. Disclosure of traumas and immune function: health implications for psychotherapy. J Consult Clin Psychol. 1988;56(2):239–245.
- Shah C, Erhard K, Ortheil HJ, Kaza E, Kessler C, Lotze M. Neural correlates of

creative writing: an fMRI study. Hum Brain Mapp. 2013;34(5):1088–1101.

- Smyth JM. Written emotional expression: effect sizes, outcome types, and moderating variables. J Consult Clin Psychol. 1998;66(1):174–184.

- Smyth JM, Stone AA, Hurewitz A, Kaell A. Effects of writing about stressful experiences on symptom reduction in patients with asthma or rheumatoid arthritis: a randomized trial. JAMA. 1999;281(14):1304–1309.

- Snowdon DA, Kemper SJ, Mortimer JA, Greiner LH, Wekstein DR, Markesbery WR. Linguistic ability in early life and cognitive function and Alzheimer's disease in late life. JAMA. 1996;275(7):528–532.

- Van der Weel FR, Van der Meer ALH. Handwriting but not typewriting leads to widespread brain connectivity: a high-density EEG study with implications for the classroom. Front Psychol. 2023;14:1219945.

- Wilson RS, Boyle PA, Yu L, Barnes LL, Schneider JA, Bennett DA. Life-span cognitive activity, neuropathologic burden, and cognitive aging. Neurology. 2013;81(4):314–321.

루틴 4. 나에게 맞는 식사 마인드

- Bjelakovic G, Nikolova D, Gluud LL, Simonetti RG, Gluud C. Mortality in randomized trials of antioxidant supplements for primary and secondary prevention: systematic review and meta-analysis. JAMA. 2007;297(8):842-57.

- Bray GA, Nielsen SJ, Popkin BM. Consumption of high-fructose corn syrup in beverages may play a role in the epidemic of obesity. Am J Clin Nutr. 2004;79(4):537-43.

- Donini LM, Marsili D, Graziani MP, Imbriale M, Cannella C. Orthorexia nervosa: a preliminary study with a proposal for diagnosis and an attempt to measure the dimension of the phenomenon. Eat Weight Disord. 2004;9(2):151-7.

- Dunn TM, Bratman S. On orthorexia nervosa: a review of the literature and proposed diagnostic criteria. Eat Behav. 2016;21:11-7.

- Fowler SP, Williams K, Resendez RG, Hunt KJ, Hazuda HP, Stern MP. Fueling the obesity epidemic? Artificially sweetened beverage use and long-term weight gain. Obesity (Silver Spring). 2008;16(8):1894-900.

- Jenkins DJ, Wolever TM, Taylor RH, Barker H, Fielden H, Baldwin JM, et al. Glycemic index of foods: a physiological basis for carbohydrate exchange. Am J Clin Nutr. 1981;34(3):362-6.

- Levy BR, Slade MD, Kunkel SR, Kasl SV. Longevity increased by positive self-perceptions of aging. J Pers Soc Psychol. 2002;83(2):261-70.

- Moodie R, Stuckler D, Monteiro C, Sheron N, Neal B, Thamarangsi T, et al. Profits and pandemics: prevention of harmful effects of tobacco, alcohol, and ultra-processed food and drink industries. Lancet. 2013;381(9867):670-9.

- Pes GM, Dore MP, Tsofliou F, Poulain M. Diet and longevity in the Blue Zones: a set-and-forget issue? Maturitas. 2022;164:31-7.

- Suez J, Korem T, Zeevi D, Zilberman-Schapira G, Thaiss CA, Maza O, et al. Artificial sweeteners induce glucose intolerance by altering the gut microbiota. Nature. 2014;514(7521):181-6.

- Trichopoulou A, Costacou T, Bamia C, Trichopoulos D. Adherence to a Mediterranean diet and survival in a Greek population. N Engl J Med. 2003;348(26):2599-608.

- Willcox BJ, Willcox DC, Todoriki H, Fujiyoshi A, Yano K, He Q, et al. Caloric restriction, the traditional Okinawan diet, and healthy aging: the diet of the world's longest-lived people and its potential impact on morbidity and life span. Ann N Y Acad Sci. 2007;1114:434-55.

- Yang Q, Zhang Z, Gregg EW, Flanders WD, Merritt R, Hu FB. Added sugar intake and cardiovascular diseases mortality among US adults. JAMA Intern Med. 2014;174(4):516-24.

루틴 5. 실천이 무너져도 다시 돌아올 수 있는 구조

- Cotterill ST. Pre-performance routines in sport: current understanding and future directions. Int Rev Sport Exerc Psychol. 2010;3(2):132-153.

- Galla BM, Duckworth AL. More than resisting temptation: Beneficial habits mediate the relationship between self-control and positive life outcomes. J Pers Soc Psychol. 2015 Sep;109(3):508-25.
- Gardner B, Lally P, Wardle J. Making health habitual: the psychology of 'habit-formation' and general practice. Br J Gen Pract. 2012 Dec;62(605):664-6.
- Lally P, van Jaarsveld CH, Potts HW, Wardle J. How are habits formed: modelling habit formation in the real world. Eur J Soc Psychol. 2010;40(6):998-1009.
- Neal DT, Wood W, Labrecque JS, Lally P. How do habits guide behavior? Perceived and actual triggers of habits in daily life. J Exp Soc Psychol. 2012
- Ouellette JA, Wood W. Habit and intention in everyday life: the multiple processes by which past behavior predicts future behavior. Psychol Bull. 1998 Jan;124(1):54-74.
- Prochaska JO, DiClemente CC. Stages and processes of self-change of smoking: toward an integrative model of change. J Consult Clin Psychol. 1983 Jun;51(3):390-395.
- Singh B, Murphy A, Maher C, Smith AE. Time to Form a Habit: A Systematic Review and Meta-Analysis of Health Behaviour Habit Formation and Its Determinants. Healthcare (Basel). 2024 Dec 9;12(23):2488.
- Smith KS, Graybiel AM. Habit formation. Dialogues Clin Neurosci. 2016 Mar;18(1):33-43.
- Wood W, Quinn JM, Kashy DA. Habits in everyday life: thought, emotion, and action. J Pers Soc Psychol. 2002 Dec;83(6):1281-1297.
- Wood W, Tam L, Witt MG. Changing circumstances, disrupting habits. J Pers Soc Psychol. 2005 Jun;88(6):918-933.
- Yin HH, Knowlton BJ. The role of the basal ganglia in habit formation. Nat Rev Neurosci. 2006 Jun;7(6):464-476.

저속노화 마인드셋

노년내과 의사가 알려주는,
내 몸의 주도권을 되찾고 무너진 삶을 회복하는 법

초판 1쇄 발행 2025년 6월 24일
초판 2쇄 발행 2025년 6월 25일

지은이 정희원
펴낸이 권미경
기 획 김효단
마케팅 심지훈, 강소연, 김재이
디자인 [★]규
펴낸곳 ㈜ 웨일북
등록 2015년 10월 12일 제2015-000316호
주소 서울시 마포구 토정로 47, 701
전화 02-322-7187 **팩스** 02-337-8187
메일 sea@whalebook.co.kr

소중한 원고를 보내주세요.
좋은 저자에게서 좋은 책이 나온다는 믿음으로, 항상 진심을 다해 구하겠습니다.